U0305654

临床医学检验与内科诊疗

王　芹　等　主编

汕頭大學出版社

图书在版编目（CIP）数据

临床医学检验与内科诊疗 / 王芹等主编． -- 汕头：
汕头大学出版社，2022.5
ISBN 978-7-5658-4674-8

Ⅰ．①临… Ⅱ．①王… Ⅲ．①临床医学－医学检验②
内科－疾病－诊疗 Ⅳ．① R446.1 ② R5

中国版本图书馆 CIP 数据核字（2022）第 085948 号

临床医学检验与内科诊疗
LINCHUANG YIXUE JIANYAN YU NEIKE ZHENLIAO

主　　编：王　芹　等
责任编辑：陈　莹
责任技编：黄东生
封面设计：刘梦杳
出版发行：汕头大学出版社
　　　　　广东省汕头市大学路 243 号汕头大学校园内　　邮政编码：515063
电　　话：0754-82904613
印　　刷：廊坊市海涛印刷有限公司
开　　本：710mm×1000 mm 1/16
印　　张：19
字　　数：290 千字
版　　次：2022 年 5 月第 1 版
印　　次：2023 年 3 月第 1 次印刷
定　　价：158.00 元
ISBN 978-7-5658-4674-8

编委会

前　言 | Preface

　　本书的主题是内科疾病的诊疗规范与临床检验等，集中介绍了临床各专科进展较多的疾病或综合征、跨学科病症的有关病因和发病机制新见解，以及这些疾病诊治方面的专家的共识或指导性意见。本书从理论到技术，系统地概括了检验医学的基本理论、基本知识、基本技能，并适度地编入了新进展、新内容，同时介绍了内科常见病的诊疗，是一本用于检验医学、基础医学和临床医学诊疗的参考用书。

　　为适应检验医学发展的需要，进一步加强检验与临床的沟通与联系，促进临床医学与检验医学的良性互动，本书编者结合长期、丰富的临床经验，阐述了以下内容：感染性肝炎免疫检验项目操作规程、自身免疫常见项目操作规程、变态反应室常见项目操作规程、肿瘤免疫常见项目操作规程，以及心力衰竭、心律失常、心肌病、胃食管反流病、肝硬化、内分泌疾病等疾病的诊疗。本书内容新颖、翔实，科学性、指导性、实用性强，是医学检验研究人员、临床工作人员及研究生等的重要参考读物。

　　本书在编写过程中，得到了临床医师和护理人员的关心与支持，在此表示感谢。鉴于编者水平，书中难免有不足之处，恳请广大读者提出宝贵意见，以使本书不断完善。

目　　录 | Contents

第一章

感染性肝炎免疫检验项目操作规程

第一节　甲型肝炎病毒抗体检测标准操作规程

一、目的

建立检测血清中甲型肝炎病毒（HAV）抗体含量的标准操作规程，保证实验结果的精确性及正确性。

二、原理

（一）采用酶联免疫吸附试验（ELISA）进行检测

采用HAV特异性抗原成分作为包被抗原，将样品加入包被抗原的反应孔进行温育。若样品中含有HAV抗体（如抗-HAV-IgM），则该抗体与包被抗原形成抗原抗体复合物并被吸附到固相上，再加入酶标二抗最终形成抗原抗体-酶标二抗复合物，洗涤除去未结合的游离酶，加入显色剂后读板显色。

（二）采用电化学发光法进行检测

反应原理为竞争法，吸取50 μL的血清标本到反应池，标本中的抗-HAV抗体与HAV抗原结合，再先后加入生物素化的抗-HAV抗体、钌（Ru）标记的抗-HAV抗体及链霉亲和素包被的微粒，形成的免疫复合物通过生物素与链霉亲和素之间的反应结合到微粒上。含有微粒的反应混合液被吸到测量池后，通过磁铁被吸附到电极上，未结合的物质被清洗液洗去，然后电极加电压，产生化学发光，通过光电倍增管进行测定，检测结果通过机器中设置的标准曲线得出。

三、标本要求

根据试剂盒说明书要求收集存储样本，血清标本采集用标准样本试管或含分离胶的试管，血浆样本采集使用肝素（Li^-、Na^-）或乙二胺四乙酸三钾（EDTA-3K）。一般来说，标本在 $2 \sim 8$ ℃可稳定7天，-20℃可稳定6个月。

四、试剂与仪器

（一）试剂组成和仪器（ELISA）

试剂组成一般包括包被反应板、样品稀释液、阴性对照、阳性对照、洗涤剂、酶标二抗、显色剂A、显色剂B、终止液。仪器为酶标比色仪。

（二）试剂组成和仪器（电化学发光法）

试剂组成一般包括链霉亲和素包被的微粒、HAV抗原、生物素化的抗-HAV抗体、Ru标记的抗-HAV抗体、阴性定标液、阳性定标液。仪器为全自动电化学发光分析仪。

五、操作步骤

（一）ELISA

第一，将已包被的反应板置于台上恢复至室温，按顺序编号。

第二，加样：测定孔每孔加待检血清50 μL。设阴性对照2孔、阳性对照2孔，每孔各加50 μL（或1滴）；设空白对照1孔（空白孔只加底物和终止液）；可设置外部质控品1孔。用即时贴封板，37 ℃水浴30分钟。

第三，洗涤：弃去孔内液体，用洗涤液连续洗涤5次，每次静置15秒，吸干孔内液体，用吸水纸拍干。

第四，加入酶结合物：除空白孔外，各孔分别加入酶结合物1滴，用即时贴封板，混匀后置37 ℃水浴30分钟。

第五，洗涤：弃去孔内液体，用洗涤液连续洗涤5次，每次静置15秒，吸干孔内液体，用吸水纸拍干。

第六，加底物液：每孔先加入A液1滴，再加入B液1滴混匀，37 ℃避光，显色15分钟。

第七，加终止液：每孔加入1滴终止液，终止反应后10分钟内测定，空白孔调零，测定波长为450 nm，进行相应的比色测定。

（二）电化学发光法

1.标本采集和准备

标本只有按照下列方法收集、检测才能被接受。血清标本采集用标准样本试管或含分离胶的试管。血浆：肝素（Li$^-$，Na$^-$）、EDTA-3K或枸橼酸钠抗凝。关于使用含分离胶试管的血清的稳定性，要注意试管制造商提供的资料，标本在2 ~ 8℃可稳定7天，-20℃可稳定3个月。标本可冻融6次。冻融样本和含沉淀的标本使用前需离心，不要加热灭活标本，标本和质控品禁用叠氮钠作稳定剂。确保病人样本、定标物、质控物在测试前温度达到室温（20 ~ 25℃）。因为可能挥发的影响，放在分析仪上的样本、定标物、质控物应在两小时内测试完。

2.操作

按仪器操作说明进行操作。检查试剂与消耗品是否充足，使用前需混匀微粒。仪器通过扫描试剂盒条形码自动输入测试所需的特异性参数，不需手工输入。如果特殊情况下仪器无法阅读条形码，可以手工输入15位数字。将冷藏试剂预温到20℃后放置于仪器的试剂盘上，避免产生泡沫。系统自动控制试剂温度和开/关试剂瓶盖。将定标液1和定标液2放在分析仪的标本测试区。只在标定时打开瓶盖。条形码自动提供定标所需的数据资料。定标完成后，将定标液1和定标液2放回2 ~ 8℃环境保存或丢弃。

六、校正（电化学发光法）

每开启一批新的试剂，需在输入批数据后进行校准，之后按照试剂说明书（如每隔28日或出现结果异常等情况时）再进行1次校准。校准品在同次运行中必须重复测定2次，且校准值必须在设定的范围内。如果不在该范围内，则应重新校准。

七、质控（电化学发光法）

一般采用两种浓度水平的质控品，至少每24小时或每次校准后测定1次。质控间隔期应适用于各实验室的具体要求。质控品检测值应落在设定的范围内，如质控值落在范围以外，应查找原因，采取相应的校正措施。

八、结果判断

（一）ELISA

测定光密度（OD）值后按下列公式计算：样品OD值S/CO≥1.0者为阳性，样品OD值S/CO<1.0者为阴性。CO=阴性对照OD平均值×2.1。注：阴性对照OD平均值≥0.05时，按实际OD值计算；阴性对照OD平均值<0.05时，按0.05计。

（二）电化学发光法

自动化分析仪器根据线性公式自动计算。

九、生物参考区间

ELISA方法：阴性；电化学发光法：低于20 mU/mL。

十、性能参数

具体参见相应的试剂说明书。

十一、临床意义

HAV属于单链RNA病毒属，传播途径为粪-口途径，潜伏期2～6个月，可引发急性感染性肝炎，儿童及青少年多见，黄疸型多见，可散发或暴发流行，为自限性良性过程，一般不变成慢性，重型肝炎（肝坏死）或病死罕见。IgM抗体阳性提示HAV急性感染，用于肝炎鉴别诊断，在发病早期出现，2～3周达高峰，3～6个月消退。IgG抗体是免疫性抗体，在IgM抗体后出现，3～4个月达高峰，并长期持续，人群抗体检出率为50%～80%，其中多数为无症状感染或亚临床感染，可作为人群HAV既往感染的指标之一。

第二节　乙型肝炎表面抗原检测标准操作规程

一、目的

建立检测血清中乙型肝炎表面抗原（HBsAg）含量的标准操作规程，保证实验结果的精确性及正确性。

二、原理

（一）采用ELISA进行检测

采用双抗体夹心法进行检测，包被抗–HBs用单抗或马抗HBs。纯化马抗HBs的γ球蛋白组分，经过碘酸钠改良法标记辣根过氧化物酶（HRP），制成酶标记抗–HBs。经方阵法滴定确定最适工作浓度。用已包被的反应板，同时加样品及酶标记抗–HBs，1次温育，以3,3',5,5'–四甲基联苯胺（TMB）为底物显色后读板显色。

（二）采用电化学发光法进行检测

采用双抗体夹心法原理，吸取50 μL的血清标本到反应池，生物素化的抗HBsAg单克隆抗体和Ru标记的抗HBsAg单克隆抗体混匀形成夹心复合物。加入链霉亲和素包被的微粒，使上述形成的复合物通过生物素与链霉亲和素之间的反应结合到微粒上，反应混合液被吸到测量池中，微粒通过磁铁吸附到电极上，未结合的物质被清洗液洗去。然后，电极加电压后产生化学发光，通过光电倍增管进行测定，仪器自动将标本产生的光电信号与从HBsAg定标液得出的cut off值相比较计算出结果。

三、标本要求

根据试剂盒说明书要求收集存储样本，血清标本采集用标准样本试管或含分离胶的试管，血浆样本采集使用肝素（Li^-、Na^-）或EDTA-3K。一般来说，标本在2～8℃可稳定7天，-20℃可稳定6个月。

四、试剂与仪器

（一）试剂组成和仪器（ELISA）

试剂组成一般如下：包被抗原板、底物A液、底物B液、阳性对照、洗涤液、阴性对照、终止液、HBsAg酶结合物、粘胶纸、TMB显色液。仪器为酶标比色仪。

（二）试剂组成和仪器（电化学发光法）

试剂组成一般如下：链霉亲和素包被的微粒、生物素化的抗HBsAg单克隆抗体、$Ru（bpy）_3^{2+}$标记的抗HBsAg单克隆抗体、Cal1校准液和Cal2校准液、HBsAg质控品1和2。仪器为全自动电化学发光分析仪。

五、操作步骤

（一）ELISA

第一，将已包被的反应板置于台上恢复至室温，按顺序编号。

第二，加样：测定孔每孔加待检血清50 μL，设阴性对照2孔、阳性对照2孔，每孔各加50 μL（或1滴），设空白对照1孔（空白孔只加底物和终止液），可设置外部质控品1孔。然后加测定HBsAg用酶结合物，每孔50 μL（或1滴），混匀后用即时贴封板。37℃水浴30分钟。

第三，洗涤：弃去孔内液体，用洗涤液连续洗5次，每次静置15秒，吸干孔内液体，用吸水纸拍干。

第四，加底物液：每孔先加入A液1滴，再加入B液1滴混匀，37℃避光，显色15分钟。

第五，加终止液，每孔1滴，终止反应后10分钟内测定，空白孔调零，测定波长为450 nm，进行相应的比色测定。

（二）电化学发光法

1.标本采集和准备

标本只有按照下列方法收集、检测，结果才能被接受。

血清标本采集用标准样本试管或含分离胶的试管。血浆：肝素钠、EDTA-3K或枸橼酸钠抗凝，不要应用含分离胶的肝素锂抗凝血浆。标本在2～8℃可稳定5天，-20℃可稳定3个月。标本可冻融6次。

关于使用含分离胶试管获得的血清的稳定性，要注意试管制造商提供的资料。当用原始管采集样本时，要注意试管制造商的使用说明。

含沉淀的标本使用前需离心，可以加热灭活标本，标本和质控品禁用叠氮钠作稳定剂。确保病人样本、定标物、质控物在测试前温度达到20～25℃。因为可能受到挥发的影响，放在分析仪上的样本、定标物、质控物应在两小时内测试完。

2.操作

按仪器操作说明进行操作。检查试剂与消耗品是否充足。使用前需混匀微粒。

仪器通过扫描试剂盒条形码自动输入测试所需的特异性参数，不需手工输入。

如果特殊情况下仪器无法阅读条形码，可以手工输入15位数字。

Elecsys2010：将冷藏试剂预温到20后放置于仪器的试剂盘上，避免产生泡沫。系统自动控制试剂温度和开/关试剂瓶盖。

Elecsys1010：将冷藏试剂预温到20～25℃后放置于仪器的样品/试剂盘上（室温20～25℃），避免产生泡沫。使用前手工打开试剂瓶盖，使用后手工关闭试剂瓶盖并放回2～8℃环境。将抗-HBs Cal 1和Cal 2放在分析仪的标本测试区。只在标定时打开瓶盖。条形码自动提供定标所需的数据资料。定标完成后，将Cal 1和Cal 2放回2～8℃环境保存。

将定标液1和定标液2放在分析仪的标本测试区。只在标定时打开瓶盖。条形码自动提供定标所需的数据资料。定标完成后，将定标液1和定标液2放回2～8℃保存或丢弃。

六、校正（电化学发光法）

每开启一批新的试剂，需在输入批数据后进行校准，之后按照试剂说明书（如每隔28日或出现结果异常等情况时）再进行1次校准。校准品在同次运行中必须重复测定2次，且校准值必须在设定的范围内。如果不在该范围内，则应重新校准。

七、质控（电化学发光法）

一般采用两种浓度水平的质控品，至少每24小时或每次校准后测定1次。质控间隔期应适用于各实验室的具体要求。质控品检测值应落在设定的范围内，如质控值落在范围以外，应查找原因，采取相应的校正措施。

八、结果判断

（一）ELISA

测定OD值后按下列公式计算：CO＝阴性对照OD平均值×2.1。样品OD值S/CO≥1.0者为阳性，样品OD值S/CO＜1.0者为阴性。注：阴性对照OD平均值≥0.05时，按实际OD值计算；阴性对照OD平均值＜0.05时，按0.05计。

（二）电化学发光法

仪器会自动根据校准曲线计算标本HBsAg的浓度。

九、生物参考区间

ELISA：阴性；电化学发光法：检测值应低于检测下限。

十、性能参数

具体参见相应的试剂说明书。

第三节　乙型肝炎表面抗体检测标准操作规程

一、目的

建立检测血清中乙型肝炎表面抗体（HBsAb）含量的标准操作规程，保证实验结果的精确性及正确性。

二、原理

（一）采用ELISA进行检测

采用双抗原夹心法进行检测，即包被纯化HBsAb，经过碘酸钠改良法标记HRP，待测血清中抗-HBs与之反应，再加入HRP-HBsAb形成夹心复合物，洗涤除去未结合的游离酶，以TMB为底物显色后读板显色。

（二）采用电化学发光法进行检测

采用双抗原夹心法原理进行检测，吸取40 μL标本到反应池，然后将抗-HBs、生物素化的HBsAb和Ru标记的HBsAb混匀，形成夹心复合物。加入链霉亲和素包被的微粒，使上述形成的复合物通过生物素与链霉亲和素之间的反应结合到微粒上。将反应混合液吸到测量池中，微粒通过磁铁吸附到电极上，未结合的物质被清洗液洗去。然后，电极加电压后产生化学发光，通过光电倍增管进行测定。检测结果由机器自动从标准曲线上查出。

三、标本要求

根据试剂盒说明书要求收集存储样本，血清标本采集使用标准样本试管或含分离胶的试管，血浆样本采集使用肝素（Li⁻、Na⁻）或EDTA-3K，一般来说，标本在2～8 ℃可稳定7天，-20 ℃可稳定6个月。

四、试剂与仪器

（一）试剂组成和仪器（ELISA）

试剂组成一般如下：包被抗原板、底物A液、底物B液、阳性对照1瓶、洗涤液1瓶（1：40稀释）、阴性对照1瓶、终止液1瓶、抗-HBs酶结合物1瓶、粘胶纸、TMB显色液1瓶。仪器为酶标比色仪。

（二）试剂组成和仪器（电化学发光法）

试剂组成一般如下：链霉亲和素包被的微粒、生物素化的HBSAb、Ru（bpy）$_3^{2+}$标记的HBsAb、Cal1校准液和Cal2校准液、抗-HBs质控品1和2。仪器为全自动电化学发光分析仪。

五、操作步骤

（一）ELISA

第一，将已包被的反应板置于台上恢复至室温，按顺序编号。

第二，加样：测定孔每孔加待检血清50 μL，设阴性对照2孔、阳性对照2孔，每孔各加50 μL（或1滴），设空白对照1孔（空白孔只加底物和终止液）。可设置外部质控品1孔，然后加测定用HBsAb酶结合物，每孔50 μL（或1滴），混匀。置37 ℃水浴30分钟。

第三，洗涤：弃去孔内液体，用洗涤液连续洗5次，每次静置15秒，吸干孔内液体，用吸水纸拍干。

第四，加底物液：每孔先加入A液1滴，再加入B液1滴混匀，37 ℃避光，显色15分钟。

第五，加终止液，每孔1滴，终止反应后10分钟内测定，空白孔调零，测定波长为450 nm，进行相应的比色测定。

（二）电化学发光法

1.标本采集和准备

标本只有按照下列方法收集、检测，结果才能被接受。

血清标本采集用标准样本试管或含分离胶的试管，EDTA-3K抗凝血浆。标准：血清值的批内回收率90%～110%，或斜率0.9～1.1。批内干扰<±2×分析灵敏度（LDL）+相关系数>0.95。

如果血浆用肝素锂、枸橼酸钠或氟化钠/草酸钾抗凝，所得结果较血清低25%。标本在2～8℃可稳定6天，-20℃可稳定3个月。标本可冻融6次。关于使用含分离胶试管的血清的稳定性，要注意试管制造商提供的资料。当用原始管采集样本时，要注意试管制造商的使用说明。

冻融样本和含沉淀的标本使用前需离心，不要加热灭活标本，标本和质控品禁用叠氮钠作稳定剂。确保病人样本、定标物、质控物在测试前温度达到20～25℃。因为可能挥发的影响，放在分析仪上的样本、定标物、质控物应在两小时内测试完。

2.操作

按仪器操作说明进行操作，检查试剂与消耗品是否充足，使用前需混匀微粒。仪器通过扫描试剂盒条形码自动输入测试所需的特异性参数，不需手工输入。如果特殊情况下仪器无法阅读条形码，可以手工输入15位数字。

Elecsys2010：将冷藏试剂预温到20℃后放置于仪器的试剂盘上，避免产生泡沫。系统自动控制试剂温度和开/关试剂瓶盖。

Elecsys1010：将冷藏试剂预温到20～25℃后放置于仪器的样品/试剂盘上（室温20～25℃），避免产生泡沫。使用前手工打开试剂瓶盖，使用后手工关闭试剂瓶盖并放回2～8℃环境。将抗-HBs Cal 1和Cal 2放在分析仪的标本测试区。只在标定时打开瓶盖。条形码自动提供定标所需的数据资料。定标完成后，将Cal 1和Cal 2放回2～8℃环境保存。

六、校正（电化学发光法）

每开启一批新的试剂，需在输入批数据后进行校准，之后按照试剂说明书（如每隔28日或出现结果异常等情况时）再进行1次校准。校准品在同次运行中必须重复测定2次，且校准值必须在设定的范围内。如果不在该范围内，则应重新校准。

七、质控（电化学发光法）

一般采用两种浓度水平的质控品，至少每24小时或每次校准后测定1次。质控间隔期应适用于各实验室的具体要求。质控品检测值应落在设定的范围内，如质控值落在范围以外，应查找原因，采取相应的校正措施。

八、结果判断

（一）ELISA

测定OD值后按下列公式计算：CO＝阴性对照OD平均值×2.1。样品OD值S/CO≥1.0者为阳性，样品OD值S/CO＜1.0者为阴性。注：阴性对照OD平均值≥0.05时，按实际OD值计算；阴性对照OD平均值＜0.05时，按0.05计。

（二）电化学发光法

仪器会自动根据校准曲线计算标本HBsAb的浓度。

九、生物参考区间

ELISA：阴性；电化学发光法：低于10 mU/mL。

十、性能参数

具体参见相应的试剂说明书。

十一、临床意义

HBsAb由HBsAg诱导产生，为乙型肝炎病毒（HBV）免疫性中和抗体，用于乙肝传染性或免疫力的评价，在HBV临床感染或亚临床感染HBsAg消失后数周或数月后出现。此外，抗-HBs实验还可用于乙肝感染急性期以后的病程监测。HBsAb一般与HBc-IgG抗体同时呈阳性，或疫苗接种后产生。HBsAb具有保护性，若P/N＞10.0则视为有抵抗力。

第四节 乙型肝炎e抗原检测标准操作规程

一、目的

建立检测血清中乙型肝炎e抗原（HBeAg）含量的标准操作规程，保证实验结果的精确性及正确性。

二、原理

（一）采用ELISA进行检测

采用双抗体夹心法进行检测，在微孔条上预包被HBeAg，在包被板加待测血清及酶标记抗-HBe-HRP，温育后洗涤除去未结合的游离酶，以TMB为底物显色后读板显色。

（二）采用电化学发光法进行检测

采用双抗体夹心法原理检测，吸取35 μL标本到反应池，将生物素化的抗HBeAg单克隆抗体和Ru标记的抗HBe抗体混匀，形成夹心复合物。加入链霉亲和素包被的微粒，使上述形成的复合物通过生物素与链霉亲和素之间的反应结合到微粒上。反应混合液吸到测量池中，微粒通过磁铁吸附到电极上，未结合的物质被清洗液洗去，电极加电压后产生化学发光，通过光电倍增管进行测定。检测结果由软件自动测出，与预先用抗HBe标定的标本cut off值比较得出结果。

三、标本要求

根据试剂盒说明书要求收集存储样本，血清标本采集使用标准样本试管或含分离胶的试管，血浆样本采集使用肝素（Li⁻、Na⁻）或EDTA-3K。一般来说，标本在2～8 ℃可稳定7天，-20 ℃可稳定6个月。

四、试剂与仪器

（一）试剂组成和仪器（ELISA）

试剂组成一般如下：包被抗原板、底物A液、底物B液、阳性对照、洗涤液、阴性对照、终止液、HBeAg酶结合物、TMB显色液。仪器为酶标比色仪。

（二）试剂组成和仪器（电化学发光法）

试剂组成一般如下：链霉亲和素包被的微粒、生物素化的抗HBeAg单克隆抗体、Ru（bpy）$_3^{2+}$标记的抗HBeAg单克隆抗体、Cal1校准液和Cal2校准液、HBeAg质控品1和2。仪器为全自动电化学发光分析仪。

五、操作步骤

（一）ELISA

第一，将已包被的反应板置于台上恢复至室温，按顺序编号。

第二，加样：测定孔每孔加待检血清50 μL，设阴性对照2孔、阳性对照2孔，每孔各加50 μL（或1滴），设空白对照1孔（空白孔只加底物和终止液），可设置外部质控品1孔。用即时贴封板，然后加HBeAg酶结合物，每孔50 μL（或1滴），混匀。37 ℃水浴30分钟。

第三，洗涤：弃去孔内液体，用洗涤液连续洗5次，每次静置15秒，吸干孔内液体，用吸水纸拍干。

第四，加底物液：每孔先加入A液1滴，再加入B液1滴混匀，37 ℃避光，显色15分钟。

第五，加终止液：每孔1滴，终止反应后10分钟内测定，空白孔调零，测定波长为450 nm，进行相应的比色测定。

（二）电化学发光法

1.标本采集和准备

标本只有按照下列方法收集、检测，结果才能被接受。

血清标本采集用标准样本试管。血浆：肝素钠、EDTA-3K或枸橼酸钠抗凝。标本在2～8℃可稳定7天，–20℃可稳定3个月。标本可冻融6次。

冷冻样本、含沉淀的标本、重复检测的样本使用前需离心，不要加热灭活标本。标本和质控品禁用叠氮钠作稳定剂。确保病人样本、定标物、质控物在测试前温度达到20～25℃。因为可能挥发的影响，放在分析仪上的样本，定标物，质控物应在两小时内测试完。

2.操作

按仪器操作说明进行操作。

使用前需混匀微粒。仪器通过扫描试剂盒条形码自动输入测试所需的特异性参数，不需手工输入。如果特殊情况下仪器无法阅读条形码，可以手工输入15位数字。

E170/Elecsys2010：将冷藏试剂预温到20℃后放置于仪器的试剂盘上，避免产生泡沫。系统自动控制试剂温度和开/关试剂瓶盖。

将定标液1和定标液2放在分析仪的标本测试区。只在标定时打开瓶盖。条形码自动提供定标所需的数据资料。定标完成后，将定标液1和定标液2放回2～8℃环境保存或丢弃。

六、校正（电化学发光法）

每开启一批新的试剂，需在输入批数据后进行校准，之后按照试剂说明书（如每隔28日或出现结果异常等情况时）再进行1次校准。校准品在同次运行中必须重复测定2次，且校准值必须在设定的范围内。如果不在该范围内，则应重新校准。

七、质控（电化学发光法）

一般采用两种浓度水平的质控品，至少每24小时或每次校准后测定1次。质控间隔期应适用于各实验室的具体要求。质控品检测值应落在设定的范围内，如质控值落在范围以外，应查找原因，采取相应的校正措施。

八、结果判断

（一）ELISA

测定OD值后按下列公式计算：CO＝阴性对照OD平均值×2.1。样品OD

值S/CO≥1.0者为阳性，样品OD值S/CO＜1.0者为阴性。注：阴性对照OD平均值≥0.05时按实际OD值计算；阴性对照OD平均值＜0.05时，按0.05计。

（二）电化学发光法

仪器会自动根据Cal1和Cal2的测定值计算cut off值。标本的cut off指数＜1.0判断为HBeAg阴性。标本的cut off指数≥1.0判断为HBeAg阳性。每一个标本的结果以"有反应性"或"无反应性"及cut off指数形式（标本信号/cut off）报告。

九、生物参考区间

ELISA：阴性；电化学发光法：S/CO＜1.0。

十、性能参数

具体参见相应的试剂说明书。

第五节　乙型肝炎e抗体检测标准操作规程

一、目的

建立检测血清中乙型肝炎e抗体（HBeAb）含量的标准操作规程，保证实验结果的精确性及正确性。

二、原理

（一）采用ELISA进行检测

用竞争法原理检测血清中抗-HBe，在微孔条上预包被HBeAg，同时加样品及酶标记抗-HBe-HRP，洗涤除去未结合的游离酶，1次温育，以TMB为底物显色读板。

（二）采用电化学发光法进行检测

采用竞争法原理进行检测，吸取35 μL标本与加入的HBe抗原液混匀，标本中的抗-HBe与HBe抗原结合。先后加入生物素化的抗HBe抗体、Ru标记的抗HBe抗体及链霉亲和素包被的微粒，HBe抗原上仍然游离的位点被占据，所形成的免疫复合物通过生物素与链霉亲和素之间的反应结合到微粒上。反应混合液吸到测量池中，微粒通过磁铁吸附到电极上，未结合的物质被清洗液洗去。然后，电极加电压后产生化学发光，通过光电倍增管进行测定。仪器自动将标本产生的光电信号与从抗HBe校准液得出的cut off值相比较得到检测结果。

三、标本要求

根据试剂盒说明书要求收集存储样本，血清标本采集使用标准样本试管或含分离胶的试管，血浆样本采集使用肝素（Li^-、Na^-）或EDTA-3K。一般来说，标本在2～8℃可稳定7天，-20℃可稳定6个月。

四、试剂与仪器

（一）试剂组成和仪器（ELISA）

试剂组成一般如下：包被抗原板、底物A液、底物B液、阳性对照、洗涤液、阴性对照、终止液、抗-HBe酶结合物、TMB显色液。仪器为酶标比色仪。

（二）试剂组成和仪器（电化学发光法）

试剂组成一般如下：链霉亲和素包被的微粒、HBeAg、$Ru(bpy)_3^{2+}$标记的抗HBeAg抗体、Cal1校准液和Cal2校准液、抗-HBe质控品1和2。仪器为全自动电化学发光分析仪。

五、操作步骤

（一）ELISA

第一，将已包被的反应板置于台上恢复至室温，按顺序编号。

第二，加样：测定孔每孔加待检血清50 μL，设阴性对照2孔、阳性对照2

孔，每孔各加50 μL（或1滴），设空白对照1孔（空白孔只加底物和终止液），可设置外部质控品1孔，然后加抗–HBe酶结合物，每孔50 μL（或1滴），混匀，用即时贴封板。置37 ℃水浴30分钟。

第三，洗涤：弃去孔内液体，用洗涤液连续洗5次，每次静置15秒，吸干孔内液体，用吸水纸拍干。

第四，加底物液：每孔先加入A液1滴，再加入B液1滴混匀，37 ℃避光，显色15分钟。

第五，加终止液，每孔加入1滴终止液，终止反应后10分钟内测定，空白孔调零，测定波长为450 nm，进行相应的比色测定。

（二）电化学发光法

1.标本采集和准备

标本只有按照下列方法收集、检测，结果才能被接受。

血清标本采集用标准样本试管。血浆：肝素钠、EDTA–3K或枸橼酸钠抗凝。关于使用含分离胶试管的血清的稳定性，要注意试管制造商提供的资料。标本在2～8 ℃可稳定5天，–20 ℃可稳定3个月。标本可冻融6次。

冷冻样本、含沉淀的标本、重复检测的样本使用前需离心。可以加热灭活标本。标本和质控品禁用叠氮钠作稳定剂。确保病人样本、定标物、质控物在测试前温度达到20～25 ℃。因为可能挥发的影响，放在分析仪上的样本、定标物、质控物应在两小时内测试完。

2.操作

按仪器操作说明进行操作。

使用前需混匀微粒。仪器通过扫描试剂盒条形码自动输入测试所需的特异性参数，不需手工输入。如果特殊情况下仪器无法阅读条形码，可以手工输入15位数字。

E170/Elecsys2010：将冷藏试剂预温到20℃后放置于仪器的试剂盘上，避免产生泡沫。系统自动控制试剂温度和开/关试剂瓶盖。

将定标液1和定标液2放在分析仪的标本测试区。只在标定时打开瓶盖。条形码自动提供定标所需的数据资料。定标完成后，将定标液1和定标液2放回2～8 ℃环境保存或丢弃。

六、校正（电化学发光法）

每开启一批新的试剂，需在输入批数据后进行校准，之后按照试剂说明书（如每隔28日或出现结果异常等情况时）再进行1次校准。校准品在同次运行中必须重复测定2次，且校准值必须在设定的范围内。如果不在该范围内，则应重新校准。

七、质控（电化学发光法）

一般采用两种浓度水平的质控品，至少每24小时或每次校准后测定1次。质控间隔期应适用于各实验室的具体要求。质控品检测值应落在设定的范围内，如质控值落在范围以外，应查找原因，采取相应的校正措施。

八、结果判断

（一）ELISA

终止后测定OD值。按下列公式计算：CO＝阴性对照平均OD×0.5。标本OD值＞CO为阴性，标本OD值≤CO为阳性。

（二）电化学发光法

仪器会自动根据Cal1和Cal2的测定值计算cut off值。每一个标本的结果以有反应性或无反应性及cut off指数形式（标本信号/cut off）报告。

九、生物参考区间

ELISA：阴性；电化学发光法：S/CO值＜1.0。

十、性能参数

具体参见相应的试剂说明书。

十一、临床意义

HBeAb阳性是HBV复制减少和传染性减弱的标志，用于传染性评价，也用于HBV变异株感染的判断。HBeAb阳性在HBeAg消退后约1个月出现，当HBeAg阴性，而HBsAg和HBeAb阳性，为不活动性携带者，提示传染性明显减弱或疾病在恢复过程中。HBeAb可与HBsAb并存持续数月或数年。但是如有谷丙转氨酶（GPT）和谷草转氨酶（GOT）异常，应怀疑为HBV变异株感染，有传染性，或合并感染非乙型肝炎病毒，或其他原因（如药物性、化学性或酒精性肝损害）。应进一步询问病史和检查丙型肝炎病毒（HCV）、丁型肝炎病毒（HDV）抗体。

HBV变异株是由于pre-C基因变异不能编码pre-C蛋白而产生的，当HBeAg阴性，而HBeAg和HBeAb阳性，同时有GPT和GOT异常时，应怀疑HBV变异株感染，可测HBV-DNA-P，阳性提示为变异株感染，仍是活动性携带者，有传染性。由于HBV-DNA-P常在GPT升高之前即可阳性，而且持续时间短，当HBV-DNA-P阴性时，判断将发生困难，可进一步通过HBV-DNA检测以证明之。

第六节　乙型肝炎核心抗体检测标准操作规程

一、目的

建立检测血清中乙型肝炎核心抗体（HBcAb）含量的标准操作规程，保证实验结果的精确性及正确性。

二、原理

（一）采用ELISA进行检测

采用竞争法进行检测，用纯化基因重组抗HBcAg或纯化抗-HBc包被微孔板，在包被反应板的同时加样品及酶标记抗-HBc-HRP，1次温育，洗涤除去未结合的游离酶，以TMB为底物显色读板。

（二）采用电化学发光法进行检测

采用竞争法原理，吸取40 μL标本，用还原试剂预处理。加入HBc抗原液，标本中的抗-HBc与HBc抗原结合形成复合物。先后加入生物素化的抗HBc抗体、

Ru标记的抗HBc抗体及链霉亲和素包被的微粒，HBc抗原上仍然游离的位点被占据，所形成的免疫复合物通过生物素与链霉亲和素之间的反应结合到微粒上。反应混合液吸到测量池中，微粒通过磁铁吸附到电极上，未结合的物质被清洗液洗去。电极加电压后产生化学发光，通过光电倍增管进行测定。仪器自动将标本产生的光电信号与从抗HBc校准液得出的cut off值相比较得到结果。

三、标本要求

根据试剂盒说明书要求收集存储样本，血清标本采集使用标准样本试管或含分离胶的试管，血浆样本采集使用肝素（Li^-、Na^-）或EDTA-3K。一般来说，标本在2～8℃可稳定7天，-20℃可稳定6个月。

四、试剂与仪器

（一）试剂组成和仪器（ELISA）

试剂组成一般如下：包被抗原板、底物A液、底物B液、阳性对照、洗涤液、阴性对照、终止液、抗-HBe酶结合物、TMB显色液。仪器为酶标比色仪。

（二）试剂组成和仪器（电化学发光法）

试剂组成一般如下：链霉亲和素包被的微粒、二硫苏糖醇（DTT）、HBcAg、$Ru(bpy)_3^{2+}$标记的抗HBcAg抗体、Cal1校准液和Cal2校准液、抗HBc质控品1和2。仪器为全自动电化学发光分析仪。

五、操作步骤

（一）ELISA

第一，将已包被的反应板置于台上恢复至室温，按顺序编号。

第二，加样：测定孔每孔加待检血清50 μL，设阴性对照2孔、阳性对照2孔，每孔各加50 μL（或1滴），设空白对照1孔（空白孔只加底物和终止液），可设置外部质控品1孔，然后加抗-HBe酶结合物，每孔50 μL（或1滴），混匀，用即时贴封板，37℃水浴30分钟。

第三，洗涤：弃去孔内液体，用洗涤液连续洗5次，每次静置15秒，吸干孔内液体，用吸水纸拍干。

第四，加底物液：每孔先加入A液1滴，再加入B液1滴混匀，37 ℃避光，显色15分钟。

第五，加终止液，每孔加入1滴终止液，终止反应后10分钟内测定，空白孔调零，测定波长为450 nm，进行相应的比色测定。

（二）电化学发光法

1.标本采集和准备

标本只有按照下列方法收集、检测，才能被接受。

血清标本采集用标准样本试管或含分离胶的试管。血浆：肝素（Li$^-$，Na$^-$）、EDTA-3K或枸橼酸钠抗凝。

血浆：肝素钠、EDTA-3K或枸橼酸钠抗凝。标本在2 ～ 8℃可稳定5天，-20℃可稳定3个月。标本可冻融5次。

关于使用含分离胶试管的血清的稳定性，要注意试管制造商提供的资料。对于Anti-HBc检测，需要冷冻样本、含沉淀的标本、重复检测的样本使用前需离心。可以使用加热灭活标本。标本和质控品禁用叠氮钠作稳定剂。确保病人样本、定标物、质控物在测试前温度达到20 ～ 25 ℃。因为可能挥发的影响，放在分析仪上的样本、定标物、质控物应在2小时内测试完。

2.操作

按仪器操作说明进行操作。检查试剂与消耗品是否充足。

使用前需混匀微粒。仪器通过扫描试剂盒条形码自动输入测试所需的特异性参数，不需手工输入。如果特殊情况下仪器无法阅读条形码，可以手工输入15位数字。

E170/Elecsys2010：将冷藏试剂预温到20℃后放置于仪器的试剂盘上，避免产生泡沫。系统自动控制试剂温度和开/关试剂瓶盖。

将定标液1和定标液2放在分析仪的标本测试区。只在标定时打开瓶盖。条形码自动提供定标所需的数据资料。定标完成后，将定标液1和定标液2放回2 ～ 8 ℃环境保存或丢弃。

六、校正（电化学发光法）

每开启一批新的试剂，需在输入批数据后进行校准，之后按照试剂说明书（如每隔28日或出现结果异常等情况时）再进行1次校准。校准品在同次运行中必须重复测定2次，且校准值必须在设定的范围内。如果不在该范围内，则应重新校准。

七、质控（电化学发光法）

一般采用两种浓度水平的质控品，至少每24小时或每次校准后测定1次。质控间隔期应适用于各实验室的具体要求。质控品检测值应落在设定的范围内，如质控值落在范围以外，应查找原因，采取相应的校正措施。

八、结果判断

（一）ELISA

测定OD值后按下列公式计算：CO＝阴性对照平均OD×0.5。标本OD值＞CO为阴性，标本OD值≤CO为阳性。

（二）电化学发光法

仪器会自动根据Cal1和Cal2的测定值计算cut off值。每一个标本的结果以有反应性或无反应性及cut off指数形式（标本信号/cut off）报告。cut off指数＞1.0为阴性；cut off指数＜1.0为阳性。

九、生物参考区间

ELISA：阴性；电化学发光法：S/CO值＜1.0。

十、性能参数

具体参见相应的试剂说明书。

十一、临床意义

HBV由外壳HBsAg和内核HBeAg组成。后者含有183 ～ 185个氨基酸。HBV

感染期间，一般会产生抗HBeAg抗体，并在HBsAg出现后即可从血清中检测到。

在HBV感染康复者和HBsAg携带者中，抗HBeAg可持续存在，因此抗HBeAg是提示过去或现在感染HBV的指标。偶尔也有抗HBeAg阴性的HBV感染者（多见于免疫抑制患者）。由于抗HBeAg可长时间存在，因此在特殊人群中开展抗HBeAg筛选实验对预防乙型肝炎的传播有重要参考价值。抗HBeAg筛选实验与其他乙型肝炎实验一同检测有助于乙型肝炎的诊断和监测。在其他乙型肝炎标志（HBsAg阴性者）缺乏的情况下，HBeAg可能是提示现存HBV感染的唯一指标。

第七节　丙型肝炎病毒抗体检测标准操作规程

一、目的

建立检测血清中丙型肝炎病毒抗体含量的标准操作规程，保证实验结果的精确性及正确性。

二、原理

（一）采用ELISA进行检测

采用双抗原夹心法进行检测，用合成HCV多肽抗原或基因重组HCV抗原（包括结构区抗原及非结构区抗原）包被酶联板，以HRP标记抗人IgG，洗涤除去未结合的游离酶，以TMB为底物，显色测定。

（二）采用电化学发光法进行检测

采用"三明治"法，吸取 40 μL 样本与 60 μL 生物素化的 HCV 抗原及 60 μL 的 Ru 复合体标记的 HCV 抗原一起孵育，反应形成"三明治"样抗原抗体复合体。再添加包被链霉素的磁珠微粒进行孵育，抗原抗体复合体与磁珠通过生物素和链霉素的作用相结合。将反应液吸入测量池中，通过电磁作用将磁珠吸附在电极表面，未与磁珠结合的物质被去除。然后，给电极加以一定的电压，使复合体化学发光，并通过光电倍增管测量发光强度，通过检测仪的校准曲线得到最后的检测结果。

三、标本要求

根据试剂盒说明书要求收集存储样本，血清标本采集使用标准样本试管或含分离胶的试管，血浆样本采集使用肝素（Li^-、Na^-）或EDTA-3K。一般来说，标本在2～8℃可稳定7天，-20℃可稳定6个月。

四、试剂与仪器

（一）试剂组成和仪器（ELISA）

试剂组成一般如下：包被抗原板、底物A液、底物B液、阳性对照、洗涤液、阴性对照、终止液、抗人IgG-HRP酶结合物、TMB显色液。仪器为酶标比色仪。

（二）试剂组成和仪器（电化学发光法）

试剂组成一般如下：链霉亲和素包被的微粒、DTT、生物素化的HCV-特异性抗原、Ru（bpy）$_3^{2+}$标记的HCV-特异性抗原、Cal1校准液和Cal2校准液、Anti-HCV质控品1和2。仪器为全自动电化学发光分析仪。

五、操作步骤

（一）ELISA

第一，将已包被的反应板置于台上恢复至室温，按顺序编号。

第二，加样：测定孔每孔加待检血清50 μL，设阴性对照2孔、阳性对照2孔，每孔各加50 μL（或1滴），设空白对照1孔（空白孔只加底物和终止液），可设置外部质控品1孔，用即时贴封板，37℃水浴30分钟。

第三，洗涤：弃去孔内液体，用洗涤液连续洗5次，每次静置15秒，吸干孔内液体，用吸水纸拍干。

第四，加酶结合物：取出抗人IgG-HRP，充分混匀，每孔各加2滴。用胶布封板，37℃水浴20分钟。

第五，洗涤：弃去孔内液体，用洗涤液连续洗5次，每次静置15秒，吸干孔内液体，用吸水纸拍干。

第六，加底物液：每孔先加入A液1滴，再加入B液1滴混匀，37 ℃避光，显色10分钟。

第七，加终止液，每孔加入1滴终止液，终止反应后10分钟内测定，空白孔调零，测定波长为450 nm，进行相应的比色测定。

（二）电化学发光法

1.标本采集和准备

下列标本经过大量测试证明结果可以被接受。

血清标本采集用标准样本试管或含分离胶的试管血浆：肝素（Li⁻，Na⁻）、EDTA-3K或枸橼酸钠抗凝。标准：确切的阴阳性样本血清的批内回收80% ～ 120%。标本在2 ～ 8℃可稳定21天，25 ℃可稳定3天，-20 ℃可稳定3个月。标本可冻融6次。当用原始管采集样本时，要注意试管制造商的使用说明。含沉淀的标本使用前需离心。确保病人样本、定标物、质控物在测试前温度达到20 ～ 25 ℃。

2.操作

根据相关的分析仪使用资料进行操作。参考仪器操作说明书阅读相关仪器的操作指南。检查试剂与消耗品是否充足。使用前需混匀微粒。仪器通过扫描试剂盒条形码自动输入测试所需的特异性参数，不需手工输入。如果特殊情况下仪器无法阅读条形码，可以手工输入15位数字。

Elecsys2010：将冷藏试剂预温到20° C后放置于仪器的试剂盘上，避免产生泡沫。系统自动控制试剂温度和开/关试剂瓶盖。

将抗-HCV Cal 1和Cal 2放在分析仪的标本测试区。只在标定时打开瓶盖。条形码自动提供定标所需的数据资料。定标完成后，将Cal 1和Cal 2放回2 ～ 8℃环境保存。

六、校正（电化学发光法）

每开启一批新的试剂，需在输入批数据后进行校准，之后按照试剂说明书（如每隔28日或出现结果异常等情况时）再进行1次校准。校准品在同次运行中必须重复测定2次，且校准值必须在设定的范围内。如果不在该范围内，则应重新校准。

七、质控（电化学发光法）

一般采用两种浓度水平的质控品，至少每24小时或每次校准后测定1次。质控间隔期应适用于各实验室的具体要求。质控品检测值应落在设定的范围内，如质控值落在范围以外，应查找原因，采取相应的校正措施。

八、结果判断

（一）ELISA（具体操作参照试剂说明书或所在科室制定的SOP）

终止后测OD值。按下列公式计算：CO＝阴性对照平均OD×2.1。样品OD值S/CO≥1.0者为阳性，样品OD值S/O＜1.0者为阴性。注：阴性对照平均OD≥0.1时，按实际OD计算；阴性对照平均OD＜0.1时，按0.1计。

（二）电化学发光法

仪器会自动根据Cal1和Cal2的测定值计算cut off值。每一个标本的结果以有反应性或无反应性及cut off指数形式（标本信号/cut off）报告。样本的临界值指数（COI）＜0.9判断为无反应性。样本的COI≥1.0判断为有反应性。所有初次检测有反应性的样本必须重复双份检测。样本的COI≥0.9且＜1.0判断为临界。所有临界样本必须重复双份检测。如果两次结果均为无反应性，样本可判断为抗-HCV阴性。如果重复检测结果均为有反应性或一个有反应性，一个临界，则该样本判断为重复有反应性。重复有反应性的样本必须进行补充实验（如免疫印迹分析或HCV-RNA检测）。如果重复检测结果均为临界或一个无反应性，一个临界，则建议随访。

九、生物参考区间

ELISA：阴性；电化学发光法：阴性。

十、性能参数

具体参见相应的试剂说明书。

十一、临床意义

HCV为单链RNA病毒，主要通过血液及其制品传播，输血后肝炎多数为C型肝炎，母婴传播也有可能。潜伏期35～82天，临床表现类似乙型肝炎，但肝细胞坏死、慢性化和癌变倾向性较大，在重症肝炎中检出率高达50%。常与HBV合并感染，当乙型肝炎迁延不愈、活动、坏死或癌变时应怀疑此病毒感染。抗HCV抗体检测可单独使用，或和其他检测（如HCV-RNA）联合使用，检测个体是否感染丙型肝炎病毒和筛选被HCV污染的血液和血制品。

第八节　丁型肝炎病毒抗体检测标准操作规程

一、目的

建立检测血清中丁型肝炎病毒抗体含量的标准操作规程，保证实验结果的精确性及正确性。

二、原理（以抗IgM为例）

采用ELISA进行检测：采用捕获法进行检测，用抗人μ链包被微孔板，以捕获待检血清中的IgM；再加入HDVAg与特异性IgM反应；最后加酶标抗HDVAg，洗涤除去未结合的游离酶；以TMB为底物，显色测定。

三、标本要求

根据试剂盒说明书要求收集存储样本，血清标本采集使用标准样本试管或含分离胶的试管，血浆样本采集使用肝素（Li^-、Na^-）或EDTA-3K。一般来说，标本在2～8℃可稳定7天，-20℃可稳定6个月。

四、试剂与仪器

试剂组成一般如下：包被抗原板、底物A液、底物B液、阳性对照、洗涤液、阴性对照、终止液、HDVAg、HRP酶标记物、TMB显色液。仪器为酶标比色仪。

五、操作步骤

第一，用生理盐水按照1∶10比例稀释待测血清。

第二，加样：已包被的反应板平衡至室温后，每孔加入已稀释的待测血清50 µL。设阳性对照和阴性对照各1孔，空白对照1孔（加入50 µL洗涤液），其余每孔50 µL（或1滴），每孔再加入HDVAg1滴。震荡后37 ℃水浴30分钟。

第三，洗涤：弃去孔内液体，用洗涤液洗涤5次，拍干。

第四，每孔加入酶标记物50 µL（空白孔不加），震荡后37 ℃水浴30分钟。

第五，弃去孔内液体，用洗涤液洗涤5次，拍干。

第六，加底物液：每孔先加A液1滴（或50 µL），再加B液1滴（或50 µL）。室温避光显色10分钟。

第七，加终止液：每孔加入1滴终止液，终止反应后10分钟内测定，空白孔调零，测定波长为450 nm，进行相应的比色测定。

六、校正

应按照试剂说明书对阳性对照和阴性对照进行检测，保证这些阴性和阳性对照值在范围内，如果这些对照值异常，应采取相应措施。

七、质控

检测样本时可采用第三方质控品进行质量控制，如质控值落在范围以外，应采取相应措施。

八、结果判断

终止后测OD值。样品OD值≥2.1×N（阴性对照OD值）为阳性，＜2.1×N为阴性（N＜0.05时，按0.05计算）。

九、生物参考区间

正常生物参考区间：阴性。

十、性能参数

具体参见相应的试剂说明书。

十一、临床意义

HDV是一种有缺陷的病毒，表面被包膜蛋白包裹。HDV的致病性依赖于HBV，可与HBV重叠感染或共同感染。HDV感染与急性重型肝炎、重症肝炎及肝硬化密切相关。HDV感染的常用血清学检测法为测定抗HDV-IgM和抗HDV-IgG。前者阳性一般认为是近期感染，在早期即可被检测到，于恢复期消失，后者阳性一般认为是既往感染。

第九节 戊型肝炎病毒抗体检测标准操作规程

一、目的

建立检测血清中戊型肝炎病毒（HEV）抗体含量的标准操作规程，保证实验结果的精确性及正确性。

二、原理（以抗IgM为例）

采用ELISA进行检测：采用捕获法检测IgM抗体，将抗人IgM抗体连接在固相载体上，形成固相抗人IgM。血清中IgM抗体被固相抗体捕获，再加入特异性抗原使之与结合在固相上的抗原反应结合。然后，加入针对特异抗原的酶标抗体使之与结合在固相上的抗原反应结合，洗涤除去未结合的游离酶，以TMB为底物，显色测定。

三、标本要求

根据试剂盒说明书要求收集存储样本，血清标本采集使用标准样本试管或含分离胶的试管，血浆样本采集使用肝素（Li^-、Na^-）或EDTA-3K。一般来说，标本在2～8 ℃可稳定7天，–20 ℃可稳定6个月。

四、试剂与仪器

试剂组成一般如下：包被抗原板、底物A液、底物B液、阳性对照、洗涤液、阴性对照、终止液、HRP酶结合物、TMB显色液。仪器为酶标比色仪。

五、操作步骤

第一，用生理盐水按照1∶10比例稀释待测血清。

第二，加样：已包被的反应板平衡至室温后，每孔加入已稀释的待测血清50 μL。设阳性对照和阴性对照各1孔，空白对照1孔（加入50 μL洗涤液），其余每孔50 μL（或1滴），每孔再加入HDV抗原1滴。震荡后37 ℃水浴30分钟。

第三，洗涤：弃去孔内液体，用洗涤液洗涤5次，拍干。

第四，每孔加入HEV抗体–HRP酶标记物50 μL（空白孔不加），震荡封板后于37 ℃水浴30分钟。

第五，弃去孔内液体，用洗涤液洗涤5次，拍干。

第六，加底物液：每孔先加A液1滴（或50 μL），再加B液1滴（或50 μL）。室温避光显色10分钟。

第七，加终止液：每孔加入1滴终止液，终止反应后10分钟内测定，空白孔调零，测定波长为450 nm，进行相应的比色测定。

六、校正

应按照试剂说明书对阳性对照和阴性对照进行检测，保证这些阴性和阳性对照值在范围内，如果这些对照值异常，应采取相应措施。

七、质控

检测样本时可采用第三方质控品进行质量控制，如质控值落在范围以外，应采取相应措施。

八、结果判断

终止后测定OD值。CO＝阴性对照平均OD×2.1。样品OD值S/CO≥1.0者为阳性，样品OD值S/CO＜1.0者为阴性。注：阴性对照平均OD≥0.05时，按实际OD计算，阴性对照平均OD＜0.05时，按0.05计算。

九、生物参考区间

阴性。

十、性能参数

具体参见相应的试剂说明书。

十一、临床意义

HEV经粪-口途径传播，潜伏期2～6个月，黄疸型多见，可散发或暴发流行，为自限性良性过程，一般不变成慢性、重型肝炎（肝坏死）或病死（罕见）。IgM抗体阳性提示HEV急性感染，用于肝炎鉴别诊断，在发病早期出现，2～3周达高峰，3～6个月消退。IgG抗体是免疫性抗体，在IgM抗体后出现，3～4个月达高峰，并长期持续，人群抗体检出率为50%～80%，其中多数为无症状感染或亚临床感染。

第十节　庚型肝炎病毒抗体检测标准操作规程

一、目的

建立检测血清中庚型肝炎病毒（HGV）抗体含量的标准操作规程，保证实验结果的精确性及正确性。

二、原理（以抗IgG为例）

采用ELISA进行检测：采用双抗体夹心法进行检测，以3段不同区域的合成HGV多肽为固相抗原，检测待测血清中的特异性HGV-IgG抗体。如待测血清中有HGV-IgG抗体，即与固相抗原特异性结合。洗去未结合抗体后，加入抗人IgG酶结合物复合物，加入TMB底物使之显色测定。

三、标本要求

根据试剂盒说明书要求收集存储样本，血清标本采集使用标准样本试管或含分离胶的试管，血浆样本采集使用肝素（Li^-、Na^-）或EDTA-3K。一般来说，标本在2～8℃可稳定7天，-20℃可稳定6个月。

四、试剂与仪器

试剂组成一般如下：包被抗原板、底物A液、底物B液、阳性对照、洗涤液、阴性对照、终止液、抗人IgG-HRP（酶标二抗）、TMB显色液。仪器为酶标比色仪。

五、操作步骤

第一，加样：测定孔每孔加样品稀释液2滴（或100 μL）和待检血清5 μL，混匀。每板设阳性对照1孔、阴性对照2孔，空白对照1孔（只加底物及终止液），其余每孔各加对照品2滴（或100 μL），封板后37℃水浴60分钟。

第二，洗涤：弃去孔内液体，用洗涤液洗涤5次，拍干。

第三，加酶结合物：每孔加2滴（或100 μL）抗人IgG-HRP。封板后37℃水浴20分钟。

第四，温育后，弃去孔内液体，用洗涤液洗涤5次，拍干。

第五，加底物液：每孔先加A液1滴（或50 μL），再加B液1滴（或50 μL）。室温避光显色10分钟。

第六，加终止液，每孔加入1滴终止液，终止反应后10分钟内测定，空白孔调零，测定波长为450 nm，进行相应的比色测定。

六、校正

应按照试剂说明书对阳性对照和阴性对照进行检测，保证这些阴性和阳性对照值在范围内，如果这些对照值异常，应采取相应措施。

七、质控

检测样本时可采用第三方质控品进行质量控制，如质控值落在范围以外，应采取相应措施。

八、结果判断

终止后测定OD值。临界值＝0.15＋阴性对照平均OD值（阴性平均OD＜0.05时，按0.05计算；阴性平均OD≥0.05时，按实际值计算）。

九、生物参考区间

阴性。

十、性能参数

具体参见相应的试剂说明书。

十一、临床意义

HGV是1995年发现的一种新型嗜肝病毒，可引起与丙型肝炎相类似的病变。HGV可经血液传播，可与艾滋病毒合并感染，因此对血源进行HGV检测是很有必要的。

第二章

自身免疫常见项目操作规程

第一节　抗核抗体检测标准操作规程

一、目的

规范检测血清或血浆中抗核抗体（ANA）的流程，确保检测结果的准确性及重复性。

二、原理

（一）间接免疫荧光法

将稀释的血清与生物载片（反应区内固定有包被基质的生物薄片）进行温育，如果样本是阳性，则特异性IgG、IgA和IgM抗体会与相应的抗原结合。在第2次温育时，荧光素标记的抗人抗体会与结合在生物基质上的抗体反应，形成荧光显微镜下所观察到的特异性荧光模型。

（二）化学发光法

预稀释样本中的ANA和超顺磁性微粒上包被抗原反应，形成抗原抗体复合物，在磁场作用下，未结合物质被洗涤液洗去，加入吖啶标记的羊抗人IgG，与第一步形成的抗原抗体复合物反应，形成抗原抗体–二抗复合物，再次清洗，在反应复合物中加入预激发液和激发液，样本中ANA的量和分析仪发光系统监测到的相对发光强度（RLU）成正比。

三、标本要求

血清或乙二胺四乙酸（EDTA）、肝素或柠檬酸盐抗凝的血浆。采血后应立即送检。

样品收到后立即分离血清，不能及时测定的血清应于2～8℃保存。

四、试剂与仪器

（一）间接免疫荧光法试剂与仪器

生物载片，吐温20，磷酸盐，封片介质，酶标抗体，阴性和阳性对照，荧光显微镜。

（二）化学发光法试剂与仪器

ANA测定试剂盒，化学发光免疫分析系统。

五、操作步骤

（一）间接免疫荧光法

第一，准备：将1包磷酸盐溶于1 L蒸馏水中，加入2 mL吐温20并充分混匀，配成磷酸盐吐温缓冲液；待测血样本用磷酸盐吐温缓冲液1∶100和1∶1000稀释。

第二，加样：将加样板放在泡沫板上，将25 μL稀释后的血清样本加至加样板的每一反应区上，应避免产生气泡。

第三，温育：将生物载片有生物薄片的一面朝下，盖在加样板的凹槽里，18～25℃温育30分钟。

第四，冲洗：用盛于烧杯内的磷酸盐吐温缓冲液冲洗载片，然后立即将生物载片浸入装有磷酸盐吐温缓冲液的洗杯中，浸泡至少5分钟。

第五，加样：将20 μL异硫氰酸荧光素（FITC）标记的抗人IgG（荧光二抗）加至洁净加样板的反应区上。

第六，温育：从洗杯中取出生物载片，用吸水纸擦去背面和边缘的水分后，立即将其盖在加样板的凹槽里，18～25℃温育30分钟。

第七，冲洗：重复第四步。

第八，封片：将盖玻片直接放在泡沫板的凹槽里。滴加封片介质至盖玻片，每一反应区约10 μL。从洗杯中取出1张生物载片，用吸水纸擦干背面和边缘的水分。将生物载片有生物薄片的一面朝下放在已准备好的盖玻片上。

第九，在显微镜下观察荧光模式。

（二）化学发光法

第一，加载试剂。

第二，加载样本。

第三，校准申请。

第四，测试申请。

第五，点击运行。

六、校准

定期对荧光显微镜、化学发光仪、加样枪进行保养和校准。关键部件更换或者维修后也需校准。

七、质控

（一）间接免疫荧光法

每批次的实验应带上阴性和弱阳性（含滴度）质控物。质控规则（含滴度结果）：阴性质控物必须阴性，阳性质控物滴度结果在上下1个滴度内。

（二）化学发光法

质控品至少每24小时或每次定标后测试1次；质控品至少包含两个浓度水平的待测定物；质控结果应落在可接受的范围内，否则结果无效。

八、结果判断

（一）间接免疫荧光法定性实验（表2-1）

重要的ANA荧光模式包括核均质型、核颗粒型、核仁型和着丝点型（尤其在分裂期细胞中清晰可见）。通常，荧光模式和核抗原的生化特性相关。

表2-1　ANA间接免疫荧光法定性结果判读

荧光强度			抗体滴度
1：100	1：1000	1：10000	
中	阴性	阴性	1：10
强	阴性	阴性	1：320
强	弱	阴性	1：1000
强	中	阴性	1：3200
强	强	弱	1：10000

注：以出现阳性核型的最高稀释度为检测结果。

（二）化学发光法

测试结果通过校准曲线确定，校准曲线由分析仪通过3点定标并根据二维码扫描到分析仪的主曲线校正而来。

九、生物参考区间

对于定量实验，实验室应建立自己的参考区间，如采用文献或说明书提供的参考区间，使用前应加以验证。

间接免疫荧光法：健康人血清中ANA阴性（不同试剂盒判定阳性的滴度不同，有的定为≥1：40，有的定为≥1：80，有的则定为≥1：100）。

化学发光法：<32.0 AU/mL视为无反应性，32.0 ～ 48.0 AU/mL视为可疑，>48.0AU/mL视为有反应性。

十、性能参数

（一）间接免疫荧光法

1. 检测范围

起始稀释度为1∶100，可进一步10倍稀释，无检测上限。

2. 批内差异

用2份特征性血清对同一批号产品进行检测，每份血清检测10次。阳性血清的结果特异性荧光强度基本一致，阴性血清结果为阴性。

3. 批间差异

用2份特征性血清对3个批号的产品进行检测。阳性血清的结果特异性荧光强度基本一致，阴性血清结果为阴性。

4. 干扰因素

溶血、脂血和黄疸血样不影响实验。

（二）化学发光法

1. 线性范围

10.0 ～ 400.0 AU/mL。

2. 最低检测限

不大于4.0 AU/mL。

3. 准确度

相对偏差在 ± 10.0%范围内。

4. 重复性

重复性检测的变异系数（CV）不大于10.0%，

5. 批间差

3个批号试剂批间CV不大于15.0%。

第二节 抗双链DNA抗体检测标准操作规程

一、目的

规范检测血清或血浆中抗双链DNA（dsDNA）抗体的流程，确保检测结果的准确性及重复性。

二、原理

（一）间接免疫荧光法

包被有绿蝇短膜虫的生物薄片和稀释的血清样本温育。如果样本是阳性的，特异性IgG、IgA和IgM抗体会与鞭毛虫抗原结合。在第2次温育时，荧光素标记的抗人抗体与结合在生物基质上的抗体反应，形成荧光显微镜下所观察到的特异性荧光模型。

（二）ELISA

血清样品以1∶100稀释，在包被了特异性抗原的微孔板中孵育。如果患者样品中有相应抗体，就会与抗原结合。洗去未结合的部分，然后加入HRP标记的二抗，使其与微孔板中的抗原抗体复合物反应。洗去未结合的酶标，加入TMB底物，产生显色反应，颜色深浅与相应抗体量成正比。

（三）化学发光法

预稀释样本中的抗dsDNA抗体、生物素标记的dsDNA抗原和超顺磁性微粒上包被的链霉亲和素反应，形成反应复合物，在磁场作用下，未结合的物质被洗涤液洗去，加入吖啶标记的鼠抗人IgG抗体（二抗）进行反应，与第一步孵育的复合物进行结合，形成抗原抗体−二抗复合物。在反应混合物中加入预激发液和激发液，样本中的抗dsDNA IgG的量和分析仪光学系统测定到的RLU成正比。

三、标本要求

血清或EDTA、肝素或柠檬酸盐抗凝的血浆。采血后应立即送检。

样品收到后立即分离血清，不能及时测定的血清应保存于2～8℃。

四、试剂与仪器

（一）间接免疫荧光法试剂与仪器

生物载片，吐温20，磷酸盐，封片介质，酶标抗体，阴性和阳性对照，荧光显微镜。

（二）ELISA法试剂与仪器

包被板，标准品，阴性和阳性质控物，浓缩洗液，显色剂，底物液，洗板机，酶标仪。

（三）化学发光法试剂与仪器

ANA测定试剂盒，化学发光免疫分析系统。

五、操作步骤

（一）间接免疫荧光法

第一，准备：将1包磷酸盐溶于1 L蒸馏水中，加入2 mL吐温20并充分混匀，配成磷酸盐吐温缓冲液；待测血样本用磷酸盐吐温缓冲液1∶10稀释。

第二，加样：将加样板放在泡沫板上，将25 μL稀释后的血清样本加至加样板的每一反应区上，应避免产生气泡。

第三，温育：将生物载片有生物薄片的一面朝下，盖在加样板的凹槽里，18～25℃温育30分钟。

第四，冲洗：用盛于烧杯内的磷酸盐吐温缓冲液冲洗载片，然后立即将生物载片浸入装有磷酸盐吐温缓冲液的洗杯中，浸泡至少5分钟。

第五，加样：将20 μL FITC标记的抗人IgG（荧光二抗）加至洁净加样板的反应区上。

第六，温育：从洗杯中取出生物载片，用吸水纸擦去背面和边缘的水分后，立即盖在加样板的凹槽里，18～25℃温育30分钟。

第七，冲洗：重复第四步。

第八，封片：将盖玻片直接放在泡沫板的凹槽里。滴加封片介质至盖玻片，每一反应区约10μL。从洗杯中取出1张生物载片，用吸水纸擦干背面和边缘的水分。将生物载片有生物薄片的一面朝下放在已准备好的盖玻片上。

第九，显微镜下观察荧光模式。

（二）ELISA

第一，样本准备：患者血清样本用样本缓冲液1∶100稀释。

第二，在指定的孔中加入100μL稀释血清，同时加入100μL标准品或cut off对照，以及阴性和阳性对照。在室温孵育30分钟。用洗涤缓冲液洗3次。每孔加入100μL酶标。室温温育30分钟。用洗涤缓冲液洗3次。每孔加入100μL TMB底物液。避光室温下温育30分钟。每孔加入100μL终止液，450nm读取吸光度。

（三）化学发光法

第一，加载试剂。

第二，加载样本。

第三，校准申请。

第四，测试申请。

第五，点击运行。

六、校准

定期对加样枪、洗板机、酶标仪、化学发光仪进行保养和校准。关键部件更换或者维修后也需校准。

七、质控

（一）间接免疫荧光法

每批次的实验应带上阴性和弱阳性质控物。滴度结果的质控规则：阴性质控物必须阴性，阳性质控物结果在上下1个滴度内。

（二）ELISA

每次实验中，测定不同浓度梯度的标准品，带上阴性和弱阳性质控物，采用L-J质控图，以Westgard多规则质控分析法判断在控或失控。

（三）化学发光法

质控品至少每24小时或每次定标后测试1次；质控品至少包含两个浓度水平的待测定物；质控结果应落在可接受的范围内，否则结果无效。

八、结果判断

（一）间接免疫荧光法

间接免疫荧光法检测抗dsDNA抗体的标准基质是绿蝇短膜虫，绿蝇短膜虫拥有1个只含dsDNA而不含其他细胞核抗原的动基体。与动基体反应的抗体必然是抗dsDNA抗体。如果样本阳性，则可观察到鞭毛虫动基体均质和部分环形荧光。同时，阳性对照必须显示相同的荧光模式。如果样本阴性，则动基体不显示荧光，仅细胞核、鞭毛基体或细胞质的荧光应判断为阴性（表2-2）。

表2-2 间接免疫荧光法检测抗dsDNA抗体结果判读

抗体反应性	结果	结果解释
1：10阴性	阴性	血清中未检出抗dsDNA抗体
1：10阳性	阳性	提示患有系统性红斑狼疮

注：以出现阳性核型的最高稀释度作为检测的结果。

（二）ELISA

以抗dsDNA抗体标准品浓度为横坐标，相应吸光度值为纵坐标制作标准曲线。待测血清抗dsDNA抗体浓度可根据所测吸光度由标准曲线得出。

（三）化学发光法

测试结果通过校准曲线确定，校准曲线由分析仪通过3点定标并根据二维码扫描到分析仪的主曲线校正而来。

九、生物参考区间

第一，对定量实验，实验室应建立自己的参考区间。如采用文献或说明书提供的参考区间，使用前应加以验证。

第二，间接免疫荧光法：健康人血清或血浆中抗dsDNA抗体为阴性，滴度<1∶10。

第三，ELISA：<16 U/mL视为无反应性；16～24 U/mL视为可疑；>24 U/mL视为有反应性。

第四，化学发光法：<24.0 U/mL视为无反应性；24.0～36.0 U/mL视为可疑；>36.0 U/mL视为有反应性。

十、性能参数

（一）间接免疫荧光法

1. 检测范围

起始稀释度为1∶10，可进一步10倍稀释，无检测上限。

2. 批内差异

用2份特征性血清对同一批号产品进行检测，每份血清检测10次，阳性血清的结果特异性荧光强度基本一致，阴性血清结果为阴性。

3. 批间差异

用2份特征性血清对不同批号的产品进行检测，阳性血清的结果特异性荧光强度基本一致，阴性血清结果为阴性。

4. 干扰因素

溶血、脂血和黄疸血样不影响实验。

（二）ELISA

灵敏度：1.0 U/mL。特异性：微孔板包被了重组的人抗dsDNA抗体，未发现与其他自身抗原有交叉反应。敏感性：85%的系统性红斑狼疮（SLE）患者可检测到抗dsDNA抗体。

（三）化学发光法

1. 线性范围

2.5 ～ 300.0 U/mL。最低检测限：不大于2.0 U/mL。

2. 准确度

相对偏差在 ± 10.0%范围内。

3. 重复性

重复性检测的CV不大于10.05%。

4. 批间差

3个批号试剂批间CV不大于15.0%。

十一、临床意义

抗dsDNA抗体是SLE最重要的标志性自身抗体，美国风湿病学会已将抗dsDNA抗体阳性列为SLE诊断标准之一。其对SLE特异性很高，但抗dsDNA抗体阴性并不能排除SLE的诊断。抗体滴度和疾病活动度相关，因此抗体滴度的测定为监控治疗提供了有效依据。抗dsDNA抗体高滴度阳性与狼疮性肾炎也密切相关，特别是当血清补体C_3、C_4水平降低时。

第三节　抗中性粒细胞胞质抗体检测标准操作规程

一、目的

规范抗中性粒细胞胞质抗体（cANCA）的检测流程，确保检测结果的准确性及重复性。

二、原理

ELISA：试剂盒中每个微孔包被有cANCA。第1次温育时，稀释后的样本与微孔中包被的抗原反应，如果样本阳性，特异性IgA、IgG、IgM抗体与抗原结合。为了检测结合的抗体，加入可发生颜色反应的酶标抗人IgG抗体进行第2次温育。然后加入酶底物，发生颜色反应，强度与血清或血浆cANCA浓度成正比。

三、标本要求

血清或EDTA、肝素或柠檬酸盐抗凝的血浆。采血后应立即送检。

样品收到后立即分离血清，不能及时测定的血清应于2～8℃保存。

四、试剂与仪器

包被板（96孔），磷酸盐，酶标抗体，底物液，终止液，阴性和阳性对照，标准品，洗板机，酶标仪。

五、操作步骤

第一，样本准备：血清或血浆样本用样本缓冲液1：101稀释。

第二，样本温育：向相应微孔分别加入100 μL标准品、阳性对照、阴性对照和稀释后的样本，室温（18～25 ℃）温育30分钟。

第三，清洗：用稀释后的清洗缓冲液洗3次，拍干。

第四，酶结合温育：每孔加入100 μL酶结合物，室温温育30分钟。

第五，清洗：重复第三步。

第六，底物温育：加入100 μL底物，室温避光温育15分钟。

第七，终止反应：加入100 μL终止液，450 nm比色。

六、校准

定期对加样枪、洗板机、酶标仪进行保养和校准。关键部件更换或者维修后也需校准。

七、质控

在每次实验中，测定不同浓度梯度的标准品，带上阴性和弱阳性质控物，采用L–J质控图，以Westgard多规则质控分析法判断在控或失控。

八、结果判断

（一）定性结果

1. 阴性

样品S/CO值＜cut off值。

2. 阳性

样品S/CO值＞cut off值。

（二）定量结果

分别以标准血清的浓度（相对单位数）和其吸光度为横、纵坐标（线性/线性），以点对点的方式做标准曲线，并根据标准曲线求出患者样本中的抗体浓度。

九、生物参考区间

健康人血清或血浆中cANCA应为阴性，定量结果＜20 RU/mL。

十、性能参数

（一）检出限

检出限的定义为阴性样本检测结果的均值加上3倍标准差，本检测系统的最低检出限为0.6 RU/mL。

（二）线性范围

28 ～ 197 RU/mL。

（三）干扰

血红蛋白浓度为10 mg/mL的溶血、三酰甘油浓度为20 mg/mL的脂血、胆红素浓度为0.4 mg/mL的黄疸对检测结果没有干扰。

（四）灵敏度和特异性

灵敏度为94%。特异性为99%。

第四节　抗中性粒细胞核周抗体检测标准操作规程

一、目的

规范抗中性粒细胞核周抗体（pANCA）检测流程，确保检测结果的准确性及重复性。

二、原理

ELISA：试剂盒中每个微孔包被有髓过氧化物酶（MPO），第1次温育时，稀释后的样本与微孔中包被的抗原反应，如果样本阳性，特异性IgA、IgG、IgM抗体会与抗原结合。为了检测结合的抗体，加入可发生颜色反应的酶标抗人IgG

抗体进行第2次温育。然后加入酶底物，发生颜色反应，强度与血清或血浆抗MPO抗体浓度成正比。

三、标本要求

血清或EDTA、肝素或柠檬酸盐抗凝的血浆。采血后应立即送检。

样品收到后立即分离血清，不能及时测定的血清应于2～8℃保存。

四、试剂与仪器

抗原包被板，磷酸盐，酶标抗体，底物液，终止液，阴性和阳性对照，标准品，洗板机，酶标仪。

五、操作步骤

第一，样本准备：血清或血浆样本用样本缓冲液1∶101稀释。

第二，样本温育：向相应微孔分别加入100 μL标准品、阳性对照、阴性对照和稀释后的样本，室温（18～25℃）温育30分钟。

第三，清洗：用稀释后的清洗缓冲液洗3次，拍干。

第四，酶结合温育：每孔加入100 μL酶结合物，室温温育30分钟。

第五，清洗：重复第三步。

第六，底物温育：加入100 μL底物，室温避光温育15分钟。

第七，终止反应：加入100 μL终止液，450 nm比色。

六、校准

定期对加样枪、洗板机、酶标仪进行保养和校准。关键部件更换或者维修后也需校准。

七、质控

每次实验中，测定不同浓度梯度的标准品，带上阴性和弱阳性质控物，采用L-J质控图，以Westgard多规则质控分析法判断在控或失控。

八、结果判断

（一）定性结果

阴性，样品S/CO值＜cut off值；阳性，样品S/CO值＞cut off值。

（二）定量结果

分别以标准血清的浓度（相对单位数）和其吸光度为横、纵坐标（线性/线性）以点对点的方式做标准曲线，并根据标准曲线求出患者样本中的抗体浓度。

九、生物参考区间

健康人血清或血浆中MPO应为阴性，定量结果＜20 RU/mL。

十、性能参数

（一）检出限

检出限的定义为阴性样本检测结果的均值加上3倍标准差，本检测系统的最低检出限为1 RU/mL。

（二）线性范围

2 ～ 200 RU/mL。

（三）干扰

血红蛋白浓度为10 mg/mL的溶血、三酰甘油浓度为20 mg/mL的脂血、胆红素浓度为0.4 mg/mL的黄疸对检测结果没有干扰。

（四）灵敏度和特异性

灵敏度为99.3%。特异性为99.8%。

十一、临床意义

MPO被确认为pANCA的主要靶抗原，pANCA与微动脉炎、结节性多动脉炎、变应性肉芽肿性血管炎等疾病均密切相关。靶抗原检测被用作疾病活性和治疗效果有价值的监测。检测MPO有利于pANCA相关疾病的诊断、鉴别诊断和疗效观察。

第五节　抗肾小球基膜抗体检测标准操作规程

一、目的

规范抗肾小球基膜（GBM）抗体的检测流程，确保检测结果的准确性及重复性。

二、原理

间接免疫荧光法：将稀释的患者样本与经过甘氨酸尿素缓冲液预处理的猴肾冰冻切片温育，如果样本是阳性的，特异性IgA、IgG和IgM抗体会与相应的抗原结合。在第2次温育时，结合的抗体与荧光素标记的抗人抗体反应，然后在荧光显微镜下观察特异性荧光模型。

三、标本要求

血清或EDTA、肝素或柠檬酸盐抗凝的血浆。采血后应立即送检。
样品收到后立即分离血清，不能及时测定的血清应于2～8℃保存。

四、试剂与仪器

生物载片，吐温20，磷酸盐，封片介质，酶标抗体，甘氨酸尿素，阴性和阳性对照，荧光显微镜。

五、操作步骤

第一，准备：将1包磷酸盐溶于1 L蒸馏水，加入2 mL吐温20并充分混匀，配成磷酸盐吐温缓冲液；待测血清样本用磷酸盐吐温缓冲液1：10稀释。

第二，加样：将加样板放在泡沫板上，按顺序在加样板的每个反应区滴加25 μL甘氨酸缓冲液，避免产生气泡。

第三，温育：将生物载片有生物薄片的一面朝下，盖在加样板的凹槽里，18～25 ℃温育30分钟。

第四，冲洗：用烧杯盛磷酸盐吐温缓冲液流水冲洗载片，然后立即将其浸入装有磷酸盐吐温缓冲液的洗杯中浸泡至少15分钟。

第五，加荧光抗体：将20 μL FITC标记的抗人IgG（荧光二抗）加至洁净加样板的反应区上。

第六，第2次温育：从洗杯中取出生物载片，用吸水纸擦去背面和边缘的水分后，立即盖在加样板的凹槽里，18～25 ℃温育30分钟。

第七，重复第四步。

第八，封片：将盖玻片直接放在泡沫板的凹槽里。滴加封片介质至盖玻片，每一反应区约10 μL。从洗杯中取出1张生物载片，用吸水纸擦干背面和边缘的水分。将生物载片有生物薄片的一面朝下放在已准备好的盖玻片上。

第九，在显微镜下观察荧光模式。

六、校准

定期对加样枪和荧光显微镜进行校准。关键部件更换或者维修后也需校准。

七、质控

每批次的实验应带上阴性和弱阳性质控物。滴度结果的质控规则：阴性质控物必须阴性，阳性质控物结果在上下1个滴度内。

八、结果判断

阳性反应时，抗肾小球基膜抗体与肾小球毛细血管的基膜反应，肾小球中出现一条细线状的荧光模型，荧光模型与阳性对照必须完全一致（表2-3）。

表2-3　抗GBM抗体定性结果判读

抗GBM抗体反应性	结果
1：10无荧光反应	阴性，未检出抗GBM抗体
1：10阳性	阳性，可能患有抗GBM肾炎，肺出血-肾炎综合征

注：以出现阳性核型的最高稀释度作为检测的结果。

九、生物参考区间

健康人血清或血浆中抗GBM抗体为阴性，滴度<1：10。

十、性能参数

第一，检测范围：起始稀释度为1：10，可进一步10倍稀释，无检测上限。

第二，批内差异：用特征性血清对同一批号的产品进行检测，每份血清检测10次，阳性血清检测的结果显示特异性荧光强度基本一致，阴性血清检测的结果为阴性。

第三，批间差异：用特征性血清对不同批号的产品进行检测，阳性血清检测的结果显示特异性荧光强度基本一致，阴性血清检测结果为阴性。

第四，溶血、脂血和黄疸血样不影响实验。

十一、临床意义

继发性肾小球肾炎与非肾性疾病（如感染、中毒、糖尿病、淀粉样变性病等）有关，而原发性肾小球肾炎属自身免疫疾病。自身免疫性肾小球肾炎中自身抗体的靶抗原是GBM。肺出血-肾炎综合征是自身免疫性肾小球肾炎的一种特殊形式，症状为肾小球肾炎伴有肺出血，抗体滴度和疾病活动性相关，高滴度抗GBM抗体提示疾病的预后不佳。抗体阳性率在肺出血-肾炎综合征中为60%左右。

第六节　抗平滑肌抗体检测标准操作规程

一、目的

规范抗平滑肌抗体（anti-SMA）的检测流程，确保检测结果的准确性及重复性。

二、原理

间接免疫荧光法：将稀释的血清与生物载片温育，如果样本是阳性的，特异性IgA、IgG和IgM抗体会与相应的抗原结合。在第2次温育时，结合的抗体与荧光素标记的抗人抗体反应，然后在荧光显微镜下观察特异性荧光模型。

三、标本要求

血清或EDTA、肝素或柠檬酸盐抗凝的血浆。采血后应立即送检。
样品收到后立即分离血清，不能及时测定的血清应于2 ~ 8℃保存。

四、试剂与仪器

生物载片，吐温20，磷酸盐，封片介质，酶标抗体，阴性和阳性对照，荧光显微镜。

五、操作步骤

第一，准备：将1包磷酸盐溶于1L蒸馏水，加入2 mL吐温20并充分混匀，配成磷酸盐吐温缓冲液；待测血清样本用磷酸盐吐温缓冲液1：100稀释。

第二，加样：将加样板放在泡沫板上，将25 μL稀释后的血清样本加至加样板的每一反应区上，应避免产生气泡。

第三，温育：将生物载片有生物薄片的一面朝下，盖在加样板的凹槽里，

18 ～ 25 ℃温育30分钟。

第四，冲洗：用盛于烧杯内的磷酸盐吐温缓冲液冲洗载片，然后立即将生物载片浸入装有磷酸盐吐温缓冲液的洗杯中，浸泡至少5分钟。

第五，加样：将20 μL FITC标记的抗人IgG（荧光二抗）加至洁净加样板的反应区上。

第六，第2次温育：从洗杯中取出生物载片，用吸水纸擦去背面和边缘的水分后，立即盖在加样板的凹槽里，18 ～ 25 ℃温育30分钟。

第七，冲洗：重复第四步。

第八，封片：将盖玻片直接放在泡沫板的凹槽里。滴加封片介质至盖玻片，每一反应区约10 μL。从洗杯中取出1张生物载片，用吸水纸擦干背面和边缘的水分。将生物载片有生物薄片的一面朝下放在已准备好的盖玻片上。

第九，在显微镜下观察荧光模式。

六、校准

定期对加样枪和荧光显微镜进行校准。关键部件更换或者维修后也需校准。

七、质控

每批次的实验应带上阴性和弱阳性质控物。滴度结果的质控规则：阴性质控物必须阴性，阳性质控物结果在上下1个滴度内。

八、结果判断

荧光模式（阳性反应）：anti-SMA在胃肌层、黏膜肌层和肌膜腺体间收缩纤维呈现明显的细胞质荧光。本检测系统起始稀释度为1∶100，待检样本可进一步10倍稀释，以出现阳性核型的最高稀释度作为检测的结果。

九、生物参考区间

健康人血清或血浆中anti-SMA为阴性，滴度<1∶100。

十、性能参数

第一，检测范围：起始稀释度为1∶100，可进一步10倍稀释，无检测上限。

第二，批内差异：用特征性血清对同一批号的产品进行检测，每份血清检测10次，阳性血清检测的结果显示特异性荧光强度基本一致，阴性血清检测的结果为阴性。

第三，批间差异：用特征性血清对不同批号的产品进行检测，阳性血清检测的结果显示特异性荧光强度基本一致，阴性血清检测结果为阴性。

第四，溶血、脂血和黄疸血样不影响实验。

十一、临床意义

anti-SMA为自身免疫性肝炎（AIH）Ⅰ型的血清学标志抗体，在自身免疫性肝病患者中该抗体的检出率相当高（至少90%）。高滴度的anti-SMA（>1∶1000）对AIH的特异性几乎达到100%。

第七节　自身免疫性肝病抗体谱检测标准操作规程

一、目的

规范自身免疫性肝病抗体谱（AMA-M$_2$、LMK-1、LC-1、SLA/LP）的检测流程，确保检测结果的准确性及重复性。

二、原理

免疫印迹法：检测膜条上平行包被了高度纯化的抗原。在第1次温育时，已稀释的血清与检测膜条反应。如果样本阳性，特异性的IgG抗体与相应抗原结合。为检测已结合的抗体，加入酶标抗人IgG抗体进行第2次温育，然后加入酶底物，以产生可观察的颜色反应。

三、标本要求

血清或EDTA、肝素或柠檬酸盐抗凝的血浆。采血后应立即送检。

样品收到后立即分离血清，不能及时测定的血清应于2～8 ℃保存。

四、试剂与仪器

包被抗原的膜条，磷酸盐，酶标抗体，底物液，免疫印迹仪。

五、操作步骤

第一，样本准备：患者血样本用样本缓冲液1∶100稀释。

第二，预处理：取出膜条，将其放入温育槽内。膜条上有编号的一面朝上。在温育槽中分别加入1.5 mL样本缓冲液，于室温在摇床上温育5分钟后，吸去温育槽中的液体。

第三，温育：在温育槽中分别加入1.5 mL已稀释的血清样本，在摇床上室温温育30分钟。

第四，清洗：吸去槽内液体，在摇床上用1.5 mL清洗缓冲液清洗膜条3次，每次5分钟。

第五，酶结合温育：在温育槽中加入1.5 mL已稀释的酶结合物于摇床上室温温育30分钟。

第六，清洗：重复第四步。

第七，温育：在温育槽中分别加入1.5 mL底物液，于摇床上室温温育10分钟。

第八，终止：吸去槽内液体，用蒸馏水清洗膜条3次，每次1分钟。

第九，将检测膜条放置在结果判定模板中，风干后判断结果。

六、校准

定期对加样枪、免疫印迹仪进行保养和校准。关键部件更换或者维修后也需校准。

七、质控

每个膜条自带阳性对照，如果质控带出现强的颜色反应说明实验操作正确。但每批次还需再做一个阴性和一个（六种自身抗体之一）弱阳性外部质控品。质控规则：阴性质控品结果为阴性，弱阳性质控品为弱阳性显色。

八、结果判断

质控带出现明显的阳性反应说明实验结果可靠，抗原带着色的深浅与相应抗体的滴度有关（表2-4）。

表2-4　自身免疫性肝病抗体谱结果判读

抗原带着色的深浅	结果	抗原带着色的深浅	结果
无色	阴性	着色中到较强	阳性
着色非常弱	临界阳性	着色与质控带强度相同	强阳性

九、生物参考区间

健康人自身免疫性肝病抗体谱中各抗体为阴性，滴度<1∶100。

十、性能参数

（一）交叉反应

未发现与其他自身抗体产生交叉反应。

（二）干扰

血红蛋白浓度<5 mg/mL的溶血、三酰甘油浓度<20 mg/mL的脂血、胆红素浓度<0.4 mg/mL的黄疸对结果无影响。

（三）批内和批间差异

每次实验，反应色带的深浅都在额定范围内，具有很好的批内和批间重复性。

（四）敏感性和特异性

AMA-M$_2$对原发性胆汁性肝硬化（PBC）的敏感性为94%，特异性为99%；抗LC-1和anti-SLA/LP抗体对AIH的特异性为100%。

十一、临床意义

AMA是PBC的主要血清学标志之一，但很多疾病，如慢性活动性肝炎、药物损害、心肌病、SLE及一些感染（如结核、乙肝、丙肝等）均可出现AMA。AMA有9种亚型，其中M$_2$抗体对PBC有高度特异性，高效价的M$_2$抗体对PBC的诊断灵敏度高达98%，是PBC极为有效的诊断标准。

抗可溶性肝抗原抗体（anti-SLA）为AIH Ⅲ型的血清学标志。但对此至今仍有疑义。anti-SLA对于AIH的诊断和鉴别诊断均具有重要价值，大约25%的AIH仅该抗体阳性。区分是否为AIH的显著临床意义还在于指导临床治疗，因为免疫抑制疗法对AIH有较好疗效。AIH还可见ANA、anti-SMA、抗dsDNA抗体和pANCA阳性。区分AIH和病毒性肝炎应同时检测适宜的病毒指标。

AIH属多种病因性疾病，归类为特发性AIH。循环自身抗体明显的升高是各型AIH的诊断指标。AIH可出现显著的非特异性症状，如呕吐、黄疸、上腹部疼痛、搔痒、厌食和发烧。多种慢性肝炎可出现抗肝肾微粒体抗体。靶抗原为细胞色素P450的抗肝肾微粒体抗体是Ⅱ型自身免疫性肝炎的标记抗体。

抗肝细胞胞质抗原1型抗体（LC-1）为AIH Ⅱ型的另外一个特异性抗体，其阳性率大于30%，在Ⅱ型AIH血清中可与LKM-1同时存在，也可单独作为诊断指标存在。该抗体的滴度与Ⅱ型AIH的疾病活动具有相关性，为AIH的疾病活动标志及预后指标。

第八节　抗环瓜氨酸肽抗体检测标准操作规程

一、目的

规范检测抗环瓜氨酸肽（CCP）抗体流程，确保检测结果的准确性及重复性。

二、原理

（一）ELISA

血清样品以1∶100稀释，在包被了特异性抗原的微孔板中温育。如果患者样品中有相应抗体，就会与抗原结合。洗去没结合的部分，然后加入HRP标记的二抗，使其与微孔板中的抗原抗体复合物反应。洗去未结合的酶标。加入TMB底物，产生显色反应，颜色深浅与相应抗体浓度成正比。

（二）化学发光法

将化学发光系统和免疫反应相结合，用化学发光相关的物质标记抗体或抗原，与待测的抗原或抗体反应后，经过分离游离态的化学发光标记物，加入化学发光系统的其他相关物质产生化学发光，进行抗原或抗体的定量检测，发光强度与待测物浓度相关。

三、标本要求

血清或EDTA、肝素或柠檬酸盐抗凝的血浆。采血后应立即送检。

样品收到后立即分离血清，不能及时测定的血清应于2～8℃保存。

四、试剂与仪器

（一）ELISA试剂与仪器

抗原包被板，磷酸盐，酶标抗体，底物液，终止液，阴性和阳性对照，标准品，洗板机，酶标仪。

（二）化学发光法试剂与仪器

抗CCP抗体试剂盒，化学发光免疫分析系统。

五、操作步骤

（一）ELISA

第一，样本准备：患者血清样本用样本缓冲液1∶100稀释。

第二，在指定的孔中加入100 μL稀释血清，同时加入100 μL标准品或cut off对照，以及阴性和阳性对照。室温温育30分钟。用洗涤缓冲液洗3次。每孔加入100 μL酶标。室温温育30分钟。用洗涤缓冲液洗3次。每孔加入100 μL TMB底物液。避光室温下温育30分钟。每孔加入100 μL终止液，450 nm读取吸光度。

（二）化学发光法

第一，加载试剂。

第二，加载样本。

第三，校准申请。

第四，测试申请。

第五，点击运行。

六、校准

定期对加样枪、洗板机、酶标仪和化学发光仪进行保养和校准。关键部件更换或者维修后也需校准。

七、质控

（一）ELISA

每次实验中，测定不同浓度梯度的标准品，带上阴性和弱阳性质控物，采用L-J质控图，以Westgard多规则质控分析法判断在控或失控。

（二）化学发光法

质控品至少每24小时或每次更换试剂盒或定标后测试1次；质控品至少包含两个浓度水平的待测定物；质控结果应落在可接受的范围内，否则结果无效。

八、结果判断

（一）ELISA

定量分析：以抗CCP抗体标准品浓度为横坐标，相应吸光度值为纵坐标制作标准曲线。待测血清抗CCP抗体浓度可根据所测吸光度由标准曲线得出。

（二）化学发光法

通过检测仪的定标曲线得到最后的检测结果。

九、生物参考区间

实验室应建立自己的参考区间。如采用文献或说明书提供的参考区间，使用前应加以验证。

ELISA：健康人血清或血浆中抗CCP抗体＜12 U/mL。

化学发光法：健康人血清或血浆中抗CCP抗体＜17 U/mL。

十、性能参数

（一）ELISA

灵敏度：1.0 U/mL。交叉反应：未发现与其他自身抗原有交叉反应。敏感性：68%。特异性：92%。黄疸血、高脂血、溶血对实验结果有影响。

（二）化学发光法

1.检测范围

7～500 U/mL。最低检测限：8 U/mL。

2.干扰

检测结果不受黄疸（胆红素＜25 mg/dL）、溶血（血红蛋白＜0.5 g/dL）、脂血（三酰甘油＜1500 mg/dL）和生物素（生物素＜30 ng/mL）的影响。

3.重复性

重复性检测的变异系数小于2.5%。

4.灵敏度和特异性

诊断灵敏度为67.4%，特异性为97.0%。

第九节 抗角蛋白抗体检测标准操作规程

一、目的

规范检测抗角蛋白抗体（AKA）的流程，确保检测结果的准确性及重复性。

二、原理

间接免疫荧光法：将稀释的血清与生物载片（反应区内固定有包被基质的生物薄片）温育，如果样本是阳性的，特异性IgG、IgA和IgM抗体会与相应的抗原结合。在第2次温育时，荧光素标记的抗人抗体与结合在生物基质上的抗体反应，形成荧光显微镜下所观察到的特异性荧光模型。

三、标本要求

血清或EDTA、肝素或柠檬酸盐抗凝的血浆。采血后应立即送检。

样品收到后立即分离血清，不能及时测定的血清应于2～8℃保存。

四、试剂与仪器

生物载片，吐温20，磷酸盐，封片介质，酶标抗体，阴性和阳性对照，荧光显微镜。

五、操作步骤

第一，实验准备：将1包磷酸盐溶于1 L蒸馏水，加入2 mL吐温20并充分混匀，配成磷酸盐吐温缓冲液。

第二，样本准备：待检血清样本用磷酸盐吐温缓冲液1∶10稀释。例如，将11.1 μL血清样本加入100 μL磷酸盐吐温缓冲液中并充分混匀。

第三，加样：将加样板放在泡沫板上，将25 μL稀释后的血清样本加至加样板的每一反应区上，应避免产生气泡。

第四，温育：将生物载片有生物薄片的一面朝下，盖在加样板的凹槽里，反应立即开始。应确保每一样本均与生物薄片接触且样本间互不接触。室温温育30分钟。

第五，冲洗：用盛于烧杯内的磷酸盐吐温缓冲液冲洗载片，然后立即将生物载片浸入装有磷酸盐吐温缓冲液的洗杯中，浸泡至少5分钟。有条件的可使用旋转摇床进行振荡。

第六，加样：将20 μL FITC标记的荧光二抗加至洁净加样板的反应区上，待加完所有的荧光二抗后开始温育。

第七，第2次温育：从洗杯中取出1张生物载片，用吸水纸擦去背面和边缘的水分后，立即盖在加样板的凹槽里。18 ～ 25 ℃温育30分钟。

第八，冲洗：重复第五步。

第九，封片：将盖玻片直接放在泡沫板的凹槽里。滴加甘油/磷酸盐至盖玻片，每一反应区约10 μL。从洗杯中取出生物载片，用吸水纸擦干背面和边缘的水分，将生物载片有生物薄片的一面朝下放在已准备好的盖玻片上。

第十，显微镜下观察荧光模式。

六、校准

定期对加样枪和荧光显微镜进行校准。关键部件更换或者维修后也需校准。

七、质控

每批次的实验应带上阴性和弱阳性质控物。滴度结果的质控规则：阴性质控物必须阴性，阳性质控物结果在上下1个滴度内。

八、结果判断

荧光模式（阳性反应）：AKA与大鼠食管冰冻切片反应，形成围绕角质层细胞的线性荧光。荧光模式与阳性对照血清所显示的基本一致。在大鼠食管其他部位产生的荧光都判断为阴性反应。如果所有的细胞核或细胞质染色，则存在ANA、AMA或其他细胞抗体（表2-5）。

表2-5 AKA结果判断

AKA反应性	结果
1:10无荧光反应	阴性，血清标本中未检出AKA
滴度1:10或更高	阳性，提示类风湿关节炎（RA）

可根据表2-6判断抗体滴度。

表2-6 AKA滴度判读

在以下稀释度可观察到的荧光强度				抗体滴度
1:10	1:100	1:1000	1:10000	
弱	阴性	阴性	阴性	1:10
中	阴性	阴性	阴性	1:32
强	弱	阴性	阴性	1:100
强	中	阴性	阴性	1:320
强	强	弱	阴性	1:1000
强	强	中	阴性	1:3200
强	强	强	弱	1:10000
……	……	……	……	……

注：以出现阳性核型的最高稀释度作为检测的结果。

九、生物参考区间

健康人血清或血浆中AKA为阴性，滴度<1:10。

十、性能参数

（一）检测范围

起始稀释度为1:10，可进一步10倍稀释，无检测上限。

（二）批内差异

用2份特征性血清对同一批号产品进行检测，每份血清检测10次，阳性血清的结果特异性荧光强度基本一致，阴性血清结果为阴性。

（三）批间差异

用2份特征性血清对不同批号的产品进行检测，阳性血清的结果特异性荧光强度基本一致，阴性血清结果为阴性。

（四）灵敏度和特异性

灵敏度为92%，特异性为97%。

（五）干扰因素

溶血、脂血和黄疸血样不影响实验。

十一、临床意义

RA患者中可检测到不同的循环抗体，血清学检测通常仅包括类风湿因子（RF）。AKA与该病的相关性已经明确。约50%的RA患者可检测到AKA（敏感性36%～39%），并可在疾病早期被检测到。约30%的RF阴性患者AKA阳性。很多研究表明，RA早期检测到AKA为疾病临床进展的标志，抗体滴度与疾病活动性相关，高滴度对RA有确诊价值。检测AKA提高了RA可疑患者的血清学检测敏感性，在疾病早期有预后价值。AKA偶尔也可在其他风湿性疾病中检测到，如SLE、系统性硬化和强直性脊柱炎。

第十节　抗甲状腺球蛋白抗体检测标准操作规程

一、目的

规范检测抗甲状腺球蛋白抗体（anti-TGAb）的流程，确保检测结果的准确性及重复性。

二、原理

（一）间接免疫荧光法

使用灵长类甲状腺作为检测基质，将稀释的血清与生物载片（反应区内固定有包被基质的生物薄片）温育，如果样本是阳性的，特异性IgG、IgA和IgM抗体会与相应的抗原结合。在第2次温育时，荧光素标记的抗人抗体与结合在生物基质上的抗体反应，形成荧光显微镜下所观察到的特异性荧光模型。

（二）化学发光法

将化学发光系统和免疫反应相结合，用化学发光相关的物质标记抗体或抗原，与待测的抗原或抗体反应后，经过分离游离态的化学发光标记物，加入化学发光系统的其他相关物质产生化学发光，进行抗原或抗体的定量检测。发光强度与待测物浓度相关。

三、标本要求

血清或EDTA、肝素或柠檬酸盐抗凝的血浆。采血后应立即送检。
样品收到后立即分离血清，不能及时测定的血清应于2～8℃保存。

四、试剂与仪器

（一）间接免疫荧光法试剂与仪器

生物载片，吐温20，磷酸盐，封片介质，酶标抗体，阴性和阳性对照，荧光显微镜。

（二）化学发光法试剂与仪器

化学发光试剂盒，化学发光免疫分析系统。

五、操作步骤

（一）间接免疫荧光法

第一，实验准备：将1包磷酸盐溶于1 L蒸馏水，加入2 mL吐温20并充分混匀，配成磷酸盐吐温缓冲液。

第二，样本准备：待检血清样本用磷酸盐吐温缓冲液1：10稀释。例如，将11.1 μL血清样本加入100 μL磷酸盐吐温缓冲液中并充分混匀。

第三，加样：将加样板放在泡沫板上，将25 μL稀释后的血清样本加至加样板的每一反应区上，应避免产生气泡。

第四，温育：将生物载片有生物薄片的一面朝下，盖在加样板的凹槽里，反应立即开始。应确保每一样本均与生物薄片接触且样本间互不接触。室温温育30分钟。

第五，冲洗：用盛于烧杯内的磷酸盐吐温缓冲液冲洗载片，然后立即将生物载片浸入装有磷酸盐吐温缓冲液的洗杯中，浸泡至少5分钟。有条件可使用旋转摇床进行振荡。

第六，加样：将20 μL FITC标记的荧光二抗加至洁净加样板的反应区上，待加完所有的荧光二抗后开始温育。

第七，第2次温育：从洗杯中取出1张生物载片，用吸水纸擦去背面和边缘的水分后，立即盖在加样板的凹槽里。室温温育30分钟。

第八，冲洗：重复第五步。

第九，封片：将盖玻片直接放在泡沫板的凹槽里。滴加甘油/PBS至盖玻片，每一反应区约10 μL。从洗杯中取出生物载片，用吸水纸擦干背面和边缘的水分，将生物载片有生物薄片的一面朝下放在已准备好的盖玻片上。

第十，在显微镜下观察荧光模式。

（二）化学发光法

第一，加载试剂。

第二，加载样本。

第三，校准申请。

第四，测试申请。

第五，点击运行。

六、校准

定期对加样枪、荧光显微镜和化学发光仪进行保养和校准。关键部件更换或者维修后也需校准。

七、质控

（一）间接免疫荧光法

每批次的实验应带上阴性和弱阳性质控物。滴度结果的质控规则：阴性质控物必须阴性，阳性质控物结果在上下1个滴度内。

（二）化学发光法

质控品至少每24小时或每次更换试剂盒或定标后测试1次；质控品至少包含两个浓度水平的待测定物；质控结果应落在可接受的范围内，否则结果无效。

八、结果判断

（一）间接免疫荧光法

1. 荧光模式（阳性反应）

anti-TGAb可与甲状腺组织的所有滤泡反应，产生网状荧光。如果只是散在滤泡中的胶质出现荧光，不应判断为阳性。为了有效区分阴、阳性结果，质控血清和一些正常血清需与患者样本同时实验以作为对照（表2-7）。

表2-7　anti-TGAb结果判读

anti-TGAb反应性	结果判断
1∶10无反应	阴性，血清样本中未检出anti-TGAb
1∶10阳性	阳性，提示患有自身免疫性甲状腺疾病

2. 定量判断

滴度的定义为与相同稀释倍数的阴性血清相比，刚好能观察到特异性荧光时样本的最高稀释倍数。可根据表2-8判断抗体滴度。

表2-8 anti-TGAb滴度判读

在以下稀释度可观察到的荧光强度				抗体滴度
1：10	1：100	1：1000	1：10000	
弱	阴性	阴性	阴性	1：10
中	阴性	阴性	阴性	1：32
强	弱	阴性	阴性	1：100
强	中	阴性	阴性	1：320
强	强	弱	阴性	1：1000
强	强	中	阴性	1：3200
强	强	强	弱	1：10000
……	……	……	……	……

注：以出现阳性核型的最高稀释度作为检测的结果。

（二）化学发光法

通过检测仪的定标曲线得到最后的检测结果。

九、生物参考区间

对定量实验，实验室应建立自己的参考区间。如采用文献或说明书提供的参考区间，使用前应加以验证。

间接免疫荧光法：健康人血清或血浆中 anti-TGAb 为阴性，滴度＜1：10。

化学发光法：健康人血清或血浆中anti-TGAb＜115 U/mL。

十、性能参数

（一）间接免疫荧光法

1.检测范围

起始稀释度为1：10，可进一步10倍稀释，无检测上限。

2.批内差异

用2份特征性血清对同一批号产品进行检测，每份血清检测10次，阳性血清的结果特异性荧光强度基本一致，阴性血清结果为阴性。

3. 批间差异

用2份特征性血清对不同批号的产品进行检测，阳性血清的结果特异性荧光强度基本一致，阴性血清结果为阴性。

4. 干扰因素

溶血、脂血和黄疸血样不影响实验。

（二）化学发光法

1. 检测范围

10 ~ 4000 U/mL。最低检测限：10 U/mL。

2. 干扰

检测结果不受黄疸（胆红素 < 66 mg/dL）、溶血（血红蛋白 < 1.69 g/dL）、脂血（三酰甘油 < 2000 mg/dL）和生物素（生物素 < 30 ng/mL）的影响。

3. 重复性

重复性检测的变异系数小于6.0%。

十一、临床意义

自身免疫性甲状腺疾病为特殊免疫防御失调所引起的慢性炎症性的甲状腺疾病。通常出现在病毒性感染或者亚急性甲状腺炎后。在自身免疫病变过程中可形成以下3种抗体中的任何一种或几种：抗甲状腺过氧化物酶（TPO）抗体、anti-TGAb和促甲状腺激素（TSH）受体抗体（TRAb）。TRAb的生物学效应是促进或者阻断TSH受体、促进甲状腺的发育、抑制TSH与TSH受体结合，即使是同一患者的TRAb的生物学效应也会随病情发展而改变。检测TRAb主要在怀疑患有毒性弥漫性甲状腺肿时进行。

20% ~ 50%毒性弥漫性甲状腺肿患者出现anti-TGAb，也可能检测到其他自身抗体。桥本甲状腺炎是人类最常见的自身免疫疾病之一，同时也是原发性甲状腺功能减退的最常见原因。桥本甲状腺炎有遗传倾向，患者中女性明显多于男性。压力、严重的病毒感染、肾上腺皮质功能障碍或碘过剩等都有可能诱发桥本甲状腺炎。从血清学的角度来看，抗TPO抗体的阳性率为60% ~ 70%，而90%以上的患者在患病初期出现anti-TGAb水平升高的情况。

第三章

变态反应室常见项目操作规程

第一节　变应原检测推荐程序

一、目的

建立规范化的过敏性疾病检验申请程序，协助临床诊断或排除诊断是否有过敏反应。

二、范围

适用于免疫组变应原检测工作人员和检验科相关咨询服务人员。

三、职责

免疫组组长负责过敏性疾病检验申请的主动咨询服务，定期培训临床医护人员相关知识。

检验科咨询服务人员负责临床医护人员和患者提出的过敏性疾病诊断相关问题的解答，做好相关被动咨询服务。

四、程序

（一）定义

变态反应又称超敏反应，是机体受同一抗原再次刺激后所发生的一种表现为组织损伤或生理功能紊乱的特异性免疫反应。也可以说，变态反应是异常的、有害的、病理性的免疫反应。

（二）变态反应分类

引起变态反应的抗原物质称为变应原（allergen）。变态反应发生的原因和表现十分复杂，对其分类曾有不同的观点。目前大多按照造成免疫病理的机制，将变态反应分为4类，即Ⅰ型（速发型）、Ⅱ型（细胞毒型）、Ⅲ型（免疫复合物型）、Ⅳ型（迟发型）。

（三）变态反应可进行的试验

1. 变态反应的体内试验

（1）皮肤试验

①皮内试验。

②点刺试验。

③被动转移试验。

④斑贴试验。

（2）激发试验

①鼻黏膜激发试验。

②支气管激发试验。

③食物和药物激发试验。

④现场激发试验。

2. 变态反应病的体外检测

（1）总免疫球蛋白E（IgE）测定。

（2）SIgE测定（specific IgE）。

（3）吸入性变应原过筛试验（phadiatop）。

（4）嗜酸性粒细胞阳离子蛋白。

（四）推荐的变应原检查程序

依据我国国情，变应原检查应该是体内与体外试验的互补。具体程序解释如下。

第一，临床病史非常严重、典型，不宜皮试时，直接做SIgE检查。如一吃腰果即喉水肿，或一闻牛奶味即哮喘、休克的患者，为保安全，应直接做SIgE检查。

第二，不宜皮试患者，如体质差者、皮肤严重受损者、严重皮肤划痕症者、正在服抗组胺药或激素者、婴幼儿等，可先做过筛或直接做SIgE检查。

第三，脱敏治疗的患者若以前未做过SIgE检查，可测SIgE浓度以修正原来的脱敏方案。

第四，绝大多数患者，采集病史后应做常规的吸入物皮试或食物皮试。若阳性，即可选几种可疑的变应原做SIgE。若病史、皮试、SIgE三者相符可确定变应原。

第五，若均阴性或不明显，可依病情做总IgE、phadiatop、食物变应原过筛试验（fx5E）等检查，如均阴性，可初步排除IgE介导性疾病。

（五）变应原检测适应人群推荐

皮肤、呼吸系统、消化系统有过敏反应或有过敏反应家族史，以及排除诊断或鉴别诊断过敏性疾病〔过敏性疾病的诊断是个综合判断，是基于临床病史、临床表现、皮肤试验或体外变应原SIgE测定结果综合判定的。世界卫生组织（WHO）提出的最佳治疗方案：正确诊断及避免接触变应原、采用标准化特异性免疫治疗、良好的患者教育、适当使用对症药物。因此，检测变应原SIgE对诊断引起变态反应的物质及选择合适免疫治疗具有重要的价值〕的患者。

第二节　总IgE检测标准操作规程

一、目的

建立检测血清总IgE含量的标准操作规程，保证实验结果的精确性及准确性。

二、原理

荧光酶标法：荧光酶标法是利用酶标技术、CAP专利技术和血清中的抗体相结合的测定方法，用酶标二抗中的酶作为标记物，以内置有多孔性弹性和亲水性的纤维素粒作为固相载体，提供最大的接触反应面积。

三、标本要求

抽取干燥管（无抗凝）静脉血3.0 mL，3000 r/min离心10分钟，取血清检测。溶血或严重脂血影响检测结果时，需重新抽血。

标本的稳定性：分离血清室温8小时内检测，超过时间可于2 ～ 8 ℃保存24小时。

四、试剂与仪器

（一）试剂组成

ImmunoCAP、酶标二抗（β–半乳糖苷酶标记的鼠抗人IgE单克隆抗体）、底物（4–甲基伞酮–β–D–半乳糖苷）、洗液、终止液、标准品、质控品。

（二）仪器

Phadia250全自动体外免疫诊断仪。

五、操作步骤

第一，开机。在Wash瓶中装入洗液，Rinse瓶中装入蒸馏水，倒空废液罐内废水。打开IDM电脑并运行IDM软件，打开Phadia 250设备绿色电源按钮，设备进入待机状态，大约3分钟后Phadia 250操作软件ISW启动，进入"Stand By"状态。

第二，装载试剂在Phadia 250软件上选"Load"按钮，进入试剂"-Load-"界面。装入一批完整的检测"Assay Run"所用的所有试剂（360个测试）。在各种试剂相应的Load界面，通过条码器扫描试剂标签，将试剂放入对应位置。

第三，样本检测，结果审核。

第四，日维护后自动关机。

六、校准

第一，每28天校准1次。

第二，试剂批号更换时。

第三，由质控及标本检测结果决定，如质控结果超出范围时。

七、质控

用质控品1（低值质控品）和质控品2（高值质控品），至少每24小时或每次校准后测定1次。质控间隔期应适用于各实验室的具体要求。检测值应落在确定的范围内，如质控值落在范围以外，应采取校正措施。

八、结果判断

仪器根据校准曲线和检测标本测得的荧光数值，自动计算检测标本浓度。

九、生物参考区间

$0.1 \sim 100.0$ U/mL。

十、性能参数

具体参见试剂说明书，按照相关要求对方法学进行验证。

十一、临床意义

IgE是Ⅰ型变态反应的主要抗体，血清总IgE升高，提示有罹患变态反应病的可能。

有很多影响总IgE水平的因素，如有过敏因素和非过敏因素，具体表现如下。

第一，年龄：IgE不能通过胎盘。脐血应该无IgE。学龄前儿童接近成人水平，青春期最高，30岁后下降。老年人总IgE较低，可能是辅助性T细胞功能低下、抑制性T细胞功能较高所致。

第二，性别：男性高于女性，可能与吸烟有关。

第三，种族：不同种族区别很大，可能受遗传因素影响。混血人种比白人高3～4倍，黑人更高，黄种人也较高。

第四，寄生虫感染：受寄生虫感染后总IgE升高明显。农村人寄生虫感染较高，故总IgE水平也升高。

IgE是一种不正常抗体，在正常人群中呈偏态分布。低于正常值水平应视为正常。严格地说无IgE检出才视为正常。

总IgE测定不能说明对何种变应原过敏，但在鉴别过敏与非过敏时有一定价值。

国外资料：78％的过敏患者总IgE＞110 kU/L，非过敏性疾病中有84％＜25 kU/L。20％～30％变态反应患者SIgE可能较高，但总IgE正常，甚至低于均值。如某患者对牛奶过敏，SIgE为18 kUA/L，应该视为SIgE Ⅳ级，应是相当严重，若除牛奶外无其他任何使IgE升高的因素，理论上说，其总IgE亦应为18 kU/L，总IgE应视为低值。

总IgE高不一定是过敏，"正常范围"的总IgE不能排除特异性过敏。

第三节 SIgE检测标准操作规程

一、目的

建立检测血清SIgE含量的标准操作规程，保证实验结果的精确性及准确性。

二、原理

荧光酶标法：荧光酶标法是利用酶标技术、CAP专利技术和血清中的抗体相结合的测定方法，用酶标二抗中的酶作为标记物，以内置有多孔性弹性和亲水性的纤维素粒作为固相载体，提供最大的接触反应面积。

三、标本要求

抽取干燥管（无抗凝）静脉血3.0 mL，3000 r/min离心10分钟，取血清检测。溶血或严重脂血影响检测结果时，需重新抽血。

标本的稳定性：分离血清室温8小时内检测，超过时间可于2 ～ 8 ℃保存24小时。

四、试剂与仪器

（一）试剂组成

ImmunoCAP、酶标二抗（β–半乳糖苷酶标记的鼠抗人IgE单克隆抗体）、底物（4-甲基伞酮–β–D–半乳糖苷）、洗液、终止液、标准品、质控品。

（二）仪器

Phadia250全自动体外免疫诊断仪。

五、操作步骤

第一，开机。在Wash瓶中装入洗液，Rinse瓶中装入蒸馏水，倒空废液罐内废水；打开IDM电脑并运行IDM软件，打开Phadia 250设备绿色电源按钮，设备进入待机状态，大约3分钟后Phadia 250操作软件ISW启动，进入"Stand By"状态。

第二，装载试剂在Phadia 250软件上选"Load"按钮，进入试剂"-Load-"界面。装入一批完整的检测"Assay Run"所用的所有试剂（360个测试）。在各种试剂相应的Load界面，通过条码器扫描试剂标签，将试剂放入对应位置。

第三，样本检测，结果审核。

第四，日维护后自动关机。

六、校准

第一，28天校准1次。

第二，试剂批号更换时。

第三，由质控及标本检测结果决定，如质控结果超出范围时。

七、质控

用质控品1（低值质控品）和质控品2（高值质控品），至少每24小时或每次校准后测定1次。质控间隔期应适用于各实验室的具体要求。检测值应落在确定的范围内，如质控值落在范围以外，应采取校正措施。

八、结果判断

仪器会根据校准曲线和检测标本测得的荧光数值，自动计算检测标本浓度。

九、生物参考区间

$0 \sim 30$ U/mL。

十、性能参数

具体参见试剂说明书，按照相关要求对方法学进行验证。

十一、临床意义

（1）SIgE的测定是利用抗原抗体结合的特异性，测定变应原特异性的循环IgE抗体，是机体对致敏变应原的客观测定指标。SIgE浓度在1级以上就表明过敏患者血清中存在对变应原的SIgE。

（2）测定SIgE水平帮助确定致敏变应原，预测未来发展变态反应的危险并指导临床确定致敏变应原。

（3）预测未来发展的变态反应。

（4）指导临床方案，提供特异性皮炎的最佳确诊方法。

（5）变应原虽有90%～100%特异性，但有明显地域性，需注意生产国变应原与我国的实际情况不完全相符，如国外普遍变应原为豚草，我国常见变应原为葎草。还有同属不同种问题，如我国皮试用产黄青霉，但SIgE测定为特异青霉，临床可能会有皮试与SIgE不一致的情形出现。

第四节　嗜酸性粒细胞阳离子蛋白检测标准操作规程

一、目的

建立检测血清嗜酸性粒细胞阳离子蛋白含量的标准操作规程，保证实验结果的精确性及准确性。

二、原理

荧光酶标法：荧光酶标法是利用酶标技术、CAP专利技术和血清中的抗体结合的测定方法，用酶标二抗中的酶作为标记物，以内置有多孔性弹性和亲水性的纤维素粒作为固相载体，提供最大的接触反应面积。

三、标本要求

抽取干燥管（无抗凝）静脉血3.0 mL，3000 r/min离心10分钟，取血清检测。溶血或严重脂血影响检测结果时，需重新抽血。

标本的稳定性：分离血清室温8小时内检测，超过时间可于2 ～ 8 ℃保存24小时。

四、试剂与仪器

（一）试剂组成

ImmunoCAP、酶标二抗（β–半乳糖苷酶标记的鼠抗人IgG单克隆抗体）、底物（4–甲基伞酮–β–D–半乳糖苷）、洗液、终止液、标准品、质控品。

（二）仪器

Phadia250全自动体外免疫诊断仪。

五、操作步骤

第一，开机。在Wash瓶中装入洗液，Rinse瓶中装入蒸馏水，倒空废液罐内废水；打开IDM电脑并运行IDM软件，打开Phadia 250设备绿色电源按钮，设备进入待机状态，大约3分钟后Phadia 250操作软件ISW启动，进入"Stand By"状态。

第二，装载试剂在Phadia 250软件上选"Load"按钮，进入试剂"–Load–"界面。装入一批完整的检测"Assay Run"所用的所有试剂（360个测试）。在各种试剂相应的Load界面，通过条码器扫描试剂标签，将试剂放入对应位置。

第三，样本检测，结果审核。

第四，日维护后自动关机。

六、校准

第一，28天校准1次。

第二，试剂批号更换时。

第三，由质控及标本检测结果决定，如质控结果超出范围时。

七、质控

用质控品1（低值质控品）和质控品2（高值质控品），至少每24小时或每次校准后测定1次。质控间隔期应适用于各实验室的具体要求。检测值应落在确定的范围内，如质控值落在范围以外，应采取校正措施。

八、结果判断

仪器会根据校准曲线和待测标本测得的荧光数值，自动计算待测标本浓度。

九、生物参考区间

$0 \sim 0.3$ g/L。

十、性能参数

具体参见试剂说明书，按照相关要求对方法学进行验证。

第五节 fx5E检测标准操作规程

一、目的

建立检测血清fx5E含量的标准操作规程，保证实验结果的精确性及准确性。

二、原理

荧光酶标法：荧光酶标法是利用酶标技术、CAP专利技术和血清中的抗体相结合的测定方法，用酶标二抗中的酶作为标记物，以内置有多孔性弹性和亲水性的纤维素粒作为固相载体，提供最大的接触反应面积。

三、标本要求

抽取干燥管（无抗凝）静脉血3.0 mL，3000 r/min离心10分钟，取血清检测。溶血或严重脂血影响检测结果时，需重新抽血。

标本的稳定性：分离血清室温8小时内检测，超过时间可于2～8 ℃保存24小时。

四、试剂与仪器

（一）试剂组成

ImmunoCAP、酶标二抗（β–半乳糖苷酶标记的鼠抗人IgG单克隆抗体）、底物（4-甲基伞酮–β–D–半乳糖苷）、洗液、终止液、标准品、质控品。

（二）仪器

Phadia250全自动体外免疫诊断仪。

五、操作步骤

第一，开机。在Wash瓶中装入洗液，Rinse瓶中装入蒸馏水，倒空废液罐内废水；打开IDM电脑并运行IDM软件，打开Phadia 250设备绿色电源按钮，设备进入待机状态，大约3分钟后Phadia 250操作软件ISW启动，进入"Stand By"状态。

第二，装载试剂在Phadia 250软件上选"Load"按钮，进入试剂"–Load–"界面。装入一批完整的检测"Assay Run"所用的所有试剂（360个测试）。在各种试剂相应的Load界面，通过条码器扫描试剂标签，将试剂放入对应位置。

第三，样本检测，结果审核。

第四，日维护后自动关机。

六、校准

第一，28天校准1次。

第二，试剂批号更换时。

第三，由质控及标本检测结果决定，如质控结果超出范围时。

七、质控

用质控品1（低值质控品）和质控品2（高值质控品），至少每24小时或每次校准后测定1次。质控间隔期应适用于各实验室的具体要求。检测值应落在确定的范围内，如质控值落在范围以外，应采取校正措施。

八、结果判断

仪器会根据校准曲线和待测标本测得的荧光数值，自动计算待测标本浓度。

九、注意事项

血液要及时分离，溶血、脂血标本要在化验单上注明。

检测结果与临床不符合时，应与临床医生联系，分析结果原因，并做好记录。

十、生物参考区间

阴性。

十一、性能参数

具体参见试剂说明书，按照相关要求对方法学进行验证。

十二、临床意义

成年人和儿童，fx5E检测阳性可确定食物。

年幼儿童（小于3岁），fx5E检测阳性可确定特应性状态。年幼儿童，fx5E

检测阳性可确定对该实验试剂包括的食物变应原是否过敏。早期阶段出现的IgE抗体常与以后发生变态反应疾病相关。因此，应对该类个体进行随访以观察他们是否出现过敏症状及是否对其他变应原过敏。

第六节 多种呼吸道变应原筛选检测标准操作规程

一、目的

建立检测血清多种呼吸道变应原筛选含量的标准操作规程，保证实验结果的精确性及准确性。

二、原理

荧光酶标法：荧光酶标法是利用酶标技术、CAP专利技术和血清中的抗体相结合的测定方法，用酶标二抗中的酶作为标记物，以内置有多孔性弹性和亲水性的纤维素粒，作为固相载体，提供最大的接触反应面积。

三、标本要求

抽取干燥管（无抗凝）静脉血3.0 mL，3000 r/min离心10分钟，取血清检测。溶血或严重脂血影响检测结果时，需重新抽血。

标本的稳定性：分离血清室温8小时内检测，超过时间可于2 ~ 8 ℃保存24小时。

四、试剂与仪器

（一）试剂组成

ImmunoCAP、酶标二抗（β-半乳糖苷酶标记的鼠抗人IgG单克隆抗体）、底物（4-甲基伞酮-β-D-半乳糖苷）、洗液、终止液、标准品、质控品。

（二）仪器

Phadia250全自动体外免疫诊断仪。

五、操作步骤

第一，开机。在Wash瓶中装入洗液，Rinse瓶中装入蒸馏水，倒空废液罐内废水；打开IDM电脑并运行IDM软件，打开Phadia250仪器设备绿色电源按钮，设备进入待机状态，大约3分钟后Phadia250仪器操作软件ISW启动，进入"Stand By"状态。

第二，装载试剂在软件上选"Load"按钮，进入试剂"–Load–"界面。装入一批完整的检测"Assay Run"所用的所有试剂（360个测试）。在各种试剂相应的Load界面，通过条码器扫描试剂标签，将试剂放入对应位置。

第三，样本检测，结果审核。

第四，日维护后自动关机。

六、校准

第一，28天校准1次。

第二，试剂批号更换时。

第三，由质控及标本检测结果决定，如质控结果超出范围时。

七、质控

用质控品1（低值质控品）和质控品2（高值质控品），至少每24小时或每次校准后测定1次。质控间隔期应适用于各实验室的具体要求。检测值应落在确定的范围内，如质控值落在范围以外，应采取校正措施。

八、结果判断

仪器会根据校准曲线和待测标本测得的荧光数值，自动计算待测标本浓度。

九、生物参考区间

阴性。

十、性能参数

具体参见试剂说明书，按照相关要求对方法学进行验证。

第七节 食物变应原10项检测标准操作规程

一、目的

建立检测血清食物变应原含量的标准操作规程，保证实验结果的精确性及准确性。

二、原理

免疫印迹法：标本中变应原SIgE抗体与吸附在硝酸纤维素膜上的变应原发生抗原抗体特异性反应，形成抗原抗体复合物。标记了生物素的抗人IgE抗体与抗原抗体复合物反应，结合有碱性磷酸酶的链霉亲和素。碱性磷酸酶与底物BCIP/NBT发生特定的酶显色反应，颜色深浅与血清中SIgE抗体含量成正比。

三、标本要求

抽取干燥管（无抗凝）静脉血3.0 mL，3000 r/min离心10分钟，取血清检测。溶血或严重脂血影响检测结果时，需重新抽血。

标本的稳定性：分离血清室温8小时内检测，超过时间可于2～8 ℃保存24小时。

四、试剂与仪器

（一）试剂组成

检测条标记有变应原的硝酸纤维素膜，置于塑料反应槽中。洗脱液：20 mL，Tris/NaCl，可稀释成500 mL的清洗液，pH值＝7.5；抗人IgE抗体：

4 mL，标记有生物素的，含0.1%NaN$_3$；链霉亲和素：4 mL，连接有碱性磷酸酶；BCIP/NBT：4 mL。

（二）仪器

符合CE标准的免疫印迹法半自动操作仪。

五、操作步骤

第一，检测试剂量，保证试剂量充足，试剂和样本恢复到室温。

第二，将所需试剂条标注后固定在试剂条架上，用缓冲液湿润膜条，再把试剂条架固定在支持平板上。（注意：标注的黑色字体不要太靠近膜条，防止读取结果时产生干扰。）

第三，试剂位及清洗缓冲液位置上均放置去离子水。

第四，开机，系统提示"BeeBlot准备就绪，按'开始'"。按"Start"键，选择1号位程序，按"Start"键开始A/B循环清洗管路。

第五，将试剂及缓冲液放置在对应位置。按"Start"键，设备开始湿润条带。

第六，湿润结束后仪器提示，取下试剂条架，手动加样，加样完成后，按"Start"键继续。

第七，实验结束后，从支持平板上取下试剂条架，用吹风机干燥试剂膜，试剂管道放入去离子水中按"Start"键开始A/B循环清洗管路。

第八，剩余试剂放回4 ℃冰箱。试剂条在变应原检测仪上读数。

第九，仪器结束清洗后，按"Quit"退出程序，再关闭电源。

六、校准

定期校准仪器震动频率。

七、质控

自配适用于各实验室的具体要求（质量目标）的质控品。

试剂膜条自带质控带（不显色为失控）。

八、结果判断

肉眼判读：将已温育的湿的实验膜条置于结果判定模板中的塑料膜上，并与标志对齐。用吸水纸小心吸去水分（完全干后，膜条将黏附于塑料膜上）。将干的实验膜条上出现的与参照膜条上的标志相对应的清晰可见的条带记录在结果判定模板上，在相应抗原的位置出现白色条带为阴性。

用仪器软件自动判断结果。

将实验膜条放置在1张特殊的工作单上。实验膜条如需长期保存，可用黏性塑料膜密封。在实验栏选择相应的实验代码，膜条上有质控带，质控带出现强的颜色反应，表明实验结果可靠。

九、生物参考区间

阴性。

十、性能参数

具体参见试剂说明书，按照相关要求对方法学进行验证。

第八节　呼吸道变应原12项检测标准操作规程

一、目的

建立检测血清吸入变应原含量的标准操作规程，保证实验结果的精确性及准确性。

二、原理

免疫印迹法：标本中变应原SIgE抗体与吸附在硝酸纤维素膜上的变应原发生抗原抗体特异性反应，形成抗原抗体复合物。标记了生物素的抗人IgE抗体与抗原抗体复合物反应，结合有碱性磷酸酶的链霉亲和素。碱性磷酸酶与底物BCIP/NBT发生特定的酶显色反应。颜色深浅与血清中SIgE抗体含量成正比。

三、标本要求

抽取干燥管（无抗凝）静脉血3.0 mL，3000 r/min离心10分钟，取血清检测。溶血或严重脂血影响检测结果时，需重新抽血。

标本的稳定性：分离血清室温8小时内检测，超过时间可于2 ～ 8 ℃保存24小时。

四、试剂与仪器

（一）试剂组成

检测条标记有变应原的硝酸纤维素膜，置于塑料反应槽中。洗脱液：20 mL，Tris/NaCl，可稀释成 500 mL 的清洗液，pH 值＝ 7.5；抗人 IgE 抗体：4 mL，标记有生物素的，含 0.1%NaN_3；链霉亲和素：4 mL，连接有碱性磷酸酶；BCIP/NBT：4 mL。

（二）仪器

符合CE标准的免疫印迹法半自动操作仪。

五、操作步骤

第一，检测试剂量，保证试剂量充足，试剂和样本恢复到 20 ～ 22 ℃。

第二，将所需试剂条标注后固定在试剂条架上，用缓冲液湿润膜条，再把试剂条架固定在支持平板上。（注意：标注的黑色字体不要太靠近膜条，防止读取结果时产生干扰。）

第三，试剂位及清洗缓冲液位置上均放置去离子水。

第四，开机，系统提示"BeeBlot准备就绪，按'开始'"。按"Start"键，选择1号位程序，按"Start"键开始A/B循环清洗管路。

第五，将试剂及缓冲液放置在对应位置。按"Start"键，设备开始湿润条带。

第六，湿润结束后仪器提示，取下试剂条架，手动加样，加样完成后按"Start"键继续。

第七，实验结束后，从支持平板上取下试剂条架，用吹风机干燥试剂膜，试剂管道放入去离子水中按"Start"键开始A/B循环清洗管路。

第八，剩余试剂放回4 ℃冰箱。试剂条在变应原检测仪上读数。

第九，仪器结束清洗后，按"Quit"退出程序，再关闭电源。

六、校准

定期校准仪器震动频率。

七、质控

自配适用于各实验室的具体要求（质量目标）的质控品。

试剂膜条自带质控带（不显色为失控）。

八、结果判断

肉眼判读：将已温育的湿的实验膜条置于结果判定模板中的塑料膜上，并与标志对齐。用吸水纸小心吸去水分（完全干后，膜条将黏附于塑料膜上）。将干的实验膜条上出现的与参照膜条上的标志相对应的清晰可见的条带记录在结果判定模板上，在相应抗原的位置出现白色条带为阴性。

用仪器软件自动判断结果。

将实验膜条放置在1张特殊的工作单上。实验膜条如需长期保存，可用黏性塑料膜密封，在实验栏选择相应的实验代码，膜条上有质控带。质控带出现强的颜色反应，表明实验结果可靠。

九、生物参考区间

阴性。

十、性能参数

具体参见试剂说明书，按照相关要求对方法学进行验证。

第九节　变应原中国组合20项检测标准操作规程

一、目的

建立检测血清变应原含量的标准操作规程，保证实验结果的精确性及准确性。

二、原理

免疫印迹法：标本中变应原SIgE抗体与吸附在硝酸纤维素膜上的变应原发生抗原抗体特异性反应，形成抗原抗体复合物。标记了生物素的抗人IgE抗体与抗原抗体复合物反应，结合有碱性磷酸酶的链霉亲和素。碱性磷酸酶与底物BCIP/NBT发生特定的酶显色反应，颜色深浅与血清中SIgE抗体含量成正比。

三、标本要求

抽取干燥管（无抗凝）静脉血3.0 mL，3000 r/min离心10分钟，取血清检测。溶血或严重脂血影响检测结果，需重新抽血。

标本的稳定性：分离血清室温8小时内检测，超过时间可于2 ～ 8 ℃保存24小时。

四、试剂与仪器

（一）试剂组成

检测条标记有变应原的硝酸纤维素膜，置于塑料反应槽中。

酶结合物（10倍浓缩）。使用时用干净的吸管从瓶中吸取需要量用标本缓冲液1∶10稀释。如可取0.15 mL酶结合物用1.35 mL标本缓冲液稀释（一条膜条需要量），稀释的酶结合物应在同一个工作日内用完。

清洗缓冲液：10倍浓缩。使用时用干净的吸管从瓶中吸取需要量用蒸馏水1∶10稀释。如清洗一条膜条，可取1 mL浓缩缓冲液用9 mL蒸馏水稀释。稀释后的缓冲液应在同一个工作日内用完。

抗人IgE抗体10 mL，标记有生物素的，含0.1%NaN₃。

BCIP/NBT10 mL。

（二）仪器

符合CE标准的免疫印迹法半自动操作仪。

五、操作步骤

第一，检测试剂量，保证试剂量充足，试剂和样本恢复到 20 ～ 22 ℃。

第二，将所需试剂条标注后固定在试剂条架上，用缓冲液湿润膜条，再把试剂条架固定在支持平板上。（注意：标注的黑色字体不要太靠近膜条，防止读取结果时产生干扰。）

第三，试剂位及清洗缓冲液位置上均放置去离子水。

第四，开机，系统提示"BeeBlot准备就绪，按'开始'"。按"Start"键，选择1号位程序，按"Start"键开始A/B循环清洗管路。

第五，将试剂及缓冲液放置在对应位置。按"Start"键，设备开始湿润条带。

第六，湿润结束后仪器提示，取下试剂条架，手动加样，加样完成后按"Start"键继续。

第七，实验结束后，从支持平板上取下试剂条架，用吹风机干燥试剂膜，试剂管道放入去离子水中按"Start"键开始A/B循环清洗管路。

第八，剩余试剂放回4 ℃冰箱。试剂条在变应原检测仪上读数。

第九，仪器结束清洗后，按"Quit"退出程序，再关闭电源。

六、校准

定期校准仪器震动频率。

七、质控

自配适用于各实验室的具体要求（质量目标）的质控品。

试剂膜条自带质控带（不显色为失控）。

八、结果判断

肉眼判读：将已温育的湿的实验膜条置于结果判定模板中的塑料膜上，并与标志对齐。用吸水纸小心吸去水分（完全干后，膜条将黏附于塑料膜上）。将干的实验膜条上出现的与参照膜条上的标志相对应的清晰可见的条带记录在结果判定模板上，在相应抗原的位置出现白色条带为阴性。

用仪器软件自动判断结果。

将实验膜条放置在1张特殊的工作单上。实验膜条如需长期保存，可用黏性塑料膜密封，在实验栏选择相应的实验代码，膜条上有质控带。质控带出现强的颜色反应，表明实验结果可靠。

九、生物参考区间

阴性。

十、性能参数

具体参见试剂说明书，按照相关要求对方法学进行验证。

十一、临床意义

典型的过敏反应有鼻炎、结膜炎和哮喘等。接触变应原的次数越多，过敏反应就越严重。如果发生系统性过敏反应，可能会出现危及生命的严重反应、全身性过敏反应。吸入性过敏反应可由季节性变应原（树、草或种子的花粉）引起，也可由常年性变应原（尘螨、霉菌孢子、宠物的唾液和皮屑）引起。

除空气传播的变应原（如花粉、灰尘和霉菌）可引起过敏反应外，食物也可引起过敏反应。最常见的食物变应原有花生、大豆、小麦、贝类、鱼、牛奶、蛋类和坚果。

食物过敏反应是IgE介导的过敏反应。在摄入食物后的几个小时内可出现相应的症状。可能的症状为唇、舌、喉部灼痛或瘙痒，恶心，腹部痉挛，腹泻和红斑，甚至可出现哮喘、气短、心动加速、恐慌和精神错乱。有时坚果、贝类、鱼和花生甚至能引起全身性过敏反应或者致死性过敏反应。保守的植物性变应原引发的IgE抗体和相关植物制作的食物或者非食物性变应原可发生交叉反应，如对于白桦树花粉过敏的患者可能对苹果、胡萝卜、芹菜、榛果、马铃薯或者猕猴桃过敏。

许多变应原是含有低聚糖侧链的糖蛋白类，这些侧链结合在变应原的蛋白骨架上，有时患者体内会产生针对这种糖类结构的抗体。CCD是"引起交叉反应的糖类抗原决定簇"的简写，普遍存在于大量植物或动物类变应原中。由于它们结构的相似性，CCD可引起很强的交叉反应。尽管目前对抗CCD类IgE抗体的重要性还不是十分清楚，但大多数情况下，认为它们与诊断无关，但同时又能对体外诊断阳性结果的解释造成影响。因此引入抗CCD类的IgE检测可能会提供有用的信息，尤其是当IgE结果与临床表现不符时，会为我们解释结果提供帮助。

第四章

肿瘤免疫常见项目操作规程

第一节 血清甲胎蛋白定量检测
标准操作规程

一、目的

规范操作流程，保证血清甲胎蛋白（AFP）定量检测的准确性和可靠性。

二、原理

采用双抗体夹心法原理，整个过程18分钟内完成。

第1步孵育：10标本、生物素化的单克隆AFP特异抗体和Ru标记的单克隆AFP特异抗体混匀，形成夹心复合物。

第2步孵育：加入链霉亲和素包被的微粒，让上述形成的复合物通过生物素与链霉亲和素间的反应结合到微粒上。

第3步：反应混合液吸到测量池中，微粒通过磁铁吸附到电极表面上，未结合的物质被清洗液洗去，电极加电压后产生化学发光，通过光电倍增管进行测定。检测结果由机器自动从标准曲线上查出。此曲线由仪器通过2点定标校正，由从试剂条形码扫描入仪器的原版标准曲线得到。

三、标本要求

（一）标本只有按照下列方法收集，检测结果才能被接受

血清标本采集用标准样本试管或含分离胶的试管。标本在2～8 ℃可稳定7天，–20℃可稳定3个月。含沉淀的标本使用前需离心。

确保患者样本、定标物、质控物在测试前达到室温20～25 ℃。为减小挥发的影响，放在分析仪上的样本、定标物、质控物应在2小时内测试完。

（二）标本的准备

新鲜样本、冻后脂血样品、预处理的样本或冷冻样品变混浊，必须离心（大约15 000 g，10分钟或2000～3500 r/min，5～10分钟）澄清，方可进行检测。

（三）患者准备的一般要求

患者在采血前24小时内应避免运动和饮酒，不宜改变饮食习惯和睡眠习惯。一般主张在禁食12小时后空腹取血，门诊患者提倡静坐15分钟后再采血。

四、试剂与仪器

（一）仪器

全自动电化学发光免疫分析系统。

（二）试剂使用

试剂盒中的试剂是一个整体，打开后可立即使用，不能被分开。正确操作需要的所有信息可通过相应的试剂条码读取。

（三）试剂组成

M：链霉亲和素包被的微粒（透明瓶盖），1瓶，6.5 mL。粒子浓度0.72 mg/mL，生物素结合能力：470 ng生物素/mg粒子。含防腐剂。

R1：生物素化的抗AFP单克隆抗体（灰色瓶盖），1瓶，10 mL。浓度4.5 mg/L，

磷酸缓冲液0.1 mol/L，pH值=6.0。含防腐剂。

R2：Ru（bpy）$_3^{2+}$标记的抗AFP单克隆抗体（黑色瓶盖），1瓶，10 mL。浓度12.0 mg/L，磷酸缓冲液0.1 mol/L，pH值=6.0。含防腐剂。

（四）其他材料

AFP定标液（CalSet）、肿瘤标志物质控品（PreciControl Tumor Marker）1和2、分析杯和Elecsys分析吸头（移液管吸头加样枪头）、通用稀释液、ProCell系统缓冲液、CleanCell检测池洗液、SysWash（附加洗液）、SysClean系统清洗液、ProCell M系统缓冲液、ProbeWash M清洗液、废物袋。

（五）储存及稳定性

存放在2～8℃。为了确保使用前自动混匀期间提供足够量的磁性微粒，AFP试剂盒在储存时，切莫倒置。

稳定性：未开封2～8℃，可稳定至标明的保质期；开封后2～8℃，12周；放置在仪器上，8周（交替1℃存在冰箱内和仪器上，室温20～25℃，开瓶使用时间累计约20小时）。

五、操作步骤

（一）试剂准备

第一，在使用前分析仪自动使微粒处于悬浮状态。通过各试剂条形码可读取其详细实验参数。在少数情况下，分析仪无法自动读取信息时，输入标签上的15位数字序列。

第二，将各试剂降温至20℃左右，放到分析仪的试剂盘（20℃）上，避免泡沫产生。分析仪将自动调节反应温度及各试剂瓶瓶盖的开关状态。

（二）检测操作

按仪器的标准操作规程进行。

六、校准

（一）溯源性

本测定方法可溯源至第1代IRP WHO参考标准72/225。每个AFP试剂组带有一个含有各批试剂定标具体信息的条码标签。使用AFP定标液CalSet使预定义的主曲线适用于分析仪。

（二）定标频率

必须使用新鲜试剂对每个试剂批进行1次定标（试剂盒上机登入后的24小时内）。下列情况建议重新定标：使用同一批试剂的1个月后；在分析仪上使用同一试剂盒7天后；质控结果超出范围时，如质控结果在规定的限值外；若两水平质控均在控，则定标曲线可延至试剂及质控批号更换。

（三）定标验证

不需要。分析仪软件自动检查曲线的有效性，注意任何偏差。

七、质控

该测试适用的质控液为PreciControl Tumor1和2，也可以用其他合适的质控液，如Lyphochek Tumor Marker Plus Control。在以下情况建议进行质控检测：每24小时进行1次检测；每一个新批号试剂盒；每次定标以后。所获值应在限定内，如果超出限定值，实验室应及时采取纠正措施。

八、结果判断

结果计算：分析仪自动计算每份标本的测定浓度，单位为U/mL或ng/mL。1 ng/mL AFP相当于1.21 U/mL；1 U/mL AFP相当于0.83 ng/mL。

检测范围：0.500 ～ 1000 U/mL或0.605 ～ 1210 ng/mL（由master定标曲线的最低检测限与最高检测限决定）。如果测定值低于最低检测限，报告为<0.500 U/mL或0.605 ng/mL。如果测定值高于检测范围，报告为>1000 U/mL或1210 ng/mL（结果达到50 000 U/mL或60 500 ng/mL样本应作50倍稀释）。

稀释：高于检测范围的标本可用通用稀释液稀释。建议1∶50稀释。稀释后的标本AFP含量必须高于20 U/mL（24 ng/mL）。如用手工稀释，结果应乘上稀释倍数。

检测结果的不确定度：依据本科室不确定度评估程序性文件计算不确定度，并对年度不同水平质控值进行评估，评估结果以表格的形式附于SOP文件内，计算公式如下：

$$\mu_A = S \quad \mu_B = \mu_{校准品} = U_{厂家}/K \quad U = 2U_C \quad Urel = U/X_{均值}$$
$$U_C = \sqrt{u_A^2 + u_B^2}$$

九、生物参考区间

本实验室血清AFP生物参考区间为不高于5.8 U/mL或不高于7.0 ng/mL。

十、性能参数

（一）精密度

低值质控品TM1批内CV为2.2%（均值为11.3 ng/mL），总CV为2.8%（均值为11.0 ng/mL）；中值质控品TM2（均值为126 ng/mL）批内CV为2.4%（均值为125 ng/mL），总CV为2.5%（均值为104 ng/mL）。

（二）最低检测限

0.500 U/mL（0.61 ng/mL）。

（三）干扰因素

该方法不受黄疸（胆红素<66 mg/dL）、溶血（血红蛋白<2.2 g/dL）、脂血（脂质<1500 mg/dL）和生物素（生物素<60 ng/mL）等干扰。不受类风湿因子干扰（1500 U/mL），37种常用药物经试验对本测定无干扰。接受高剂量生物素（高于5 mg/d）治疗的患者，至少要等最后1次摄入生物素8小时后才能采血。AFP浓度高达1×10^6 U/mL（1.21×10^6 ng/mL）也不出现钩状效应。接受过小鼠单抗治疗或诊断的患者会出现假阳性反应。

第二节 血清癌胚抗原定量检测标准操作规程

一、目的

规范操作流程，保证血清癌胚抗原（CEA）定量的准确性和可靠性。

二、原理

采用双抗体夹心法，整个过程18分钟内完成。

第1步孵育：10 μL标本、生物素化的单克隆CEA特异抗体和Ru标记的单克隆CEA特异抗体混匀，形成夹心复合物。

第2步孵育：加入链霉亲和素包被的微粒，让上述形成的复合物通过生物素与链霉亲和素间的反应结合到微粒上。

第3步：反应混合液吸到测量池中，微粒通过磁铁吸附到电极表面上，未结合的物质被清洗液洗去，电极加电压后产生化学发光，通过光电倍增管进行测定。检测结果由机器自动从标准曲线上查出。此曲线由仪器通过2点定标校正，由从试剂条形码扫描入仪器的原版标准曲线得到。

三、标本要求

（一）标本只有按照下列方法收集，检测结果才能被接受

血清标本采集用标准样本试管或含分离胶的试管。标本在2～8 ℃可稳定7天，-20 ℃可稳定3个月。含沉淀的标本使用前需离心。

确保患者样本、定标物、质控物在测试前达到室温20～25 ℃。为减小挥发的影响，放在分析仪上的样本、定标物、质控物应在2小时内测试完。

（二）标本的准备

新鲜样本、冻后脂血样品、预处理的样本或冷冻样品变混浊，必须离心（大约15 000 g，10分钟或2000 ～ 3500 r/min，5 ～ 10分钟）澄清，方可进行检测。

（三）患者准备的一般要求

患者在采血前24小时内应避免运动和饮酒，不宜改变饮食习惯和睡眠习惯。一般主张在禁食12小时后空腹取血，门诊患者提倡静坐15分钟后再采血。

四、试剂与仪器

（一）仪器

全自动电化学发光免疫分析系统。

（二）试剂使用

试剂盒中的试剂是一个整体，打开后可立即使用，不能被分开。正确操作需要的所有信息可通过相应的试剂条码读取。

（三）试剂组成

M：链霉亲和素包被的微粒（透明瓶盖），1瓶，6.5 mL。粒子浓度0.72 mg/mL，生物素结合能力：470 ng生物素/mg粒子。含防腐剂。

R1：生物素化的抗CEA单克隆抗体（灰色瓶盖），1瓶，8 mL。浓度7.5 mg/L，磷酸缓冲液100 mmol/L，pH值=6.0。含防腐剂。

R2：$Ru（bpy）_3^{2+}$标记的抗CEA单克隆抗体（黑色瓶盖），1瓶，8 mL。浓度4.0mg/L，磷酸缓冲液100 mmol/L，pH值=6.5。含防腐剂。

CEA定标液（CalSet），4×1 mL。

肿瘤标志物质控品（PreciControl Tumor Marker）1和2，每个2×3 mL。

（四）其他材料

分析杯和Elecsys分析吸头（移液管吸头加样枪头）、通用稀释液、ProCell系统缓冲液、CleanCell检测池洗液、SysWash（附加洗液）、SysClean系统清洗液、

ProCell M系统缓冲液、ProbeWash M清洗液、废物袋。

（五）储存及稳定性

存放在2～8 ℃。为了确保使用前自动混匀期间提供足够量的磁性微粒，试剂盒在储存时，切莫倒置。

稳定性：未开封2～8 ℃，可稳定至标明的保质期；开封后2～8 ℃，12周；放置在仪器上，8周（交替贮存在冰箱内和仪器上，室温20～25 ℃，开瓶使用时间累计约20小时）。

五、操作步骤

（一）试剂准备

第一，在使用前分析仪自动使微粒处于悬浮状态。通过各试剂条形码可读取其详细实验参数。在少数情况下，分析仪无法自动读取信息时，输入标签上的15位数字序列。

第二，将各试剂降温至20 ℃左右，放到分析仪的试剂盘（20 ℃）上，避免泡沫产生。分析仪将自动调节反应温度及各试剂瓶瓶盖的开关状态。

（二）检测操作

按仪器的标准操作规程进行。

六、校准

（一）溯源性

本测定方法可溯源至第1代IRP WHO参考标准73/601。每个Elecsys CEA试剂组带有一个含有各批试剂定标具体信息的条码标签。预先确定的主曲线适用于用CEACalSet试剂盒进行测定的分析仪。

（二）定标频率

必须使用新鲜试剂对每个试剂批进行1次定标（试剂盒上机登入后的24小时内）。下列情况建议重新定标：使用同一批试剂的1个月后；在分析仪上使用同

一试剂盒7天后；质控结果超出范围时，如质控结果在规定的限值外；若两水平质控均在控，则定标曲线可延至试剂及质控批号更换。

（三）定标验证

不需要。分析仪软件自动检查曲线的有效性，注意任何偏差。

七、质控

该测试适用的质控液为PreciControl Tumor Marker1和2，也可以用其他合适的质控液，如Lyphochek Tumor Marker Plus Control。在以下情况建议进行质控检测：每24小时进行1次检测；每一个新批号试剂盒；每次定标以后。所获值应在限定内。如果超出限定值，实验室应及时采取纠正措施。

八、结果判断

（一）结果计算

对每一个标本，仪器会自动计算CEA含量，单位是ng/mL。1 ng/mL CEA相当于16.9 mU/mL。

（二）检测范围

0.200 ～ 1000 ng/mL（由master定标曲线的最低检测限与最高检测限决定）。如果测定值低于最低检测限，报告为＜0.200 ng/mL。如果测定值高于检测范围，报告为＞1000 ng/mL（结果达到50 000 ng/mL样本应作50倍稀释）。

（三）稀释

CEA浓度高于检测范围的标本可用通用稀释液稀释。建议1∶50稀释（既可以自动稀释也可以手工稀释）。稀释后的标本CEA含量必须高于20 ng/mL。如用手工稀释，结果应乘上稀释倍数。如果是机器自动稀释，软件会自动计算结果。

（四）检测结果的不确定度

具体参见AFP标准操作规程的相关内容。

九、生物参考区间

本实验室血清CEA生物参考区间为低于5 ng/mL。

十、性能参数

（一）精密度

低值质控品TM1批内CV为2.5%（均值为4.38 ng/mL），总CV为5.1%（均值为4.74 ng/mL）；中值质控品TM2批内CV为2.0%（均值为33.8 ng/mL），总CV为4.9%（均值为34.9 ng/mL）。

（二）分析灵敏度（最低检测限）

0.20 ng/mL。

（三）干扰因素

黄疸（胆红素 < 1129 μmol/L 或 < 66 mg/dL）、溶血（Hb < 1.4 mmol/L 或 < 2.2 g/dL）、脂血（脂肪乳剂 < 1500 mg/dL）和生物素（生物素 < 491 nmol/L 或 < 120 ng/mL）时检测结果不受干扰。接受高剂量生物素（> 5 mg/d）治疗的患者，至少要等最后 1 次摄入生物素 8 小时后才能采血。不受类风湿因子干扰（1500 U/mL）。CEA 浓度高达 200 000 ng/mL 也不出现钩状效应。试剂含有鼠单克隆抗体，接受过小鼠单抗治疗或诊断的患者会出现错误报告。与 AFP 和 α_1 酸性糖蛋白没有交叉反应。

第三节 血清糖链抗原125定量检测标准操作规程

一、目的

规范操作流程，保证血清糖链抗原125（CA_{125}）定量检测的准确性和可靠性。

二、原理

采用双抗体夹心法原理，整个过程18分钟内完成。

第1步孵育：20 μL标本、生物素化的单克隆CA_{125}特异抗体和Ru标记的单克隆CA_{125}特异抗体混匀，形成夹心复合物。

第2步孵育：加入链霉亲和素包被的微粒，让上述形成的复合物通过生物素与链霉亲和素间的反应结合到微粒上。

第3步：反应混合液吸到测量池中，微粒通过磁铁吸附到电极表面上，未结合的物质被清洗液洗去，电极加电压后产生化学发光，通过光电倍增管进行测定。检测结果由机器自动从标准曲线上查出。此曲线由仪器通过2点定标校正，由从试剂条形码扫描入仪器的原版标准曲线得到。

三、标本要求

（一）标本只有按照下列方法收集，检测结果才能被接受

血清标本采集用标准样本试管或含分离胶的试管。标本在2 ～ 8 ℃可稳定7天，–20℃可稳定3个月。含沉淀的标本使用前需离心。

确保患者样本、定标物、质控物在测试前达到室温20 ～ 25 ℃。为减小挥发的影响，放在分析仪上的样本、定标物、质控物应在2小时内测试完。

（二）标本的准备

新鲜样本、冻后脂血样品、预处理的样本或冷冻样品变混浊，必须离心（大约15 000 g，10分钟或2000 ～ 3500 r/min，5 ～ 10分钟）澄清，方可进行检测。

（三）患者准备的一般要求

患者在采血前24小时内应避免运动和饮酒，不宜改变饮食习惯和睡眠习惯。一般主张在禁食12小时后空腹取血，门诊患者提倡静坐15分钟后再采血。

四、试剂与仪器

（一）仪器

全自动电化学发光免疫分析系统。

（二）试剂使用

试剂盒中的试剂是一个整体，打开后可立即使用，不能被分开。正确操作需要的所有信息可通过相应的试剂条码读取。

（三）试剂组成

M：链霉亲和素包被的微粒（透明瓶盖），1瓶，6.5 mL。粒子浓度0.72 mg/mL，生物素结合能力：470 ng生物素/mg粒子。含防腐剂。

Rt：生物素化的抗CA_{125}单克隆抗体（灰色瓶盖），1瓶，9 mL。浓度1 mg/L，磷酸缓冲液100 mmol/L，pH值=7.4。含防腐剂。

R2：Ru（bpy）$_3^{2+}$标记的抗CA_{125}单克隆抗体（黑色瓶盖），1瓶，9 mL，浓度1.0 mg/L，磷酸缓冲液100 mmol/L，pH值=7.4。含防腐剂。

（四）其他材料

CA_{125}定标液、肿瘤标志物质控品（PreciControl Tumor Marker）1和2、分析杯和Elecsys分析吸头（移液管吸头加样枪头）、通用稀释液、ProCell系统缓冲液、CleanCell检测池洗液、SysWash（附加洗液）、SysClean系统清洗液、ProCell M系统缓冲液、ProbeWash M清洗液、废物袋。

（五）储存及稳定性

存放在2～8 ℃。为了确保使用前自动混匀期间提供足够量的磁性微粒，试剂盒在储存时，切莫倒置。

稳定性：未开封2～8 ℃，可稳定至标明的保质期；开封后2～8 ℃，2周；放置在仪器上，8周（交替贮存在冰箱内和仪器上，室温20～25 ℃，开瓶使用时间累计约20小时）。

五、操作步骤

（一）试剂准备

第一，在使用前分析仪自动使微粒处于悬浮状态。通过各试剂条形码可读取其详细实验参数。在少数情况下，分析仪无法自动读取信息时，请输入标签上的15位数字序列。

第二，将各试剂降温至20 ℃左右，放到分析仪的试剂盘（20 ℃）上，避免泡沫产生。分析仪将自动调节反应温度及各试剂瓶瓶盖的开关状态。

（二）检测操作

按仪器的标准操作规程进行。

六、校准

（一）溯源性

该检测方法可溯源至酶免CA_{125}Ⅱ方法。并依次溯源至富吉瑞必欧诊断（Fujirebio Diagnostics）的CA_{125}Ⅱ放射性免疫测定（RIA）。每批Elecsys试剂套装都有条形码标签，条形码含有特定批次试剂对应的特定定标信息。预先确定的一级定标曲线适用于采用相关定标液试剂盒进行测定的分析仪。

（二）定标频率

必须使用新鲜试剂对每个试剂批进行1次定标（试剂盒上机登入后的24小时内）。下列情况建议重新定标：使用同一批试剂的1个月后；在分析仪上使用同

一试剂盒7天后；质控结果超出范围时，如质控结果在规定的限值外；若两水平质控均在控，则定标曲线可延至试剂及质控批号更换。

（三）定标验证

分析仪的软件会自动检查定标曲线的有效性及任何偏离。

七、质控

该测试适用的质控液为PreciControl Tumor Marker1和2，以及其他合适的质控品。各浓度区域的质控至少每24小时或每次定标后测定1次。检测值应落在确定的范围内，如果质控值落在范围以外，每个实验室应该采取纠正措施。

八、结果判断

（一）结果计算

对每一个标本，分析仪会自动计算CA_{125}含量，单位是 U/mL 或 U/L 或 kU/L。

（二）检测范围

0.600 ～ 5000 U/mL（由master定标曲线的最低检测限与最高检测限决定）。如果测定值低于最低检测限，报告为<0.600 U/mL，如果测定值高于检测范围，报告为>5000 U/mL（结果达到25 000 U/mL样本应作50倍稀释）。

（三）检测结果的不确定度

具体参见AFP标准操作规程的相关内容。

九、生物参考区间

本实验室血清CA_{125}生物参考区间为不高于35 U/mL。

十、性能参数

（一）精密度

低值质控品TM1批内CV为0.9%（均值为51.1 U/mL），总CV为1.6%（均值为

50.1 U/mL）；中值质控品TM2批内CV为1.1%（均值为115 U/mL），总CV为1.5%（均值为116 U/mL）。

（二）分析灵敏度（最低检测限）

0.600 U/mL。

（三）干扰因素

在黄疸（胆红素<1129 μmol/L或<66 mg/dL）、溶血（Hb<2.0 mmol/L或<3.2 g/dL）、脂血（脂肪乳剂<2000mg/dL）及生物素（生物素<143 nmol/L或<35 ng/mL）时，测定不受干扰。对于接受高剂量生物素（>5 mg/d）治疗的患者，必须在末次生物素治疗后至少8小时采集样本。类风湿因子低于1200 U/mL时，检测结果不受影响。CA_{125}浓度低于50 000 U/mL时无高剂量钩状效应。体外对27种常用药物进行试验，未发现有药物影响检测结果。少数病例中针对分析物特异性抗体、链霉亲和素或Ru抗体的极高滴度抗体会影响检测结果。通过适当的实验设计可将影响因素降到最低。

十一、临床意义

CA_{125}存在于羊膜和体腔上皮中，这些组织存在于胎儿的器官中。在成人器官组织中，发现CA_{125}存在于输卵管上皮、子宫内膜、子宫颈内。

CA_{125}检测的敏感性和特异性通过比较诊断为卵巢癌（FIGO分期Ⅰ～Ⅳ）的患者和良性妇科肿瘤的患者进行评估。cut off值为65 U/mL，CA_{125}Ⅱ的敏感性是79%，特异性是82%。如果要求的特异性高则cut off值应升高。理想的临床值为150 U/mL（敏感性是69%，特异性是93%）。如果cut off值设定特异性为95%，则敏感性为63%。

第四节　血清糖链抗原19-9定量检测标准操作规程

一、目的

规范操作流程，保证血清糖链抗原19-9（CA_{19-9}）定量检测的准确性和可靠性。

二、原理

采用双抗体夹心法原理，整个过程18分钟内完成。

第1步孵育：10 μL标本、生物素化的单克隆CA_{19-9}特异抗体和Ru标记的单克隆CA_{19-9}特异抗体混匀，形成夹心复合物。

第2步孵育：加入链霉亲和素包被的微粒，让上述形成的复合物通过生物素与链霉亲和素间的反应结合到微粒上。

第3步：反应混合液吸到测量池中，微粒通过磁铁吸附到电极表面上，未结合的物质被清洗液洗去，电极加电压后产生化学发光，通过光电倍增管进行测定。检测结果由机器自动从标准曲线上查出。此曲线由仪器通过2点定标校正，由从试剂条形码扫描入仪器的原版标准曲线得到。

三、标本要求

（一）标本只有按照下列方法收集，检测结果才能被接受

血清标本采集用标准样本试管或含分离胶的试管。标本在2 ～ 8 ℃可稳定7天，-20 ℃可稳定3个月。含沉淀的标本使用前需离心。

确保患者样本、定标物、质控物在测试前达到室温20 ～ 25 ℃。为减小挥发的影响，放在分析仪上的样本、定标物、质控物应在2小时内测试完。

（二）标本的准备

新鲜样本、冻后脂血样品、预处理的样本或冷冻样品变混浊，必须离心（大约15 000 g，10分钟或2000～3500 r/min，5～10分钟）澄清，方可进行检测。

（三）患者准备的一般要求

患者在采血前24小时内应避免运动和饮酒，不宜改变饮食习惯和睡眠习惯。一般主张在禁食12小时后空腹取血，门诊患者提倡静坐15分钟后再采血。

四、试剂与仪器

（一）仪器

全自动电化学发光免疫分析系统。

（二）试剂使用

试剂盒中的试剂是一个整体，打开后可立即使用，不能被分开。正确操作需要的所有信息可通过相应的试剂条码读取。

（三）试剂组成

M：链霉亲和素包被的微粒（透明瓶盖），1瓶，6.5 mL。粒子浓度0.72 mg/mL，生物素结合能力：470 ng生物素/mg粒子。含防腐剂。

R1：生物素化的抗CA_{19-9}单克隆抗体（灰色瓶盖），1瓶，10 mL。浓度3 mg/L，磷酸缓冲液100 mmol/L，pH值=6.5。含防腐剂。

R2：Ru（bpy）$_3^{2+}$标记的抗CA_{19-9}单克隆抗体（黑色瓶盖），1瓶，10 mL，浓度4 mg/L，磷酸缓冲液100 mmol/L，pH值=6.5。含防腐剂。

（四）其他材料

CA_{19-9}定标液、肿瘤标志物质控品（PreciControl Tumor Marker）1和2、分析杯和Elecsys分析吸头（移液管吸头加样枪头）、通用稀释液、ProCell系统缓冲液、CleanCell检测池洗液、SysWash（附加洗液）、SysClean系统清洗液、ProCell M系统缓冲液、ProbeWash M清洗液、废物袋。

（五）储存及稳定性

存放在2～8℃。为了确保使用前自动混匀期间提供足够量的磁性微粒，试剂盒在储存时，切莫倒置。

稳定性：未开封2～8℃，可稳定至标明的保质期；开封后2～8℃，12周；放置在仪器上，8周（交替贮存在冰箱内和仪器上，室温20～25℃，开瓶使用时间累计约20小时）。

五、操作步骤

（一）试剂准备

第一，在使用前分析仪自动使微粒处于悬浮状态。通过各试剂条形码可读取其详细实验参数。在少数情况下，分析仪无法自动读取信息时，请输入标签上的15位数字序列。

第二，将各试剂降温至20℃左右，放到分析仪的试剂盘（20℃）上，避免泡沫产生。分析仪将自动调节反应温度及各试剂瓶瓶盖的开关状态。

（二）检测操作

按仪器的标准操作规程进行。

六、校准

（一）溯源性

该检测方法可溯源至酶检测CA_{19-9}方法。每个Elecsys CA_{19-9}试剂都有一个条形码，包含各批号试剂定标的具体信息。预先确定的主曲线适用于用Elecsys CA_{19-9} CalSet试剂盒进行测定的分析仪。

（二）定标频率

必须使用新鲜试剂对每个试剂批进行1次定标（试剂盒上机登入后的24小时内）。下列情况建议重新定标：使用同一批试剂的1个月后；在分析仪上使用同一试剂盒7天后；质控结果超出范围时，比如质控结果在规定的限值外；若两水平质控均在控，则定标曲线可延至试剂及质控批号更换。

（三）定标验证

分析仪软件自动检查曲线的有效性，注意任何偏差。

七、质控

该测试适用的质控液为PreciControl Tumor Marker1和2，也可以用其他合适的质控液，如Lyphochek Tumor Marker Plus Control。在以下情况建议进行质控检测：每24小时进行1次检测；每一个新批号试剂盒；每次定标以后。所获值应在限定内，如果超出限定值，实验室应及时采取纠正措施。

八、结果判断

（一）结果计算

对每一个标本，仪器会自动计算CA_{19-9}含量，单位是U/mL或KU/L。

（二）检测范围

$0.600 \sim 1000$ U/mL（由master定标曲线的最低检测限与最高检测限决定）。如果测定值低于最低检测限，报告为＜0.600 U/mL。如果测定值高于检测范围，报告为＞1000 U/mL（结果达到10 000 U/mL样本应作50倍稀释）。

（三）稀释

CA_{19-9}高于检测范围的标本可用通用稀释液稀释。建议1∶10稀释（既可以自动稀释也可以手工稀释）。稀释后的标本CA_{19-9}含量必须高于50 U/mL。如用手工稀释，结果应乘上稀释倍数。如果是机器自动稀释，软件会自动计算结果。

（四）检测结果的不确定度

具体参见AFP标准操作规程的相关内容。

九、生物参考区间

本实验室血清CA_{19-9}生物参考区间为不高于27 U/mL。

十、性能参数

（一）精密度

低值质控品TM1批内CV为1.2%（均值为20.3 U/mL），总CV为4.2%（均值为21.4 U/mL）；中值质控品TM2批内CV为1.2%（均值为76.6 U/mL），总CV为1.9%（均值为76.3 U/mL）。

（二）分析灵敏度（最低检测限）

0.60 U/mL。

（三）干扰因素

检测结果不受黄疸（胆红素<1129 μmol/L或<66 mg/dL）、溶血（血红蛋白<1.4 mmol/L或<2.2 g/dL）、脂血（脂肪乳剂<1500 mg/dL）和生物素（生物素<100 ng/mL或<409 nmol/L）的影响。对于接受高剂量生物素（>5 mg/d）治疗的患者，必须在末次生物素治疗8小时后采集样本。检测结果不受类风湿因子影响（RF不超过1500 U/mL）。CA_{19-9}浓度最高达到500 000 U/mL时无高剂量钩状效应。针对27种常用药物进行了体外检测。未发现有药物影响检测结果。少数病例中极高浓度的分析物特异性抗体、链霉亲和素或Ru抗体会影响检测结果。通过适当的实验设计可将影响因素降到最低。

第五节　血清糖链抗原15-3定量检测标准操作规程

一、目的

规范操作流程，保证血清糖链抗原15-3（CA$_{15-3}$）定量检测的准确性和可靠性。

二、原理

采用双抗体夹心法原理，整个过程18分钟后完成。

第一步孵育：20 μL标本、生物素化的单克隆CA$_{15-3}$特异抗体和Ru标记的单克隆CA$_{15-3}$特异抗体混匀，形成夹心复合物。

第二步孵育：加入链霉亲和素包被的微粒，让上述形成的复合物通过生物素与链霉亲和素间的反应结合到微粒上。

第三步：反应混合液吸到测量池中，微粒通过磁铁吸附到电极表面上，未结合的物质被清洗液洗去，电极加电压后产生化学发光，通过光电倍增管进行测定。检测结果由机器自动从标准曲线上查出。此曲线由仪器通过2点定标校正，由从试剂条形码扫描入仪器的原版标准曲线得到。

三、标本要求

（一）标本只有按照下列方法收集，检测结果才能被接受

血清标本采集用标准样本试管或含分离胶的试管。标本在2 ～ 8 ℃可稳定7天，-20 ℃可稳定3个月。含沉淀的标本使用前需离心。

确保患者样本、定标物、质控物在测试前达到室温20 ～ 25 ℃。为减小挥发的影响，放在分析仪上的样本、定标物、质控物应在2小时内测试完。

（二）标本的准备

新鲜样本、冻后脂血样品、预处理的样本或冷冻样品变混浊，必须离心（大约15 000 g，10分钟或2000 ～ 3500 r/min，5 ～ 10分钟）澄清，方可进行检测。

（三）患者准备的一般要求

患者在采血前24小时内应避免运动和饮酒，不宜改变饮食习惯和睡眠习惯。一般主张在禁食12小时后空腹取血，门诊患者提倡静坐15分钟后再采血。

四、试剂与仪器

（一）仪器

全自动电化学发光免疫分析系统。

（二）试剂使用

试剂盒中的试剂是一个整体，打开后可立即使用，不能被分开。正确操作需要的所有信息可通过相应的试剂条码读取。

（三）试剂组成

M：链霉亲和素包被的微粒（透明瓶盖），1瓶，6.5 mL。粒子浓度0.72 mg/mL，生物素结合能力：470 ng生物素/mg粒子。含防腐剂。

R1：生物素化的抗CA_{15-3}单克隆抗体（灰色瓶盖），1瓶，10 mL。浓度1.75 mg/L，磷酸缓冲液20 mmol/L，pH值=6.0。含防腐剂。

R2：Ru（bpy）$_3^{2+}$标记的抗CA_{15-3}单克隆抗体（黑色瓶盖），1瓶，10 mL，浓度10 mg/L，磷酸缓冲液100 mmol/L，pH值=7.0。含防腐剂。

CA_{15-3}定标液和CA_{15-3}质控品1和2水平。

（四）其他材料

分析杯和Elecsys分析吸头（移液管吸头加样枪头）、通用稀释液、ProCell系统缓冲液、CleanCell检测池洗液、SysWash（附加洗液）、SysClean系统清洗液、ProCell M系统缓冲液、ProbeWash M清洗液、废物袋。

（五）储存及稳定性

存放在2 ～ 8 ℃环境中储存，为了确保使用前自动混匀期间提供足够量的磁性微粒，试剂盒储存时，切莫倒置。

稳定性：未开封2 ～ 8 ℃，可稳定至标明的保质期；开封后2 ～ 8 ℃，12周；放置在仪器上，8周（交替贮存在冰箱内和仪器上，室温20 ～ 25 ℃，开瓶使用时间累计约20小时）。

五、操作步骤

（一）试剂准备

第一，在使用前分析仪自动使微粒处于悬浮状态。通过各试剂条形码可读取其详细实验参数。在少数情况下，分析仪无法自动读取信息时，输入标签上的15位数字序列。

第二，将各试剂降温至20 ℃左右，放到分析仪的试剂盘（20 ℃）上，避免泡沫产生。分析仪将自动调节反应温度及各试剂瓶瓶盖的开关状态。

（二）检测操作

按仪器的标准操作规程进行。

六、校准

（一）溯源性

Elecsys CA_{15-3} Ⅱ检测已溯源至Elecsys CA_{15-3}检测，而Elecsys CA_{15-3}检测又可溯源至酶免CA_{15-3}检测法和Fujirebio Diagnostics的CA_{15-3} RIA。每批CA_{15-3}Ⅱ试剂有一条形码标签，含有该批试剂定标所需的特殊信息。应用CA_{15-3}Ⅱ CalSet定标液定标校正母定标曲线。

（二）定标频率

必须使用新鲜试剂对每个试剂批进行1次定标（试剂盒上机登入后的24小时内）。下列情况建议重新定标：使用同一批试剂的1个月后；在分析仪上使用同

一试剂盒7天后；质控结果超出范围时，如质控结果在规定的限值外；若两水平质控均在控，则定标曲线可延至试剂及质控批号更换。

（三）定标验证

分析仪的软件会自动检查定标曲线的有效性及任何偏离。

七、质控

该测试适用的质控液为PreciControl Tumor Marker1和2，也可以用其他合适的质控液，如Lyphochek Tumor Marker Plus Control。各浓度区域的质控至少每24小时、每一个新批号试剂盒或每次定标后测定1次。质控间隔期应适用于各实验室的具体要求。检测值应落在确定的范围内，如果质控值落在范围以外，应采取纠正措施。

八、结果判断

（一）结果计算

对每一个标本，免疫分析仪会自动计算CA_{15-3}含量，单位是U/mL或kU/L。

（二）检测范围

1.00 ～ 300 U/mL（由master定标曲线的最低检测限与最高检测限决定）。如果测定值低于最低检测限，报告为<1.00 U/mL。如果测定值高于检测范围，报告为>300 U/mL（结果达到3000 U/mL样本应作10倍稀释）。

（三）稀释

利用Elecsys通用稀释液对样本自动预稀释。如果CA_{15-3}Ⅱ高于检测范围的标本可用通用稀释液手工进行1∶10稀释。稀释后的标本CA_{15-3}Ⅱ含量必须高于30 U/mL。如用手工稀释结果应乘上稀释倍数。如果是机器自动稀释，机器会自动计算结果。

（四）检测结果的不确定度

具体参见AFP标准操作规程的相关内容。

九、生物参考区间

血清CA_{15-3}生物参考区间不高于25 U/mL。

十、性能参数

（一）精密度

低值质控品TM1批内CV为1.6%（均值为21.1 U/mL），总CV为2.6%（均值为21.3 U/mL）；中值质控品TM2批内CV为1.5%（均值为47.6 U/mL），总CV为3.7%（均值为49.6 U/mL）。

（二）分析灵敏度（最低检测限）

1.00 U/mL。

（三）干扰因素

检测结果不受黄疸（胆红素<112 μmol/L或<65 mg/dL）、溶血（血红蛋白<1.9 mmol/L或<3.0 g/dL）、脂血（脂肪乳剂<1500 mg/dL）和生物素（生物素<409 nmol/L或<100 ng/mL）的影响。对于接受高剂量生物素（>5 mg/d）治疗的患者，必须在末次生物素治疗8小时后采集样本。检测结果不受类风湿因子影响（RF不超过1500 U/mL）。通常，CA_{15-3}浓度低于20 000 U/mL时不会出现高剂量钩状效应。然而，由于CA_{15-3}的异源性质，低于该值的高剂量钩状效应并不能完全避免。如果出现不合理的过低结果，就应当以1:10比例稀释样本后重新检测。针对28种常用药物进行了体外检测。未发现有药物影响检测结果。少数病例中极高浓度的分析物特异性抗体、链霉亲和素或Ru抗体会影响检测结果。通过适当的实验设计可将影响因素降到最低。

十一、临床意义

体外免疫学方法定量检测人类血清和血浆中的CA_{15-3}，以帮助治疗乳腺癌患者。结合其他临床和诊断过程，采用该方法的序列检测有助于早期检测先前曾治疗过的Ⅱ期和Ⅲ期乳腺癌患者的复发和监测转移性乳腺癌患者对治疗的响应性。

第六节　血清总前列腺特异性抗原定量检测标准操作规程

一、目的

规范操作流程，保证血清总前列腺特异性抗原（tPSA）定量检测的准确性和可靠性。

二、原理

采用双抗体夹心法原理，整个过程18分钟内完成。

第1步孵育：20 μL标本、生物素化的单克隆tPSA特异抗体和Ru标记的单克隆tPSA特异抗体混匀，形成夹心复合物。

第2步孵育：加入链霉亲和素包被的微粒，让上述形成的复合物通过生物素与链霉亲和素间的反应结合到微粒上。

第3步：反应混合液吸到测量池中，微粒通过磁铁吸附到电极表面上，未结合的物质被清洗液洗去，电极加电压后产生化学发光，通过光电倍增管进行测定。检测结果由机器自动从标准曲线上查出。此曲线由仪器通过2点定标校正，由从试剂条形码扫描入仪器的原版标准曲线得到。

三、标本要求

（一）标本只有按照下列方法收集，检测结果才能被接受

血清标本采集用标准样本试管或含分离胶的试管。标本在2～8℃可稳定7天，-20℃可稳定3个月。含沉淀的标本使用前需离心。

确保患者样本、定标物、质控物在测试前达到室温20 ～ 25 ℃。为减小挥发的影响，放在分析仪上的样本、定标物、质控物应在2小时内测试完。

（二）标本的准备

新鲜样本、冻后脂血样品、预处理的样本或冷冻样品变混浊，必须离心（大约15 000 g，10分钟或2000 ～ 3500 r/min，5 ～ 10分钟）澄清，方可进行检测。

（三）患者准备的一般要求

患者在采血前24小时内应避免运动和饮酒，不宜改变饮食习惯和睡眠习惯。一般主张在禁食12小时后空腹取血，门诊患者提倡静坐15分钟后再采血。

四、试剂与仪器

（一）仪器

全自动电化学发光免疫分析系统。

（二）试剂使用

试剂盒中的试剂是一个整体，打开后可立即使用，不能被分开。正确操作需要的所有信息可通过相应的试剂条码读取。

（三）试剂组成

M：链霉亲和素包被的微粒（透明瓶盖），1瓶，6.5 mL。粒子浓度0.72 mg/mL，生物素结合能力：470 ng生物素/mg粒子。含防腐剂。

R1：生物素化的抗前列腺特异性抗原（PSA）单克隆抗体（灰色瓶盖），1瓶，10 mL。生物素化的抗PSA单克隆抗体（鼠）：浓度1.5 mg/L，磷酸缓冲液100 mmol/L，pH值=6.0，含防腐剂。

R2：$Ru（bpy）_3^{2+}$标记的抗PSA单克隆抗体（黑色瓶盖），1瓶，10 mL。$Ru（bpy）_3^{2+}$标记的抗PSA单克隆抗体（鼠）：浓度1.0 mg/L，磷酸缓冲液100 mmol/L，pH值=6.0，含防腐剂。

（四）其他材料

tPSA定标液（tPSA CalSet）、肿瘤标志物质控品（PreciControl Tumor Marker）1和2、分析杯和Elecsys分析吸头（移液管吸头加样枪头）、通用稀释液、ProCell系统缓冲液、CleanCell检测池洗液、SysWash（附加洗液）、SysClean系统清洗液、ProCell M系统缓冲液、ProbeWash M清洗液、废物袋。

（五）储存及稳定性

存放在2～8℃。为了确保使用前自动混匀期间提供足够量的磁性微粒，试剂盒在储存时，切莫倒置。

稳定性：未开封2～8℃，可稳定至标明的保质期；开封后2～8℃，12周；放置在仪器上，8周（交替贮存在冰箱内和仪器上，室温20～25℃，开瓶使用时间累计约20小时）。

五、操作步骤

第一，按仪器操作说明进行操作。检查试剂与消耗品是否充足。使用前自动混匀微粒。仪器通过扫描试剂盒条形码自动输入测试所需的特异性参数，不需手工输入。如果特殊情况下仪器无法阅读条形码，可以手工输入15位数字。将冷藏试剂预温到20℃后放置于仪器的试剂盘上，避免产生泡沫。仪器自动控制试剂温度和开/关试剂瓶盖。

第二，检测程序：从主菜单进入测试申请屏幕。对每个样品，设置一个样品架上的位置，输入样品信息和需检测的测试名称。将样品管（杯）放入样品架中已设定的位置。按下运行键（Run）开始检测。仪器会提醒操作者运行所需的定标。系统会自动计算检测结果。

六、校准

（一）溯源性

这种方法可溯源至Stanford参考标准或WHO96/670（90%PSA-ACT+10%游离PSA）。每批Elecsys试剂套装都有条形码标签，条形码含有特定批次试剂对应的特定定标信息。预先确定的一级定标曲线适用于采用相关定标液试剂盒进行测定的分析仪。

（二）定标频率

必须使用新鲜试剂对每个试剂批进行1次定标（试剂盒上机登入后的24小时内）。下列情况建议重新定标：使用同一批试剂的1个月后；在分析仪上使用同一试剂盒7天后；质控结果超出范围时，如质控结果在规定的限值外；若两水平质控均在控，则定标曲线可延至试剂及质控批号更换。

（三）定标验证

分析仪的软件会自动检查定标曲线的有效性及任何偏离。

七、质控

该测试适用的质控液为PreciControl Tumor Marker1和2，也可以用其他合适的质控液，如Lyphochek Tumor Marker Plus Control。在以下情况建议进行质控检测：每24小时进行1次检测；每一个新批号试剂盒；每次定标以后。质控间隔期应适用于各实验室的具体要求。检测值应落在确定的范围内，如果质控值落在范围以外，每个实验室应采取纠正措施。

八、结果判断

（一）结果计算

对每一个标本，分析仪会自动计算tPSA含量，单位是ng/mL或μg/L。

（二）检测范围

0.003 ～ 100ng/mL（由master定标曲线的最低检测限与最高检测限决定）。如果测定值低于最低检测限，报告为<0.003 ng/mL。如果测定值高于检测范围，报告为>100 ng/mL（结果达到5000 ng/mL样本应作50倍稀释）。

（三）稀释

高于检测范围的标本可用通用稀释液稀释。建议1∶50稀释（既可以自动稀释也可以手工稀释）。稀释后的标本tPSA含量必须高于2 ng/mL。如用手工稀释，结果应乘上稀释倍数。如果是机器自动稀释，软件会自动计算结果。

（四）检测结果的不确定度

具体参见AFP标准操作规程的相关内容。

九、生物参考区间

本实验室男性血清tPSA生物参考区间如下：40岁及以下时≤1.4 ng/mL；41 ～ 50岁时≤2.0 ng/mL；51 ～ 60岁时≤3.1 ng/mL；61 ～ 70岁时≤4.1 ng/mL；70岁以上时≤4.4 ng/mL。

各实验室应对各自地区人群的tPSA正常值波动范围进行调查，如有必要应自己测定一个参考值范围。

十、性能参数

（一）精密度

低值质控品TM1批内CV为1.3%（均值为3.27 ng/mL），总CV为1.4%（均值为3.25 ng/mL）；中值质控品TM2批内CV为1.4%（均值为23.2 ng/mL），总CV为1.6%（均值为22.9 ng/mL）。

（二）分析灵敏度（最低检测限）

0.003ng/mL。

（三）干扰因素

检测结果不受黄疸（胆红素＜1112 μmol/L或＜65 mg/dL）、溶血（血红蛋白＜1.4 mmol/L或＜2.2 g/dL）、脂血（脂肪乳剂＜1500 mg/dL）及生物素（生物素＜246 nmol/L或＜60ng/mL）的影响。对于接受高剂量生物素（＞5 mg/d）治疗的患者，必须在末次生物素治疗至少8小时后采集样本。类风湿因子浓度≤1500 U/mL时无明显干扰。tPSA浓度≤17 000ng/mL时无高剂量钩状效应。体外对28种常用药物进行检测，未发现有药物影响检测结果。少数病例中针对分析物特异性抗体、链霉亲和素或Ru抗体的极高滴度抗体会影响检测结果。通过适当的实验设计可将影响因素降到最低。

第七节　血清游离前列腺特异性抗原定量检测标准操作规程

一、目的

规范操作流程，保证血清游离前列腺特异性抗原（f-PSA）定量检测的准确性和可靠性。

二、原理

采用双抗体夹心法原理，整个过程18分钟内完成。

第1步孵育：20 μL标本、生物素化的单克隆f-PSA特异抗体和Ru标记的单克隆f-PSA特异抗体混匀，形成夹心复合物。

第2步孵育：加入链霉亲和素包被的微粒，让上述形成的复合物通过生物素与链霉亲和素间的反应结合到微粒上。

第3步：反应混合液吸到测量池中，微粒通过磁铁吸附到电极表面上，未结合的物质被清洗液洗去，电极加电压后产生化学发光，通过光电倍增管进行测定。检测结果由机器自动从标准曲线上查出。此曲线由仪器通过2点定标校正，由从试剂条形码扫描入仪器的原版标准曲线得到。

三、标本要求

（一）标本只有按照下列方法收集，检测结果才能被接受

血清标本采集用标准样本试管或含分离胶的试管。标本在2 ～ 8℃可稳定7天，–20 ℃可稳定3个月。含沉淀的标本使用前需离心。

确保患者样本、定标物、质控物在测试前达到室温20 ～ 25 ℃。为减小挥发的影响，放在分析仪上的样本、定标物、质控物应在2小时内测试完。

（二）标本的准备

新鲜样本、冻后脂血样品、预处理的样本或冷冻样品变混浊，必须离心（大约15 000 g，10分钟或2000 ～ 3500 r/min，5 ～ 10分钟）澄清，方可进行检测。

（三）患者准备的一般要求

患者在采血前24小时内应避免运动和饮酒，不宜改变饮食习惯和睡眠习惯。一般主张在禁食12小时后空腹取血，门诊患者提倡静坐15分钟后再采血。

四、试剂与仪器

（一）仪器

全自动电化学发光免疫分析系统。

（二）试剂使用

试剂盒中的试剂是一个整体，打开后可立即使用，不能被分开。正确操作需要的所有信息可通过相应的试剂条码读取。

（三）试剂组成

M：链霉亲和素包被的微粒（透明瓶盖），1瓶，6.5 mL。粒子浓度0.72 mg/mL，生物素结合能力：470 ng生物素/mg粒子。含防腐剂。

R1：生物素化的抗f-PSA单克隆抗体（灰色瓶盖），1瓶，10 mL生物素化的抗PSA单克隆抗体（鼠）：浓度1.5 mg/L，磷酸缓冲液100 mmol/L，pH值=6.0，含防腐剂。

R2：Ru（bpy）$_3^{2+}$标记的抗f-PSA单克隆抗体（黑色瓶盖），1瓶，10 mL。Ru（bpy）$_3^{2+}$标记的抗PSA单克隆抗体（鼠）：浓度1.0 mg/L，磷酸缓冲液100 mmol/L，pH值=6.0，含防腐剂。

（四）其他试剂

游离PSA定标液（f-PSA CalSet）、肿瘤标志物质控品（PreciControl Tumor Marker）1和2、分析杯和Elecsys分析吸头（移液管吸头加样枪头）、通用稀释液、ProCell系统缓冲液、CleanCell检测池洗液、SysWash（附加洗液）、SysClean系统清洗液、ProCell M系统缓冲液、ProbeWash M清洗液、废物袋。

（五）储存及稳定性

存放在2 ~ 8 ℃。为了确保使用前自动混匀期间提供足够量的磁性微粒，试剂盒在储存时，切莫倒置。

稳定性：未开封2 ~ 8 ℃，可稳定至标明的保质期；开封后2 ~ 8 ℃，12周；放置在仪器上，8周（交替贮存在冰箱内和仪器上，室温20 ~ 25 ℃，开瓶使用时间累计约20小时）。

五、操作步骤

第一，按仪器操作说明进行操作。检查试剂与消耗品是否充足。使用前自动混匀微粒。仪器通过扫描试剂盒条形码自动输入测试所需的特异性参数，不需手工输入。如果特殊情况下仪器无法阅读条形码，可以手工输入15位数字。

第二，检测程序：从主菜单进入测试要求屏幕。对每个样品，设置一个样品架上的位置，输入样品信息和需检测的测试名称。将样品管（杯）放入样品架中已设定的位置。按下运行键（Run）开始检测。仪器会提醒操作者运行所需的定标。系统会自动计算检测结果。

六、校准

（一）溯源性

这种方法可溯源至WHO96/668（100%游离PSA）。每批Elecsys试剂套装都有条形码标签，条形码含有特定批次试剂对应的特定定标信息。预先确定的一级定标曲线适用于采用相关定标液试剂盒进行测定的分析仪。

（二）定标频率

必须使用新鲜试剂对每个试剂批进行1次定标（试剂盒上机登入后的24小时内）。下列情况建议重新定标：使用同一批试剂的1个月后；在分析仪上使用同一试剂盒7天后；质控结果超出范围时，如质控结果在规定的限值外；若两水平质控均在控，则定标曲线可延至试剂及质控批号更换。

（三）定标验证

分析仪的软件会自动检查定标曲线的有效性及任何偏离。

七、质控

该测试适用的质控液为PreciControl Tumor Marker1和2，也可以用其他合适的质控液，如Lyphochek Tumor Marker Plus Control。在以下情况建议进行质控检测：每24小时进行1次检测、每一个新批号试剂盒、每次定标以后。质控间隔期应适用于各实验室的具体要求。检测值应落在确定的范围内，如果质控值落在范围以外，每个实验室应采取纠正措施。

八、结果判断

（一）结果计算

对每一个标本，分析仪自动计算f-PSA含量，单位是ng/mL或μg/L。

（二）检测范围

0.010 ～ 50.000 ng/mL。低于检测下限时报告为＜0.010 ng/mL。高于测量范围的数值报告为＞50.000 ng/mL。

（三）稀释

检测范围较宽，样本不需要稀释。

（四）检测结果的不确定度

具体参见AFP标准操作规程的相关内容。

九、生物参考区间

男性血清f-PSA生物参考区间为0 ～ 0.934 ng/mL。

十、性能参数

（一）精密度

低值质控品TM1批内CV为2.2%（均值为2.28 ng/mL），总CV为4.3%（均值为1.92 ng/mL）；中值质控品TM2批内CV为1.5%（均值为15.5 ng/mL），总CV为5.3%（均值为12.6 ng/mL）。

（二）分析灵敏度（最低检测限）

0.01 ng/mL。

（三）干扰因素

检测结果不受黄疸（胆红素<1112 μmol/L或<65 mg/dL）、溶血（血红蛋白<0.621 mmol/L或<1.0 g/dL）、脂血（脂肪乳剂<1500 mg/dL）和生物素（生物素<123 nmol/L或<30 ng/mL）的影响。对于接受高剂量生物素（>5 mg/d）治疗的患者，必须在末次生物素治疗至少8小时后采集样本。类风湿因子浓度≤1500 U/mL时无明显干扰。f-PSA浓度≤15 000 ng/mL时无高剂量钩状效应。体外对28种常用药物进行检测，只有氟他胺在每日药物剂量时会导致f-PSA值轻微下降。少数病例中针对分析物特异性抗体、链霉亲和素或Ru抗体的极高滴度抗体会影响检测结果。通过适当的实验设计可将影响因素降到最低。

十一、临床意义

f-PSA是血液中小部分以游离形式存在，未与α$_1$-抗糜蛋白酶结合的PSA片段。正常人约80%的tPSA以结合形式存在，f-PSA约占20%。

当tPSA的浓度在2 ～ 20 ng/mL时，tPSA水平升高对于恶性的前列腺肿瘤和良性的前列腺疾病的鉴别能力并不是很好，所以同时检测游离PSA的水平对于两种疾病的鉴别而言非常重要。

患者样本f-PSA测定值的高低因采用的检测方法而异，因此实验室的检测报告应注明所采用的检测方法。患者样本f-PSA的测定值主要取决于采用的检测方法，因此两种方法测出的含量不能相互直接比较，以免出现错误的医学解释。

第八节 血清人绒毛膜促性腺激素 β 定量检测标准操作规程

一、目的

规范操作流程，保证血清人绒毛膜促性腺激素 β（β-HCG）定量检测的准确性和可靠性。

二、原理

采用双抗体夹心法原理，整个过程18分钟内完成。

第1步孵育：30 μL标本、生物素化的单克隆 β-HCG特异抗体和Ru标记的单克隆 β-HCG特异抗体混匀，形成夹心复合物。

第2步孵育：加入链霉亲和素包被的微粒，让上述形成的复合物通过生物素与链霉亲和素间的反应结合到微粒上。

第3步：反应混合液吸到测量池中，微粒通过磁铁吸附到电极表面上，未结合的物质被清洗液洗去，电极加电压后产生化学发光，通过光电倍增管进行测定。检测结果由机器自动从标准曲线上查出。此曲线由仪器通过2点定标校正，由从试剂条形码扫描入仪器的原版标准曲线得到。

三、标本要求

（一）标本只有按照下列方法收集，检测结果才能被接受

血清标本采集用标准样本试管或含分离胶的试管。标本在2 ～ 8 ℃可稳定7天，-20 ℃可稳定3个月。含沉淀的标本使用前需离心。

确保患者样本、定标物、质控物在测试前达到室温20 ～ 25 ℃。为减小挥发的影响，放在分析仪上的样本、定标物、质控物应在2小时内测试完。

（二）标本的准备

新鲜样本、冻后脂血样品、预处理的样本或冷冻样品变混浊，必须离心（大约15 000 g，10分钟或2000 ～ 3500 r/min，5 ～ 10分钟）澄清，方可进行检测。

（三）患者准备的一般要求

患者在采血前24小时内应避免运动和饮酒，不宜改变饮食习惯和睡眠习惯。一般主张在禁食12小时后空腹取血，门诊患者提倡静坐15分钟后再采血。

四、试剂与仪器

（一）仪器

全自动电化学发光免疫分析系统。

（二）试剂使用

试剂盒中的试剂是一个整体，打开后可立即使用，不能被分开。正确操作需要的所有信息可通过相应的试剂条码读取。

（三）试剂组成

M：链霉亲和素包被的微粒（透明瓶盖），粒子浓度0.72 mg/mL，生物素结合能力：470 ng生物素/mg粒子。含防腐剂。

R1：生物素化的抗人绒毛膜促性腺激素（HCG）单克隆抗体（灰色瓶盖），浓度6.3 mg/L，磷酸缓冲液0.04 mol/L，pH值=7.5。含防腐剂。

R2：$Ru(bpy)_3^{2+}$标记的抗HCG单克隆抗体（黑色瓶盖），1瓶，10 mL，浓度4.6 mg/L。磷酸缓冲液0.04 mol/L，pH值=6.5。含防腐剂。

（四）其他试剂

β-HCG定标液（β-HCG CalSet）、肿瘤标志物质控品（PreciControl Tumor

Marker）1和2、分析杯和Elecsys分析吸头（移液管吸头加样枪头）、通用稀释液、ProCell系统缓冲液、CleanCell检测池洗液、SysWash（附加洗液）、SysClean系统清洗液、ProCell M系统缓冲液、ProbeWash M清洗液、废物袋。

（五）储存及稳定性

存放在2～8℃。为了确保使用前自动混匀期间提供足够量的磁性微粒，试剂盒在储存时，切莫倒置。

稳定性：未开封2～8℃，可稳定至标明的保质期；开封后2～8℃，12周；放置在仪器上，8周（交替贮存在冰箱内和仪器上，室温20～25℃，开瓶使用时间累计约20小时）。

五、操作步骤

第一，检查试剂与消耗品是否充足，使用前自动混匀微粒。仪器通过扫描试剂盒条形码自动输入测试所需的特异性参数，不需手工输入，如果特殊情况下仪器无法阅读条形码，可以手工输入15位数字。将冷藏试剂预温到20℃后放置于仪器的试剂盘上，避免产生泡沫。仪器自动控制试剂温度和开/关试剂瓶盖。

第二，检测程序：从主菜单进入测试要求屏幕。对每个样品，设置一个样品架上的位置，输入样品信息和需要检测的测试名称。将样品管（杯）放入样品架中已设定的位置。按下运行键（Run）开始检测。仪器会提醒操作者运行所需的定标。系统会自动计算检测结果。

六、校准

（一）溯源性

该检测方法可溯源至英国国家生物制品检定所（NIBSC）第4个绒毛膜促性腺激素国际标准品，编码75/589。每批Elecsys HCG＋β试剂的试剂盒上都有条形码记录各批号试剂特异的定标信息。使用HCG＋β CalSet使预定义的主曲线适用于分析仪。

（二）定标频率

必须使用新鲜试剂对每个试剂批进行1次定标（试剂盒上机登入后的24小时内）。下列情况建议重新定标：使用同一批试剂的1个月后；在分析仪上使用同一试剂盒7天后；质控结果超出范围时，如质控结果在规定的限值外；若两水平质控均在控，则定标曲线可延至试剂及质控批号更换。

（三）定标验证

分析仪的软件会自动检查定标曲线的有效性及任何偏离。

七、质控

该测试适用的质控液为PreciControl Tumor Marker1和2，也可以用其他合适的质控液，如Lyphochek Tumor Marker Plus Control。在以下情况建议进行质控检测：每24小时进行1次检测；每一个新批号试剂盒；每次定标以后。质控间隔期应适用于各实验室的具体要求。检测值应落在确定的范围内，如果质控值落在范围以外，每个实验室应采取纠正措施。

八、结果判断

（一）结果计算

对每一个标本，分析仪会自动计算 β –HCG含量，单位是mU/mL。

（二）检测范围

$0.100 \sim 10\,000$ mU/mL。

（三）稀释

高于检测范围的标本可用通用稀释液稀释。建议1∶20稀释。稀释后的标本HCG＋β 含量必须高于100 mU/mL。如用手工稀释，结果应乘上稀释倍数。如果是机器自动稀释，机器会自动计算结果。

（四）检测结果的不确定度

具体参见AFP标准操作规程的相关内容。

九、生物参考区间

非怀孕妇女不高于2 mU/mL；绝经后女性不高于6 mU/mL；男性不高于2 mU/mL。

十、性能参数

（一）精密度

低值质控品TM1批内CV为1.8%（均值为21.4 mU/mL），总CV为4.6%（均值为24.2 mU/mL）；中值质控品TM2批内CV为2.3%（均值为2012 mU/mL），总CV为3.6%（均值为2316 mU/mL）。

（二）分析灵敏度（最低检测限）

0.1 mU/mL。

（三）干扰因素

当黄疸（胆红素 < 410 μmol/L 或 < 24 mg/dL）、溶血（血红蛋白 < 0.621 mmol/L 或 < 1.0 g/dL）、脂血（脂肪乳剂 < 1400 mg/dL）及生物素（< 327 nmol/L 或 < 80 ng/mL）时，测定不受干扰。对于接受高剂量生物素治疗的患者（> 5 mg/d），必须在末次生物素治疗8小时后采集样本。类风湿因子浓度最高达到3400 U/mL及使用透析患者的样本时未发现干扰。浓度 < 750 000 mU/mL 的 HCG 不产生高剂量钩状效应的影响。针对15种常用药物进行了体外检测。未发现有药物影响检测结果。少数病例中极高浓度的分析物特异性抗体、链霉亲和素或 Ru 抗体会影响检测结果，通过适当的实验设计可将影响因素降到最低。

十一、临床意义

与促卵泡素（FSH）、TSH和促黄体素（LH）一样，HCG也是糖蛋白，由2种亚单位（α和β）组成。在这4种激素中，α链是完全相同的，而β链具有特异性，负责特定激素功能。

怀孕时HCG由卵巢产生。HCG由许多亚激素组成，它们具有相同的生理活性，分子量不同。HCG的生理功能是维持妊娠黄体及影响类固醇的产生。怀孕妇女中的HCG主要是完整的HCG，检测HCG浓度可在受孕1周后诊断怀孕，在妊娠前3个月测定HCG特别重要，此期间HCG升高提示绒毛膜癌、葡萄胎、多胎妊娠。HCG升高还可见于生殖细胞、卵巢、膀胱、胰腺、胃、肺和肝脏肿瘤患者。含量降低提示流产、宫外孕、死胎。本试剂所用的特异性单克隆抗体可识别完整的HCG、HCG的槽型结构、β核的片段和β亚单位。Ru标记的抗体和生物素化的抗体针对HCG分子的不同的抗原决定簇。

第五章

心力衰竭的诊疗

第一节　心力衰竭的病因和诱因

一、心力衰竭的基本病因

各种心血管疾病最终均会导致心力衰竭的发生。心肌梗死、心肌病、心脏容量负荷过重、炎症等任何原因引起的心肌损伤均可造成心肌结构和功能的变化，最后导致心室泵血和（或）充盈功能不全。

（一）急性心力衰竭的常见病因

任何心脏解剖或功能的突发异常均可使心排血量急剧降低，肺静脉压突然升高，从而发生急性左心衰竭。常见的病因有以下5种。

1.急性弥漫性心肌损害

如急性心肌炎、广泛前壁心肌梗死等。

2.突发的机械性血流动力学阻塞

如严重的瓣膜狭窄、左室流出道梗阻、心房球瓣样血栓或心房内嵌顿二尖瓣口的黏液瘤等。

3.心脏容量负荷剧增

如急性心肌梗死或感染性心内膜炎引起的瓣膜穿孔、腱索断裂所致的急性瓣膜反流、室间隔破裂穿孔或主动脉瘤破裂使心室容量负荷剧增，以及过多或过快的输液、输血等。

4.急性心脏后负荷增加

如高血压导致的血压急剧增高等。

5.严重心律失常

如快速型心房颤动、心室停搏、显著的心动过缓等。

急性左心衰竭主要的病理生理基础为心脏收缩力突然严重减弱，心排血量急剧减少，或者左心室瓣膜急性反流，左心室舒张末压迅速升高，肺静脉回流受阻，肺静脉压快速升高，肺毛细血管静水压随之升高，使血管内液体渗入肺间质和肺泡内，形成急性肺水肿。

（二）慢性心力衰竭的常见病因

1. 高动力循环状态

甲状腺功能亢进、贫血、维生素B_1缺乏、体循环动静脉瘘等。

2. 心室后负荷过重

各种原因所致的肺动脉高压，体循环高压（原发性和继发性高血压），左右心室流出道梗阻及主动脉、肺动脉口狭窄等。

3. 心室前负荷过重

各种原因所致的瓣膜关闭不全、心内或大血管内分流性疾病，如房间隔缺损、室间隔缺损、动脉导管未闭、主动脉窦瘤破裂和动静脉瘘等。

4. 心室前负荷不足

二尖瓣狭窄、三尖瓣狭窄、心房黏液瘤、心包炎、心脏压塞和限制型心肌病等。

5. 心肌舒缩功能不全

心肌舒缩功能不全是引起心力衰竭的最常见原因，包括各种原因所致的心肌炎、心肌病、心肌梗死、缺血性心脏病、心肌代谢障碍（如缺氧，缺血，水、电解质紊乱和酸碱平衡失调等），其中舒张功能不全多见于高血压、左心室肥厚、主动脉和（或）肺动脉口狭窄、限制型心肌病等。

二、心力衰竭的诱发因素

大多数心力衰竭是在原发性心脏病的基础上发生的。一些常见的可诱发心力衰竭的因素如下。

（1）感染、发热，如呼吸道感染、风湿等。

（2）严重心律失常，特别是快速性心律失常，如心房颤动、阵发性心动过速等。

（3）心脏容量负荷增加，如妊娠、分娩、饮水过多、过多过快的静脉内输液、过多地摄入钠盐等均可导致心脏容量负荷增加。

（4）药物作用，如洋地黄中毒或不恰当地停用洋地黄。

（5）过度劳累及情绪激动，如过度的体力活动和情绪剧烈波动。

（6）其他疾病，如肺栓塞、贫血和乳头肌功能不全等。

第二节　心力衰竭的临床表现

一、急性心力衰竭的临床表现

（一）早期表现

左心功能降低的早期征兆为原心功能正常者出现疲乏、运动耐力明显降低、心率增加15 ~ 20次/分，继而出现劳力性呼吸困难、夜间阵发性呼吸困难、高枕位睡眠等。检查可见左心室增大，舒张早期或中期奔马律，两肺底部有湿啰音、干啰音和哮鸣音。

（二）急性肺水肿

起病急剧，可迅速发展至危重状态。突发严重的呼吸困难、端坐呼吸、烦躁并伴恐惧感。呼吸频率加快，可达30 ~ 50次/分。频繁咳嗽并咳出大量粉红色泡沫样痰。心率加快，心尖部常可闻及奔马律。两肺布满湿啰音和哮鸣音。

（三）心源性休克

（1）低血压：持续30分钟以上，收缩压降至90 mmHg以下，或原有高血压的患者收缩压降至60 mmHg或更多。

（2）组织低灌注状态：

①皮肤湿冷、苍白和发绀伴紫色条纹。

②心动过速（心率>110次/分）。

③尿量明显减少（<30 mL/h），甚至无尿。

④意识障碍，常有烦躁不安、激动、焦虑、恐惧和濒死感。收缩压低于70 mmHg，可出现抑制症状，逐渐发展至意识模糊甚至昏迷。

（3）血流动力学障碍：肺动脉楔压（PAWP）≥18 mmHg，心脏指数（CI）≤2.2L/（min·m^2）（有循环支持时）或≤1.8 L/（min·m^2）（无循环支持时）。

（4）代谢性酸中毒和低氧血症。

二、慢性心力衰竭的临床表现

（一）左心心力衰竭的症状和体征

大多数左心心力衰竭患者由于运动耐力下降，出现呼吸困难或乏力而就医，这些症状可在休息或运动时出现。同一患者可能存在多种引起上述症状的疾病，并且运动耐量损害是逐渐发生的，可能未引起患者注意，需仔细询问日常生活能力发生的变化才能发现。

呼吸困难是左心衰竭最主要的症状，可表现为劳力性呼吸困难、端坐呼吸、夜间阵发性呼吸困难等多种形式。运动耐力下降、乏力为骨骼肌供血不足的表现。严重心力衰竭患者可出现陈-施呼吸，提示预后不良。体格检查除原有的心脏病体征外，还可发现左心室增大、脉搏强弱交替，听诊可闻及肺部啰音。

（二）右心心力衰竭的症状和体征

主要为液体潴留引起的症状。表现为慢性持续性淤血引起的各脏器功能改变，患者可出现腹部或腿部水肿，并可能以此为首要或唯一症状而就医。体格检查除原有的心脏病体征外，还可发现心脏增大、颈静脉充盈、肝大和压痛、发绀、下垂性水肿、腹腔积液和腹水等。

（三）舒张性心力衰竭的症状和体征

舒张性心力衰竭是指在心室收缩功能正常的情况下，心室松弛性和顺应性减低使心室充盈量减少、充盈压升高，导致肺循环和体循环淤血。初期无症状或症状不明显，随着病情发展，可出现运动耐力下降、气促、肺水肿。患者可能在检查其他疾病（如急性心肌梗死、心律失常、肺血栓栓塞症或躯体血栓栓塞性疾病）时发现心脏扩大或心功能不全等表现。

第三节　心力衰竭的诊断

一、心力衰竭诊断常用的检查手段

（一）心电图

心电图常可提示原发疾病。所有心力衰竭及怀疑心力衰竭的患者均应行心电图检查，明确心律、心率、QRS形态和宽度等。心力衰竭患者一般均有心电图异常，心电图完全正常的可能性极低。怀疑存在心律失常或无症状性心肌缺血时应行24小时动态心电图检查。

（二）X线检查

X线检查可用于识别或排除肺部疾病或其他引起呼吸困难的疾病，并可评估肺淤血、肺水肿、肺部感染等情况。

（三）超声心动图

超声心动图可了解心脏的结构和功能、心瓣膜状况、肺动脉压，以及是否存在心包病变、急性心肌梗死的机械并发症、室壁运动失调、左室射血分数（LVEF）等情况，也可区别舒张功能不全和收缩功能不全。

（四）动脉血气分析监测

动脉血氧分压（PaO_2）、二氧化碳分压（PCO_2）、酸碱度等。

（五）实验室检查

血常规和血生化检查，如电解质、肾功能、血糖、白蛋白，以及高敏C反应蛋白、血小板比容、血清铁、铁蛋白、总铁结合力、血脂、糖化血红蛋白、促甲状腺激素等。

（六）心力衰竭标志物

脑钠肽（BNP）和氨基末端pro脑钠肽（NT-proBNP），可用来鉴别是否为心源性呼吸困难，以及评估慢性心力衰竭的严重程度和预后。

（七）心肌坏死标志物

检测心肌受损的特异性和敏感性均较高的标志物是心肌肌钙蛋白T或I（cTnT或cTnI）。

二、慢性心力衰竭的诊断

根据病史、体格检查、心电图、胸片判断有无心力衰竭的可能性，然后通过利钠肽检测和超声心动图等检查确定是否存在心力衰竭。

（一）病史

冠心病、高血压等基础心血管病的病史。

（二）症状

休息或运动时出现呼吸困难、乏力、下肢水肿的临床症状。

（三）体征

心动过速、呼吸急促、肺部啰音、胸腔积液、颈静脉压力增高、外周水肿、肝大、心腔扩大、第三心音、心脏杂音等。

（四）辅助检查

超声心动图异常、BNP/NT-proBNP水平升高、胸片肺淤血等心脏结构或功能异常的客观证据，有收缩性心力衰竭或舒张性心力衰竭的特征。

三、急性心力衰竭的诊断

根据既往心血管疾病及心血管病危险因素诊断。出现呼吸困难、活动耐力下降、乏力及心率增快，严重者可有显著的呼吸困难、端坐呼吸、烦躁不安，并有恐惧感，呼吸频率可达30～50次/分，咳嗽并咳出粉红色泡沫痰，心率快，心尖部常可闻及奔马律，两肺满布湿啰音和哮鸣音。体格检查可发现心脏增大、舒张早期或中期奔马律、肺动脉瓣区第二心音亢进、肺部干湿啰音、体循环淤血体征等表现。结合各种检查（心电图、胸部X线检查、超声心动图和BNP/NT-proBNP）可做出急性心力衰竭的诊断，并做出临床危险分层，包括病情的分级、严重程度和预后的评估。

急性左心衰竭由于肺淤血可导致呼吸困难，严重者可出现急性肺水肿和心源性休克。急性左心衰竭病情严重程度分级以Ⅰ级病情最轻，逐渐加重，Ⅳ级为最重。

急性右心衰竭常见病因为右心室梗死和急性大块肺栓塞。根据病史、临床表现，如突发的呼吸困难、低血压、颈静脉怒张等症状，结合心电图和超声心动图检查，可以做出诊断。

第四节　慢性心力衰竭的治疗

一、治疗目标

慢性心力衰竭的治疗目标包括改善症状、防止和延缓心室重构、减少住院次数、降低病死率。对已确诊的慢性心力衰竭患者，原本的关注点主要在于改善预后和生存率，而目前认为改善患者症状、提高生活质量、降低患者的再住院率也是至关重要的。

二、病因治疗

控制高血压、糖尿病等危险因素，使用抗血小板药物和他汀类调脂药物进行冠心病的二级预防。

三、一般治疗

（1）一般采取高枕位睡眠，较重者采取半卧位或坐位。

（2）限制体力活动，重症心力衰竭患者以卧床休息为主，心功能改善后应适当下床活动，以免下肢深静脉血栓形成和肺部感染。

（3）必须控制饮水量，饮水过多会增加心脏的负担，一旦饮水过多，可用利尿药将水排出。少食多餐，低盐饮食。

（4）一定要戒烟戒酒，保持心态平衡及充足的睡眠。

（5）按医嘱服药，预防呼吸道感染。

四、药物治疗流程

（一）利尿药、ACEI或β受体阻滞剂的应用

对伴有液体潴留证据或曾有液体潴留的所有心力衰竭患者，均应先推荐给予利尿剂以改善症状和运动耐量（Ⅱ类，C级），继以血管紧张素转化酶抑制剂（ACEI）或β受体阻滞剂，无禁忌证者可再加用醛固酮受体阻滞剂。不能耐受ACEI的患者使用血管紧张素受体阻滞药［ARB（Ⅰ类，A级）］。ACEI和β受体阻滞剂可以同时启用，这改变了既往欧洲心脏病学会（ESC）强调应先用ACEI，之后加用β受体阻滞剂的做法。

（二）ACEI和β受体阻滞剂联合应用

对于心力衰竭患者，推荐应用ACEI（Ⅰ类，A级）抑制肾素-血管紧张素系统，可联合应用β受体阻滞剂，ACEI和β受体阻滞剂可以序贯使用，还可以起始并用，也可以和利尿药一起使用。对于特定患者，还可联合应用醛固酮受体阻滞剂，以降低心力衰竭的发病率和死亡率。现代治疗强调ACEI和β受体阻滞剂

应尽早合用，这样才能发挥最大的益处，以改善心力衰竭患者的预后。所有心力衰竭患者必须终身使用ACEI，除非有禁忌证（Ⅰ类，A级）。所有心力衰竭患者均必须终身应用β受体阻滞剂，除非有禁忌证或不能耐受（Ⅰ类，A级）。

β受体阻滞剂的推荐：要求所使用的β受体阻滞剂要逐渐达到推荐的目标剂量或最大耐受剂量。将静息心率降至60次/分左右的剂量作为β受体阻滞剂的目标剂量或最大耐受剂量。

（三）醛固酮受体阻滞剂的应用

对于醛固酮受体阻滞剂，ESC仍强调其适用于ACEI/ARB和β受体阻滞剂合用后仍有症状的患者。醛固酮受体阻滞剂的应用范围已从纽约心脏病协会（NYHA）心功能分级Ⅲ～Ⅳ级扩大至Ⅱ～Ⅳ级，适用于所有LVEF<35%的患者（Ⅰ类，A级）。《2018中国心力衰竭诊断和治疗指南》则推荐，只要没有明确的禁忌证（血钾≥5 mmol/L或肌酐清除率≤30 mL/min），就应尽早加用。推荐使用新型醛固酮受体阻滞剂。醛固酮受体阻滞剂与β受体阻滞剂一样，具有降低心力衰竭患者心源性猝死率的有益作用。

醛固酮受体阻滞剂应用的基础研究与临床循证证据如下所示。

（1）心肌纤维化在心力衰竭和心肌重构的发生与发展中起着重要作用，螺内酯对其有良好的抑制作用。

（2）ACEI或ARB的应用并不能阻止醛固酮的产生，治疗2～3个月，体内醛固酮即可恢复至原有水平，即存在"醛固酮逃逸"现象。

（3）EMPHASUS-HF的研究结果表明，醛固酮受体阻滞剂不仅可安全用于NYHA心功能分级Ⅲ～Ⅳ级的患者，也可使NYHA心功能分级Ⅰ～Ⅱ级的心力衰竭患者获益。

（四）沙库巴曲缬沙坦钠片的应用

通过抑制心房钠尿肽类降解，增强心房钠尿肽效应是目前心力衰竭治疗中另一个有前景的领域。心力衰竭治疗的创新观念包括最大限度地发挥心房钠尿肽的有益性与抑制肾素-血管紧张素-醛固酮系统（RAAS）的组合以实现最佳的器官保护，如沙库巴曲缬沙坦钠片，即脑啡肽酶抑制剂（沙库巴曲）和ARB（缬沙坦）组合的复方制剂。沙库巴曲缬沙坦钠片在心力衰竭患者中产生的心血管效应和肾效应是由于脑啡肽酶抑制血管活性多肽的降解作用和缬沙坦的血管紧张素Ⅱ受体抑制作用。缬沙坦通过选择性阻断AT1受体效应和醛固酮的释放而发挥作用。欧美心力衰竭指南均推荐所有在应用ACEI、β受体阻滞剂和醛固酮受体阻滞剂后仍有症状的心力衰竭患者应用沙库巴曲缬沙坦钠片替代ACEI，但各欧美心力衰竭指南对该药的推荐仍存在明显差异。

ESC推荐该药用于已采用循证剂量（包括最大耐受剂量）的ACEI、β受体阻滞剂和醛固酮受体阻滞剂之后仍有症状的心力衰竭患者，可以将沙库巴曲缬沙坦钠片替换为ACEI，这样可进一步降低心血管死亡率。

美国心脏病学会（ACC）及美国心脏协会（AHA）推荐慢性心力衰竭患者在初始治疗时均可采用沙库巴曲缬沙坦钠片、ACEI、ARB联合β受体阻滞剂和醛固酮受体阻滞剂的方案，以降低发病率和病死率。对于NYHA心功能分级Ⅱ级或Ⅲ级，能够耐受ACEI的有症状患者，推荐以该药替代ACEI或ARB。

PARADIGM-HF研究结果表明，与依那普利比较，沙库巴曲缬沙坦钠片可以显著降低心力衰竭患者的心血管死亡率、再住院率及全因死亡率，其中降低心血管死亡率达20%。沙库巴曲缬沙坦钠片有望成为慢性心力衰竭患者的标准治疗用药。

1.适应证

对于NYHA心功能分级Ⅱ～Ⅲ级、有症状的心力衰竭患者，若能耐受ACEI或ARB，推荐以血管紧张素受体脑啡肽酶抑制剂（ARNI）替代ACEI/ARB，以进一步降低心力衰竭的发病率及死亡率（Ⅰ类，B级）。

2.禁忌证

（1）有血管神经性水肿病史。

（2）双肾动脉严重狭窄。

（3）妊娠期妇女、哺乳期妇女。

（4）重度肝损害，胆汁性肝硬化和胆汁淤积。

（5）已知对ARB或ARNI过敏者。

3.以下情况慎用

（1）血肌酐＞221 μmol/L（2.5 mg/dl）或表皮生长因子受体（EGFR）＜30 mL/（mL·1.73 m^2）。

（2）血钾＞5.4 mmol/L。

（3）症状性低血压（收缩压<95 mmHg）。

（五）伊伐布雷定的应用

如果上述药物已达循证剂量，患者仍有症状或效果不满意，且窦性心律，静息心率≥70次/分，LVEF<35%，可再加用伊伐布雷定（Ⅱa类，B级）。

（六）托伐普坦的应用

新型利尿药托伐普坦是抗利尿激素V2受体拮抗剂，能够通过抑制V2受体异构，使得自由水排出增加，但排水不利钠，不会导致血钠、血钾过多流失，可用于伴顽固性水肿或低钠血症心力衰竭患者的治疗。

（七）洋地黄的应用

已用利尿药、ACEI（或ARB）、β受体阻滞剂和醛固酮受体阻滞剂，但仍持续有症状、LVEF<45%的患者可加用地高辛，伴有快速心室率的心房颤动患者尤为适合（Ⅱa类，B级）。

（八）器械治疗

1.超滤治疗的推荐

失代偿性心力衰竭患者住院的主要原因是液体潴留，这是人体钠离子总量增加的缘故，凡是不能够降低人体钠离子总量的治疗都是无效的。产生低张尿的常规利尿药治疗或其他以改善血流动力学为目标的治疗都不会改善临床转归。超滤治疗是降低人体钠总量的金标准。失代偿性心力衰竭的随机临床试验结果表明，超滤治疗是能够改善患者转归的干预措施。对失代偿性心力衰竭患者开展新的旨在改善其预后的干预措施应以超滤治疗为对照。缓解充血是治疗心力衰竭的重要靶标，目标是在清除血管内和血管外多余液体的同时，不进一步激活神经内分泌系统，不导致肾功能恶化。

近10年来，治疗心力衰竭的超滤设备和技术包括采用低流量蠕动泵（10～50 mL/min），小膜面积（0.1～0.3 m²）血液滤器或超滤器、更低的体外循环容量（33～65 mL），以及经外周浅表静脉快速建立体外循环等，这些进步从技术上保障了超滤治疗的安全性。超滤治疗在解决容量负荷方面具有独特优势，其能可控地清除体液，使排出钠的总量更多，具有良好的血流动力学效应，不造成电解质紊乱，不激活神经内分泌系统，并可恢复部分患者的利尿药疗效。

适应证推荐如下所示。

（1）ACC/AHA建议，超滤治疗适应证为有明显容量超负荷的患者，用以纠正淤血症状和液体潴留，或对药物治疗无效的顽固性心力衰竭患者。

（2）《2018中国心力衰竭诊断和治疗指南》中关于超滤治疗的推荐与美国ACC/AHA的推荐一致，将心力衰竭超滤治疗的循证医学证据级别定为Ⅱa类，B级。适应证如下所示。①对急性心力衰竭有益，但并非常规应用的手段。②出现下列情况之一时可以考虑采用。A.高容量负荷，如肺水肿或严重的外周水肿，且对利尿剂抵抗。B.低钠血症（血钠<110 mmol/L），且有相应的临床症状，如意识障碍、肌张力减退、腱反射减弱或消失、呕吐及肺水肿等。

（3）2016年ESC也明确了心力衰竭超滤治疗的适应证：存在利尿药抵抗的顽固性心力衰竭患者（Ⅱb类，B级）。

2. 心脏再同步化治疗的推荐

在标准抗心力衰竭药物治疗的基础上，应用心脏再同步化治疗（CRT）可以进一步改善心力衰竭的预后。国际心力衰竭指南对CRT的适应证既进行了扩展，又加以严格的限制。CRT的心功能分级得以扩展，NYHA心功能分级Ⅲ～Ⅳ级扩展至Ⅱ级、LVEF≤35%。对心电图QRS波宽度及形态则有更严格的限制，强调左束支阻滞形态和QRS波时限≥130 ms，非左束支阻滞形态时，QRS波时限≥150 ms。

多项随机临床试验显示，CRT可改善心力衰竭患者的预后，但仍有很多患者不能从CRT中获益，因此仍需强调改善患者的选择。较长的QRS波时限、左束支传导阻滞和较低的LVEF仍然是对CRT反应最重要的独立预测因子。RESPOND-CRT试验发现，通过超声引导的房-室和室-室间期优化可以降低无应答率。导线放置的多模式心脏成像策略及仅左心室起搏可能会提高CRT应答率。

MADIT-CRT试验、REVERSE试验和RAFT试验等许多研究结果表明，CRT患者是否获益与QRS波时限密切相关。QRS波时限（130 ms）是一个关键点，ORS液时限<130 ms时，CRT反而使患者风险增加，而高于该值患者才有可能获益，ORS液时限≥150 ms则可明显获益。指南要求在CRT临床决策前有3～6个月标准的药物治疗期。ESC和中国均强调QRS波时限<130 ms的患者应禁用CRT。

适应证如下所示。

（1）符合条件的症状性心力衰竭患者，建议给予CRT以改善症状，降低发病率和死亡率：窦性心律，QRS间期≥150 ms，QRS波呈左束支传导阻滞形态，尽管接受最佳药物治疗，但LVEF≤35%（Ⅰ类，A级）。

（2）符合条件的症状性心力衰竭患者，建议行CRT以改善症状、降低发病率和死亡率：窦性心律，QRS间期为130～149 ms，QRS波呈左束支阻滞形态，尽管接受最佳药物治疗，但LVEF≤35%（Ⅰ类，B级）。

（3）符合条件的心力衰竭患者，无论NYHA心功能分级如何，若存在心室起搏适应证和高度房室传导阻滞，建议CRT而不是右心室起搏，以降低发病率，包括心房颤动患者（Ⅰ类，A级）。

（4）QRS间期＜130 ms的症状性心力衰竭患者禁用CRT（Ⅲ类，A级）。

3.植入型心律转复除颤器（ICD）植入治疗的推荐

多项随机临床试验显示，ICD可改善心力衰竭患者的预后，但仍有很多患者不能从ICD治疗中获益。2016年ESC建议，缺血性和非缺血性心肌病患者使用ICD进行一级预防。DANISH试验对ESC的推荐提出了挑战，该研究显示，非缺血性心肌病采用ICD进行一级预防减少了心源性猝死，但并未降低全因死亡率。二次分析中发现ICD和生存率之间的关联与患者年龄有关。严重心力衰竭患者更有可能出现不恰当的ICD治疗。一项对12个临床试验的大型分析结果表明，随着时间推移，猝死率下降，这与越来越有效的药物治疗结果相一致。

第五节　急性心力衰竭的治疗

一、治疗目的

急性心力衰竭的治疗目的是改善症状、稳定血流动力学状态、维护重要脏器功能、挽救生命，避免急性心力衰竭复发、改善远期预后。

二、治疗目标

纠正缺氧、维持血压及组织灌注、降低PAWP并改善动脉供血。治疗原则包括利尿、扩血管、强心与防治心律失常。

三、治疗前评价

对于疑为急性心力衰竭的患者，应尽可能缩短诊断和治疗决策的时间，在60～120分钟完成急性心力衰竭患者诱因和严重程度评估并进行有效治疗。部分急性心力衰竭患者需在床边完成血流动力学评价，根据治疗前的评价情况做下一步的治疗选择。需迅速识别常见的威胁生命的临床情况，如急性冠脉综合征、高血压急症、严重心律失常、急性机械并发症和肺栓塞，并进行相应的特异性治疗。

四、治疗流程

《2018中国心力衰竭诊断和治疗指南》强调流程的重要性，再次肯定了利尿剂在急性心力衰竭治疗中的地位（Ⅰ类），同时肯定了其改善症状的重要性。其短期血流动力学、药理学的效应包括增加心排血量、降低PAWP及肺动脉循环的阻力等。

急性左心衰竭是心脏急症，应分秒必争抢救治疗，具体治疗措施如下所示。

（一）一般常规措施

1. 采取能减少回心血量的体位

立即让患者取坐位或半坐位，两腿下垂或放低，也可用止血带结扎四肢，每隔15分钟轮流放松一侧肢体以减少静脉回流，减轻肺水肿。

2. 纠正低氧血症

立即给予吸氧。先通过加入40%～70%的乙醇溶液湿化瓶，后吸入，也可用1%硅酮溶液代替乙醇溶液，或吸入二甲硅油气雾剂，降低肺泡内泡沫的表面张力使泡沫破裂，改善肺通气功能。

一般情况下可用鼻导管供氧，严重缺氧者也可采用面罩高浓度、大剂量吸氧（5 L/min），待缺氧纠正后改为常规供氧。确保快速、有效地纠正低氧血症。

3. 迅速建立静脉通道

保证静脉给药并采集检测血清电解质、肾功能等的血液标本。尽快送检动脉血气分析标本。

4. 建立心电图、血压及血流动力学指标等监测

随时处理可能存在的各种严重心律失常。

5. 镇静

立即皮下或肌内注射吗啡5～10 mg（直接或用生理盐水稀释后缓慢注射），必要时也可静脉注射5 mg；或哌替啶（杜冷丁）50～100 mg肌内注射。业已证实，吗啡不仅具有镇静、解除患者焦虑状态和减慢呼吸的作用，而且能扩张静脉和动脉，从而减轻心脏前后负荷，改善肺水肿。高龄、哮喘、昏迷、严重肺部病变、呼吸抑制和心动过缓、房室传导阻滞者则应慎用或禁用。

6. 洋地黄制剂

常首选西地兰，适用于心房颤动伴有快速心室率、严重收缩功能不全者（Ⅱa类，C级）。近期没有使用西地兰的患者，西地兰0.4～0.6 mg稀释后缓慢静脉注射。洋地黄对压力负荷过重的心源性肺水肿治疗效果好，如主动脉狭窄、高血压等。也可酌情应用β受体阻滞剂。

7. 氨茶碱

250 mg加于5%葡萄糖液20 mL内缓慢静脉注射，或500 mg加于5%葡萄糖液250 mL内静脉滴注，尤适用于有明显哮鸣音者，可减轻支气管痉挛并加强利尿作用。

8. 肾上腺皮质激素

肾上腺皮质激素具有抗过敏、抗休克、抗渗出、降低机体应激性等作用。一般选用地塞米松10～20 mg静脉注射或静脉滴注。有活动性出血者应慎用或禁用。如为急性心肌梗死，除非合并心脏阻滞或休克，否则一般不常规应用。

（二）利尿药的应用推荐

髓袢类利尿药（Ⅰ类，B级）应作为一线治疗药物及早应用，尤其是伴肺循环和（或）体循环明显淤血的急性心力衰竭患者，应立即选用快速起作用的强效利尿药，常用髓袢利尿药，如静脉注射呋塞米（速尿）20～40 mg、托拉塞米10～20 mg或布美他尼（丁尿胺）1～2 mg，以减少血容量并降低心脏前负荷。

对常规利尿药治疗效果不佳、有低钠血症或有肾功能损害倾向的患者，可用托伐普坦。当存在利尿药抵抗时，可采用增加利尿药剂量、静脉注射联合静脉滴注、联合使用两种以上的利尿药、小剂量输注多巴胺或重组人脑利钠肽（rhBNP）等方法。

（三）血管活性药物的应用推荐

根据血压水平和肺部淤血状态选择应用血管活性药物。扩血管药物可应用于急性心力衰竭的早期阶段，但收缩压<90 mmHg者禁忌使用。常用药物有硝酸酯类药物（Ⅱa类，B级）、硝普钠（Ⅱb类，B级）、奈西立肽（Ⅱa类，B级）。

简便急救治疗：可先舌下含服硝酸甘油0.5 mg，5 ～ 10分/次，最多可用8次。若疗效不明显可改为静脉滴注血管扩张剂，常用制剂有硝酸甘油、硝普钠、酚妥拉明等。若应用血管扩张剂过程中血压<90/50 mmHg，可加用多巴胺以维持血压，并酌情减少血管扩张剂用量或减慢滴速。

（四）rhBNP的应用推荐

rhBNP是一类新型抗心功能不全的药物。利用重组DNA技术合成的rhBNP（Ⅱb类，B级）可与脑钠肽受体结合，具有明确的扩张动脉、静脉、冠状动脉，排水排钠，抑制RAAS和交感神经的作用。临床研究表明，rhBNP是一种起效快、疗效显著、不良反应少，治疗急性心力衰竭的新型药物，可改善心力衰竭患者的临床症状和血流动力学，应用安全，但不改善预后。

2016年ESC指出，rhBNP与心力衰竭常规治疗药物联合使用，可以显著缓解心力衰竭患者的呼吸困难症状。

2016年ACC/AHA指出，rhBNP可降低左心室充盈压，对心排血量、尿量和利钠排泄有效。与单用利尿药相比，合用rhBNP可以更快改善心力衰竭患者的呼吸困难症状。

rhBNP用于急性失代偿性慢性心力衰竭伴休息或轻微活动时呼吸困难的患者，可以降低PAWP，改善呼吸困难症状。

静脉给药：初始负荷剂量为2 pg/kg，3 ～ 5分钟静脉缓慢注射，随后给以维持剂量0.01 μg/（kg·min）静脉滴注。疗程一般为3天。初始剂量不能超过推荐剂量。将利钠肽1.5 mg用5%葡萄糖注射液或0.9%氯化钠注射液或5%葡萄糖氯化钠注射液5 mL溶解后，加入250 mL上述液体中静脉滴注。

（五）ACEI的应用推荐

ACEI在急性心力衰竭中的应用仍有争议，急性期、病情尚未稳定的患者不宜应用（Ⅱb类，C级）。急性心肌梗死后的急性心力衰竭患者可以试用（Ⅱa类，C级），口服起始剂量宜小。急性期病情稳定48小时后逐渐加量（Ⅰ类，A级），不能耐受ACEI者可应用ARB。

（六）正性肌力药物的应用推荐

正性肌力药物适用于低心排血量综合征，对血压较低和对血管扩张剂及利尿剂不耐受或反应不佳的患者尤其有效。正性肌力药物包括多巴胺（Ⅱa类，C级）、多巴酚丁胺（Ⅱa类，C级）和磷酸二酯酶抑制剂（Ⅱb类，C级）。

（七）左西孟旦的应用推荐

左西孟旦是钙增敏剂，有促进心肌收缩和扩血管作用，可用于正在接受β受体阻滞剂的患者，冠心病患者应用不增加病死率（Ⅱa类，B级）。

（八）血管收缩药物的应用推荐

血管收缩药物可用于应用了正性肌力药物后仍出现心源性休克或合并显著低血压状态（收缩压≥90 mmHg）的患者。

如收缩压≥100 mmHg，主要应用髓袢利尿药和血管扩张剂；如收缩压显著降低（<100 mmHg），可开始应用正性肌力药物；如收缩压仍低（<90 mmHg），可加用缩血管药物，适当补充血容量，采用漂浮导管技术，根据血流动力学指标的变化调整血管活性药物的种类和剂量；如仍无效，应立即采用主动脉内球囊反搏（IABP）、左心室辅助装置（LVAD）或体外膜氧合器（ECMO）等器械治疗。

（九）抗凝治疗的应用推荐

对存在深静脉血栓和肺栓塞高危风险且无抗凝禁忌的患者，建议使用低分子量肝素行抗凝治疗。

（十）射血分数降低性心力衰竭患者出现失代偿性心力衰竭恶化的治疗

如无血流动力学不稳定或禁忌证，可继续原有的可改善预后的优化药物治疗方案。

（十一）重症心力衰竭的器械治疗

心力衰竭的器械治疗技术在过去10年间已取得巨大的进步，现代器械治疗简便、安全，为早期预防重症心力衰竭提供了可靠的帮助。器械治疗大多用于重症心力衰竭患者改善临床症状或作为外科手术和心脏移植前的过渡。

1.超滤治疗

超滤治疗能够根据患者液体满留程度可控地清除过剩的体液，是纠正水钠潴留的有效方法。

近10年来超滤技术的进步为临床提供了更好的治疗工具，显示了良好的临床应用前景，其已成为慢性心力衰竭利尿药治疗的重要补充或替代。超滤治疗可使再住院率减少44%，急诊率减少52%，明显改善患者的呼吸困难，容量减负荷作用明确（Ⅱa类，B级）。

ACC/AHA建议超滤治疗适应证为有明显容量超负荷的患者，用以纠正淤血症状和液体潴留，或药物治疗无效的顽固性心力衰竭患者。ACC/AHA不强调利尿药抵抗，有明显液体潴留即是超滤指征。

《2018年中国心力衰竭诊断和治疗指南》将心力衰竭超滤治疗的循证医学证据级别定为Ⅱa类，B级。

适应证如下所示。

（1）对急性心力衰竭有益，但并非常规应用的手段。

（2）出现下列情况之一时可以考虑采用。

第一，高容量负荷如肺水肿或严重的外周水肿，且对利尿药抵抗。

第二，低钠血症（血钠<110 mmol/L），且有相应的临床症状，如意识障碍、肌张力减退、腱反射减弱或消失、呕吐及肺水肿等。

2016年ESC也明确了心力衰竭超滤治疗的适应证：存在利尿药抵抗的顽固性心力衰竭患者（Ⅱb类，B级）。

（十二）无创呼吸机辅助通气治疗

2016年ESC推荐，对于疑为急性心力衰竭的患者，在起病初始阶段即需提供循环支持和（或）辅助通气支持，防止患者出现心源性休克和（或）通气障碍（Ⅱa类，B级）。

无创呼吸机辅助通气治疗的适应证如下。

（1）慢性阻塞性肺疾病（COPD）。

（2）心源性肺水肿。

（3）胸廓畸形或神经肌肉疾病。

（4）阻塞型睡眠呼吸暂停。

（5）胸部外伤。

（十三）IABP治疗

IABP在缺血性心力衰竭患者发生心源性休克时有着非常重要的作用，尤其是在高危手术过程中。多用于急性心肌梗死并发心源性休克患者（Ⅰ类，B级）。

IABP能纠正血流动力学紊乱、改善心肌及重要脏器灌注、争取抢救时间，为进一步处理介入并发症或转入外科手术治疗提供时机，在心力衰竭患者进行心脏手术时可降低手术风险。

（十四）LVAD治疗

LVAD治疗能够突破心脏移植供体短缺和移植受体年龄的限制，目前已在终末期心力衰竭和急性心力衰竭治疗中发挥了重要的作用（Ⅱa类，B级）。《2018年中国心力衰竭诊断和治疗指南》推荐，置入LVAD的适应证为使用优化药物和器械治疗后仍有严重症状2个月以上，且至少合并以下几项者。

（1）LVEF<25%和峰值摄氧量<12 mL/（kg·min）。

（2）近12个月内因无明显诱因心力衰竭住院次数≥3次。

（3）依赖静脉正性肌力药物治疗。

（4）因灌注下降而非左心室充盈压不足导致的进行性终末器官功能不全（肾功能/肝功能恶化）。

（5）右心室功能恶化。

应关注LVAD应用中的相关并发症，包括泵血栓、右心衰竭、出血、感染、脑卒中、恶性心律失常、泵失效等，其中右心衰竭和泵血栓是最常见和影响预后的主要并发症。避免发生LVAD置入后右心衰竭的关键为减少出血的发生、降低肺循环阻力及加强右心收缩力，必要时置入右心室辅助泵。

（十五）ECMO治疗

ECMO治疗是有效的循环辅助方法，同时具有呼吸支持功能，能够快速改善失代偿期心功能不全患者的低氧血症和循环状态。它可短期辅助心脏功能，可作为心脏移植或心肺移植的过渡。ECMO可采用经皮方式进入体内，将静脉血引出体外后通过氧合器提供氧气并去除二氧化碳，再注回静脉或动脉中，起到部分心肺替代作用，以改善人体组织器官的氧合血供。ECMO可通过改善组织灌注减轻炎症反应的潜力，无药物治疗的不良反应，可降低心源性休克的病死率，且在左右心室及高血流量双心室衰竭时也有支持作用。其可将血液从患者的中心静脉引出，气体交换后回输至中心静脉，即VV-ECMO，只提供气体交换；也可将血液从静脉系统引出，在气体交换后回输至动脉，即VA-ECMO，可提供呼吸和循环支持。

（十六）治疗原发病，消除诱因

例如，对高血压者采取降压措施，对快速异位心律失常者要纠正心律失常，对二尖瓣狭窄者施行紧急二尖瓣球囊成形术或二尖瓣分离术。

第六章

心律失常的诊疗

第一节 心律失常的分类

心律失常是指心脏冲动的频率、节律、起源部位、传导速度或激动顺序的异常。心律失常的机制可分为两大类：冲动形成异常和折返。冲动形成异常可进一步细分为自律性异常和触发活动。

尽管心律失常有多种分类方法，但从发生机制上讲，主要按照心搏快慢分为缓慢性心律失常及快速性心律失常两种类型，快速性心律失常可进一步分为冲动形成异常及冲动传导异常（折返）两大类。

第二节 心律失常的发生机制

一、缓慢性心律失常的发生机制

心脏的窦房结、房室结、房室束、左右束支等传导组织及心肌组织均具有自律性、兴奋性及传导性。在生理情况下，心脏激动的控制及发布由自律性最高的窦房结组织完成（通常频率为60～100次/分）；如果窦房结功能异常，通常心脏电活动由自律性次之的房室结（通常频率为40～60次/分）控制。

窦房结P细胞自律性的高低取决于最大舒张期电位、阈电位及4相除极速度3个因素。最大舒张期电位高、阈电位低、4相除极速度快都会发生窦房结起搏频率增加。其中以钙离子电流为主的4相舒张期内向电流对窦房结的功能有重要作用，交感神经末梢释放的儿茶酚胺类物质可作用于β_1受体，增加4相除极速度，提高心率；而迷走神经递质乙酰胆碱可降低内向钙离子电流及I_f电流，减慢心率。

（一）离子通道蛋白发育异常

由于基因的缺陷，临床上极少部分患者存在家族性窦房结功能异常，可能与窦房结P细胞及房室交界区结区细胞离子通道发育异常有关。

（二）心肌细胞坏死

在心肌缺血、心肌炎、机械损伤、休克等情况下，传导组织供血不足或炎症，出现细胞坏死，导致这部分心肌细胞功能异常，这是临床常见的缓慢性心律失常的原因。例如：急性下壁心肌梗死后房室结动脉闭塞而出现Ⅲ度房室传导阻滞；感染性休克、窦房结组织受损导致窦性心动过缓；室上性心动过速射频消融导致Ⅲ度房室传导阻滞；等等。

（三）心肌细胞凋亡

心肌细胞凋亡多表现为无明显诱因的传导系统退行性变，窦房结、房室结功能异常，发生传导阻滞。

（四）局部微环境异常

迷走神经异常兴奋、局部乙酰胆碱等神经递质增加；高钾血症致传导系统功能抑制；甲状腺功能减退致传导系统组织细胞功能减退；等等。这些情况下心脏传导系统的异常通常是可逆的，致病因素消除后，缓慢性心律失常多数可以恢复正常。

（五）药物及毒物的作用

如β受体阻滞剂、非二氢吡啶钙类离子拮抗药、洋地黄等药物过量，导致缓慢性心律失常。

（六）超速抑制

当一个频率高于窦房结的异位激动点持续、长时间控制心脏，就会使Na^+-K^+交换泵活性增强、细胞膜过度极化、最大舒张期电位降低，对窦房结功能产生抑制作用，表现为快速性房性心律失常后的窦性停搏。

二、快速性心律失常的发生机制

以目前对心律失常电生理机制的认识，其主要有异位节律点兴奋性升高、触发及折返活动几种。因为异位节律点兴奋性升高及触发活动两种均会导致局部异位兴奋灶，所以可大致将心律失常机制分为局灶性起源及折返活动两种，其中局灶起源存在异位节律点兴奋性增强和触发活动两种机制。

（一）异位节律点兴奋性增强

1. 心脏组织内的心肌细胞

心脏本身的心肌细胞在炎症、缺血、感染、药物及毒物、电解质紊乱等病理因素的作用下，兴奋性异常增强，成为心律失常源。

2. 心脏周边附着胶原及血管组织内的心肌细胞

最典型的是发育异常、插入肺静脉开口内的心房肌，这些心肌细胞具有兴奋性及自律性，又游离于心房整体肌肉以外，不能随心动周期同步除极，其自发产生的电活动传入心房，成为房性心动过速、心房颤动的异位起源点，称为肌袖性心律失常。类似的组织可以存在于上、下腔静脉，冠状静脉窦口，肺动脉及主动脉窦口等部位。随着电生理研究的深入，目前发现许多房性期前收缩、房性心动过速、心房颤动、室性期前收缩、室性心动过速均与心脏发育异常、瓣环内或外插入心肌束有关。

3. 心肌瘢痕组织内残存心肌细胞

炎症或缺血导致心肌损伤后，心肌内形成瘢痕，瘢痕组织内残存部分心肌细胞，可以独立发放电活动，形成心律失常。部分心肌病右心室流出道的室性期前收缩就可能是这种机制，但很难与局部的微折返相鉴别。这些异位节律点可能由多个细胞或者一团细胞参与组成。

（二）触发活动

触发活动是另一类异位节律点形成机制。其特点之一是异位节律点一定位于心脏组织内，主要是心室内的心肌细胞；另一特点是可以由单个心肌细胞离子活动异常所形成，而不是一组细胞。触发活动依据其发生在心肌细胞动作电位的时期的早晚，又可分为早期后去极化（EAD）及延迟后去极化（DAD）。前者异常激动出现在动作电位的3相（心电图ST段及T波升支前），通常认为主要与心肌细胞的K^+电流异常有关；后者出现在4相（心电图T波后），通常认为主要与心肌细胞的Ca^{2+}电流异常有关。

这些心肌细胞之所以产生异位电活动，主要的原因可能有以下几点。

1. 离子通道蛋白存在先天性缺陷

心肌细胞的离子通道蛋白先天缺陷导致除极异常，最常见的是长QT间期综合征。父母基因遗传导致的DNA异常，或在胚胎发育中受到外界感染、电离辐射等干扰，导致K^+或Na^+通道编码DNA的异常（缺失或点突变），进一步导致每个心肌细胞膜上蛋白的结构异常、离子通道功能异常（长QT间期表现）或间歇性功能异常（平常QT间期正常，但在某些药物的作用下出现QT间期延长）。这些异常可能诱发心肌后除极，发生尖端扭转型室性心动过速。

2. 心肌细胞可逆性功能损害

某心肌细胞在感染、缺血、毒物、电解质紊乱等病理因素作用下出现离子通道的损害或一过性功能异常，发生后除极活动，最常见的原因是低钾血症导致的室性心动过速。在低钾、低镁血症时离子通道功能异常，T波低平、U波明显，发生后除极，诱发室性心动过速。

（三）折返活动

折返是大多数快速性心律失常的发生机制，是指电活动沿着一特定环形通道周而复始地激动心脏，产生各种心动过速。沿着折返环路阻断任何一处都可以终止心动过速。

折返可分为3类，即环形通路折返、反射折返和2相折返。通常情况下，心律失常的发生往往需要几种机制的共同参与。

1. 环形通路折返

（1）存在环形通路

通路可以是解剖上的，如房室环旁道导致的房室折返性心动过速，环路由房室结、心室组织、房室环旁道、心房组织组成，长度可达5～8 cm；通路也可以是功能上的，如左后分支内折返性室性心动过速，环路可短至数毫米至2 cm。在一定的条件下，束支分支及其之间的心室肌组成闭合的环路，发生心动过速，在心肌炎急性期发生的各种室性心动过速也可能与这种功能性的环路折返有关。

（2）环路中存在单向阻滞区

在环形通路的某一个区域，环路只允许电流向一个方向流动，不能随意地双向传导。就像汽车的发动机转动方法一样，只能顺时针转动，才能持续旋转；如果时而顺时针，时而逆时针，汽车不可能行走，折返激动也是如此。

（3）环路中存在可激动间隙

折返环路的长度要大于折返激动波的占用长度（激动波长×心动过速周长），激动波不能首尾相连，以保证环路中有一小段组织可以恢复应激，在下一个激动波首到来之前休息一下，恢复再次激动的能力。

上述3点也成为环形通路折返的3个必备条件，只有3个条件都满足了，才具有折返的能力。在基本条件存在时，诱发心动过速还需要一个触发因素，通常是一个期前收缩，提前出现的期前收缩激动传入折返环内，产生持续不断的环形激动诱发心脏搏动，发生快速性心律失常。这也能解释为什么有些预激综合征患者虽然既存在旁道，即可以发生折返的解剖环路，也存在期前收缩的触发因素，但心肌传导速度快，不满足折返条件，多年不发生心动过速，随着年龄的增加，心肌组织传导能力减退，终于满足了折返的3个条件，在老年时发生心动过速。

缺血性心脏病、心肌梗死瘢痕组织相关性室性心动过速多是典型的折返性室性心动过速。瘢痕内或瘢痕周边不均一的坏死，留下残存岛状心肌，可兴奋的残存心肌与不导电的瘢痕组织犬牙交错，部分首尾相连，形成折返环路，中间缺血组织产生单向传导的缓慢传导区域，加上期前收缩刺激，就满足了折返的所有条件，发生室性心动过速。

心肌病心肌组织的纤维化也常常产生这种折返环路，在瘢痕组织迷宫式的通路中，可以产生多种折返途径、多种不同的电激动入口及出口、不同的折返通路组合，所以在同一片折返区域中可产生不同频率、不同QRS波形的心动过速。

2. 反射折返及2相折返

（1）反射折返

这种折返属于微小心肌区域内发生的微折返，只要满足了折返的条件，这种微折返就可以持续。现代房颤消融中肺静脉大环隔离术中经常见到电隔离环内微小的区域在发生心房颤动，而隔离区外的心房组织是窦性心律，这说明维持折返只需要极少的心肌组织。

有些心律失常是多个子波折返，如心房颤动就可能由3个以上功能性的折返子波同时向心房传导引起。当冲动反复处在功能性的不应激通路中来回激动时，反射引起的折返就发生了，就像光线在两面镜子之间反射一样。

微折返的意义在于心房颤动、心室颤动的颤动波的发生及维持，即多发子波学说。当一个主波在复极不均一的心肌组织内传播时，由于传导的速度各不相同，就会在心肌内裂解为多个子波，在多处发生微折返，使用子波维持传播，造成多个异位点控制心脏激动，发生心房颤动或心室颤动。

（2）2相折返

研究表明，心室肌内膜细胞、中层M细胞及心外膜心肌的电生理特性存在差别，除极、复极的速度可能不同。在心肌缺血、炎症等情况下，这种差别会凸显出来，导致心肌壁各层心肌细胞复极速度极不均一，即复极离散度增加，动作电位长短不一，QT间期离散度增加，这就为心肌内发生微折返创造了条件。

在缺血、药物作用等条件下，左室壁心内膜、外膜心肌动作电位时相存在差异，一部分心肌有延长的2相平台，另一部分平台期丢失，动作电位极短，这样细胞之间出现显著的电压梯度，处在2相平台期心肌细胞的动作电位向不处在2相平台期的心肌细胞传导时，出现2相折返，接着发生局部心肌重新应激，形成多处激动子波，室性心律失常由此发生。

第三节 心律失常的检查

一、心电图

心电图是心电图机从体表记录到的心脏电活动表现的曲线图。单个心肌细胞的膜电位从内负外正到内正外负的过程称为除极，恢复到内负外正的极化状态称为复极。大量的心肌细胞除极和复极活动引起的综合效应是根据向量的平行四边形计算得到的综合除极向量。体表心电图反映的就是这种综合向量的变化。

（一）心电图导联的连接方式

在人体不同部位放置电极，并通过导联线与心电图机电流计的正负极相连，这种记录心电图电路连接的方法称为心电图导联。爱因托芬（Einthoven）创立了国际通用的12导联体系，见表6-1。

表6-1　12导联连接示意图

导联	类别	导联轴	负极	正极
Ⅰ	标准导联	0°	右手	左手
Ⅱ		+60°	右手	左腿
Ⅲ		+120°	左手	左腿
aVR	单极加压肢体导联	−150°	左手左腿	右手
aVL		−30°	右手左腿	左手
aVF		+90°	左右手	左腿

续表

导联	类别	导联轴	负极	正极
V$_1$	胸导联 （单极导联）		左、右手和左腿分别连接5K电阻后连接负极构成中心电端	胸骨右缘第4肋间
V$_2$				胸骨左缘第3肋间
V$_3$				V$_2$、V$_4$连线中点
V$_4$				左锁骨中线与第5肋相交处
V$_5$				左腋前线V$_4$水平处
V$_6$				左腋中线V$_4$水平处

（二）心电图各个波形的意义

1. P波

P波代表心房除极过程，正常窦性心律的P波在Ⅰ、Ⅱ、aVF、V$_4$～V$_6$导联向上，在aVR导联向下，其余导联双相、倒置、低平均可。时程一般<0.12秒，振幅在肢体导联一般<0.25 mV，胸导联<12 mV。

2. PR间期

PR间期从P波起点至QRS波群的起点，代表心房开始除极至心室开始除极的时间。时程为0.12～0.20秒。

3. QRS波群

QRS波群代表左、右心室除极的过程，正常人胸导联R波V$_1$～V$_6$逐渐增高，S波逐渐变小。标准导联的QRS波如无电轴偏移，主波一般向上，aVR导联QRS主波向下。时程<0.12秒。

4. ST段

ST段代表心室缓慢复极过程。一般为等电位线，任一导联ST段下移不超过0.05 mV，ST段上抬在胸导联一般不超过0.2 mV，肢体导联一般不超过0.1 mV。

5. T波

T波代表心室快速复极过程。方向大多与QRS主波一致，振幅一般不低于同导联QRS主波的1/10。

6. QT间期

QT间期指QRS波群起点到T波终点的时程，代表心室肌除极和复极全过程所需要的时间。一般为0.32 ～ 0.44秒，但与心率快慢相关。常用校正的QT间期（QTc），QTc=QT/RR^{-1}。正常上限为0.44秒。

7. u波

在T波后0.02 ～ 0.04秒有时出现低小u波，方向大致与T波一致，u波增高多见于低钾血症。

（三）心律失常心电图的解读

心电图的改变极其丰富。对于异常心电图的解读，特别是复杂的心律失常心电图，应循序到位，不应追求"一眼识别"，应根据一定的顺序逐步判断。

第一，先观察基础心律是否是窦性心律，即先无视QRS波而重点观察每一个心房波是否为窦性P波，还是异位心房节律。

第二，心房–心室关系：包括是否相关，心房激动下传心室的比例和方式，房室间期，心房率和心室率。

第三，QRS波群的额面电轴：可用于判断束支/分支阻滞的类型和室性心律的来源。

第四，QRS波群的形态、宽度和振幅：有助于区分室上性和室性心律失常，了解室内传导阻滞的部位，判断室性心律的部位来源和显性旁道位置，等等。

第五，ST-T改变：室性心律失常过程中多为继发性复极改变，少数原发性复极异常可见于Brugada综合征、长QT间期综合征等。

二、心电监护

心电监护是临床常用的检测方式之一，通过心电监护，临床医生可以快速掌握患者的心率及心律情况，辅助诊断患者是否存在复杂性心律失常、心肌缺血、QT间期变化等情况。

（一）导联的连接方式

临床常用的是3导联和5导联心电监护，常规导联配置为3导联心电监护，在患者双上肢及左下肢分别放置电极。在5导联心电监护中，白色导联多置于靠近右侧肩部的锁骨下窝处；黑色导联多置于靠近左侧肩部的锁骨下窝处；红色导联置于腹部左侧的胸腔肋骨下界；绿色电极，即地电极，可放置于身体各处，通常置于腹部右侧的胸腔肋骨下界；棕色导联为胸导联，多置于12导联心电图的V_1或V_5处。

（二）心电监护中心律失常的诊断

心电监护中心律失常的诊断与心电图相似，但因为使用的是模拟导联，相较于常规12导联心电图存在一些局限。首先仍然是观察是否是窦性心律，如难以判断，可对比实时P波与窦性P波的形态，此后判断心房率、心室率、心房-心室关系，凭借单个模拟导联即可准确做出大多数心律失常的诊断。

（三）心电监护注意事项

连接心电监护要注意导线接口的插接不要松动，心电图贴片应在用乙醇清洁皮肤后小心粘贴，勿导致接触不良或脱落。叮嘱其他医务人员和患者不要拉扯电极线。

三、动态心电图

动态心电图是指连续记录24小时或更长时间的心电图，由美国学者霍特尔（Holter）最早应用于临床，故又称为Holter监测。

（一）导联的连接方式

导联的连接方式见表6-2。

表6-2 动态心电图的导联名称与连接

名称	正极位置	负极位置	零线位置
CM_1导联	胸骨右缘第4肋间	胸骨柄左侧或左锁骨下凹外侧1/3处	右腋前线第5肋间
CM_3导联	胸V_3部位	胸骨柄左侧或左锁骨下凹外侧1/3处	右腋前线第5肋间
CM_5导联	胸V_5部位	胸骨柄右侧	右腋前线第5肋间
MavF导联	右腋前线第9至第10肋间	左锁骨下凹外则1/3处	右腋前线第5肋间
MX导联	剑突	胸骨柄	右腋前线第5肋间
C_5导联	胸V_5部位	右胸V_{5R}部位	V_5和V_{5R}连线中点

（二）动态心电图的临床应用

1. 在心律失常诊治中的应用

用于评定心律失常有关的症状，包括心悸、黑矇、晕厥等症状的病因诊断。也能用于对明确的心律失常的发生、发展、终止情况进行记录，评估异位心律发作的时间和个数等。具体包括以下内容：记录室上性心律失常心搏数和持续时间；记录持续性室性心律失常的持续时间，室性期前收缩的危险程度（Lown分级）；检出间断性传导阻滞；评估抗心律失常药的疗效。

2. 在心脏起搏器安置中的应用

动态心电图可在决定起搏治疗的适应证、判断起搏器功能、及时发现起搏器植入术后并发症方面发挥极其重要的作用。

（三）动态心电图的注意事项

在患者佩戴记录器检测的过程中应写好日志，按时间记录其活动状态和有关症状。动态心电图受患者体位、活动、睡眠等影响，其结果应结合病史、症状及其他临床资料综合判断。常规动态心电图在心脏房室大小的判断、束支传导阻滞与预激综合征的识别及心肌梗死诊断和定位方面存在不足之处，12导联动态心电图可弥补这方面的不足。

四、直立倾斜试验

直立倾斜试验针对的是不明原因的晕厥发作患者，是用于检查或排除反射性晕厥的最好方法。试验前需排除器质性心脏病、心律失常或其他心脏疾病。

（一）直立倾斜试验的步骤

1. 基础直立倾斜试验

患者取平卧位于倾斜床上，头部位于可转向高位的一侧，心电、血压监护，建立微泵静脉通道，氧气备用。

休息20分钟后，在5秒内将床倾斜到头高足低位，60°～80°（常用70°）。

保持45分钟，检测血压、心率、心电图。

如出现阳性结果或其他终止试验指征时，立即终止试验。

如45分钟内表现阴性反应，进行多阶段异丙肾上腺素倾斜试验。

2.多阶段异丙肾上腺素倾斜试验

通常将1 mg异丙肾上腺素稀释至50 mL，连接微泵，平卧位以3 ～ 9 mL/h恒速泵入（相当于2 μg/min），20分钟后再次倾斜至上述角度。若20分钟内仍为阴性反应，则将患者放平后增加至15 mL/h（相当于5 μg/min），再次重复上述过程。当试验中出现阳性反应，或阴性反应但患者心率超过150次/分时，均结束试验。

（二）直立倾斜试验结果的解读

阳性诊断标准如下：

第一，动脉收缩压低于80 mmHg或（和）舒张压低于50 mmHg或平均动脉压下降25%以上。

第二，心率<50次/分或窦性停搏>3秒。

第三，一过性二度以上的房室传导阻滞。

第四，交界性心律（包括逸搏心律及加速性自主节律）。

第五，出现晕厥前兆。

第六，发生晕厥。

凡出现第6条，或出现第5条加上1 ～ 4条中任意一条即为直立倾斜试验阳性，诊断血管迷走性晕厥。

心率突然下降≥20%、无血压明显改变者为心脏抑制型；收缩压下降到80.3 mmHg（10.7 kPa）或平均压下降≥25%、无心率明显变化者为血管抑制型；同时出现心率和血压下降者为混合型。

（三）直立倾斜试验的注意事项

检查者应密切关注患者的生命体征，出现阳性反应时应立即将床放平，吸氧，继续观察，多数患者可以恢复。出现窦缓、窦性停搏、血压下降幅度超过25%时即静脉推注阿托品0.5 mg。多阶段异丙肾上腺素倾斜试验时出现阳性反应，应该在床放平后予以阿托品0.5 mg、多巴胺10 mg稀释后静脉推注。阳性结果的患者应告知今后体位变化时动作应缓慢，并遵医嘱服用β受体阻滞剂。

五、长程心电记录

（一）定义

长程心电记录仪是一种可植入胸部皮下的U盘大小的心电活动记录仪，通过循环记忆（Loop）心电图并冻结其识别的心律失常的心电图片段，可记录相当长一段时间内所有出现的心律失常，如果与这段时间患者出现临床症状的时间相吻合，可以用于诊断患者出现心悸、黑矇、晕厥等症状的原因。

（二）长程心电记录仪植入

以美敦力公司（Medtronic）的Reveal XT心电事件记录仪的植入为例。

患者在手术室取平卧位，2%利多卡因第4肋间距胸骨左缘预设切口处行浸润麻醉至皮下。切口方向与术者选择的植入部位有关。选择植入方向为垂直，且平行于胸骨时，通常在计划制作囊袋的上方部位做一约2 cm长的水平切口。切口应深达皮下脂肪组织。创缘通常会有少量出血，但使用电凝能有效止血，即使不使用电凝，也能短时间内自行止血。使用长剪刀制作植入囊袋，将剪刀在闭合状态下插入创口，小心向足向插入，同时移动剪刀分离组织。因植入部位附近无重要器官，这一步操作风险通常不大，但因为剪刀可能触及麻醉不及的区域，制作囊袋时仍需十分小心。如果患者出现疼痛，应追加充分麻醉。可以将Reveal记录仪置于切口附近的皮肤以协助确定制作囊袋的大小。当剪刀到达囊袋底端后，可张开剪刀的刀刃，取出剪刀，这一操作可扩张囊袋，切断皮下的一些结缔组织。应避免锐性切开囊袋，锐性切开可导致出血，且这些出血部位止血难以彻底。囊袋应较紧，使得电极能充分与皮下组织接触，也可以用一手指扩张囊袋。有些切口可能出血较多，可通过在缝合前使用一块敷料加压数分钟止血。仅当囊袋深处出血且压迫无效时方需要专门止血。创缘需要使用1 ～ 2道可吸收线皮下缝合，然后使用同样的线皮内缝合。

（三）长程心电记录结果的解读

长程心电记录仪可以记录黑矇、晕厥、心悸等症状发作时的心电活动，特别是对不明原因的晕厥和隐源性卒中的病因有很高的诊断价值。

可以在心电记录上看到体表双极心电信号和R–R间期，通过分析可以诊断室性心动过速、心室颤动、心室停搏和阵发性心房颤动等心律失常。

（四）注意事项

植入Loop的患者和医生要进行密切的互动和跟踪随访。以Reveal为例，定期随访为植入后1个月内，后续随访为每3个月2次；如有症状发生，患者应立刻激活患者助手，随后来医院随访，未能即刻来院的，次日必须来院。程控随访时需注意：Loop最多可记录27个事件，每次记录检测成立前30秒及事件结束前27秒，事件类型包括停搏、心动过缓、心动过速和心房颤动等。储存原则：同类事件，继续计数；不同事件，先进先出。

六、心内电生理检查

心内电生理检查包括两部分，一是通过导管记录心腔内电活动，二是通过导管进行程序刺激获得相应的心电学参数和诱发心律失常。电生理可以提供重要的、不可替代的腔内心电学数据，包括窦房结功能、房室结功能、有无房室旁道、可否诱发室上性和室性心律失常等。

心内电生理检查可以用于不明原因的黑矇、晕厥、心悸等症状的诊断，判断体表心电图已明确的心动过速的性质和确定折返环路，测定窦房结和房室结功能，判断传导阻滞的位点和程度。

第四节　心律失常的治疗

一、抗心律失常药物作用机制

抗心律失常药物主要针对心律失常的三大发生机制：自律性异常、触发活动和折返激动（表6-3）。

异常自律性的产生基础是膜电位由原水平（$-90 \sim -80$ mV）降低（绝对值降低，$-70 \sim -30$ mV），使其出现舒张期自动除极。形成异常自律性的常见病因是心肌缺血。减慢舒张期除极、提高阈电位，都能降低心肌细胞的自律性。

触发活动是指在一个正常动作电位复极相发生膜电位振荡，当达到阈电位时，激活内向离子流，形成1个或多个新的动作电位，也称为后除极。EAD发生在正常动作电位复极相的2相或3相，DAD发生在复极化完成或接近完成的4相。形成EAD的基本条件是动作电位延长，体表心电图上表现为QT间期延长。缩短动作电位或QT间期、抑制除极相关离子通道，可以抑制EAD的发生。DAD的主要机制是肌浆网在动作电位之后异常释放钙离子，使细胞内钙离子浓度发生振荡，激活细胞膜上离子通道，产生一过性内向离子流，形成触发活动，通常发生在细胞内钙离子超负荷时。地高辛中毒、心肌缺血、儿茶酚胺依赖的心律失常是常见的DAD病因。降低细胞内钙离子负荷，能够抑制DAD的发生。

表6-3 针对心律失常产生机制的药物分类

机制	心律失常	易损参数（效应）	药物（效应）
自律性			
增高	不恰当窦性心动过速	4相除极（减慢）	β受体阻滞剂
	某些特发性室性心动过速		Na^+通道阻滞药
异常	房性心动过速	最大舒张电位（超级化）	M_2受体兴奋药
	加速性室性自主心律	4期除极（减慢）	Ca^{2+}或Na^+通道阻滞药；M_2受体兴奋药
		4期除极（减慢）	Ca^{2+}或Na^+通道阻滞药；M_2受体兴奋药
触发活动			
EAD	尖端扭转型室性心动过速	动作电位时程（缩短）	β受体阻滞剂、迷走神经阻断药（增加心率）
		EAD（抑制）	Ca^{2+}通道阻滞药；Mg^{2+}；β受体阻滞剂
DAD	洋地黄类药诱导的心律失常	钙超载（去负荷）	Ca^{2+}通道阻滞药
		DAD（抑制）	Na^+通道阻滞药
	右心室流出道室性期前收缩	钙超载	β受体阻滞剂
		DAD（抑制）	Ca^{2+}通道阻滞药；腺苷

续表

机制	心律失常	易损参数（效应）	药物（效应）
Na^+通道依赖性折返			
长兴奋间期	典型心房扑动	传导和兴奋性（抑制）	Ⅰa、Ⅰc类Na^+通道阻滞药
	预激综合征（WPW）心动过速发作	传导和兴奋性（抑制）	Ⅰa、Ⅰc类Na^+通道阻滞药
	持续性单形性室性心动过速	传导和兴奋性（抑制）	Na^+通道阻滞药
短兴奋间期	不典型心房扑动	不应期（延长）	K^+通道阻滞药
	心房颤动	不应期（延长）	K^+通道阻滞药
	WPW心动过速发作	不应期（延长）	胺碘酮、索他洛尔
短兴奋间期	多形性和单形性室性心动过速	不应期（延长）	Ⅰa类Na^+通道阻滞药
	束支折返	不应期（延长）	Ⅰa类Na^+通道阻滞药；胺碘酮
	心室颤动	不应期（延长）	Ⅰa类Na^+通道阻滞药；胺碘酮
Ca^{2+}通道依赖性折返			
	房室结内折返性心动过速	传导和兴奋性（抑制）	Ca^{2+}通道阻滞药
	WPW心动过速发作	传导和兴奋性（抑制）	Ca^{2+}通道阻滞药
	维拉帕米敏感性室速	传导和兴奋性（抑制）	Ca^{2+}通道阻滞药

对于折返激动，药物治疗的主要机制是改变折返传导的速度和组织不应期，使折返不能形成或打断折返。

二、抗心律失常药物的分类

抗心律失常药物有多种分类方法，广泛使用的是改良的Vaughan Williams分类法，根据药物不同的电生理作用分为4类（表6-4）。需要注意的是，一种抗心律失常药物可能有多种不同的电生理特性，例如：索他洛尔兼有Ⅱ类与Ⅲ类的特征；胺碘酮兼有Ⅰ、Ⅱ、Ⅲ、Ⅳ类抗心律失常作用，还有阻滞α受体的作用。

表6-4　抗心律失常药物分类

类别	作用通道或受体	动作电位或QT间期	常见药物
I 类	I a阻滞I_{Na}++	延长	奎尼丁、丙吡胺、普鲁卡因胺
	I b阻滞I_{Na}	缩短	利多卡因、苯妥英钠、美西律、妥卡尼
	I c阻滞I_{Na}+++	不变	氟卡尼、普罗帕酮、莫雷西嗪
II 类	阻滞β_1	不变	阿替洛尔、美托洛尔、艾司洛尔
	阻滞β_1、β_2	不变	普萘洛尔、索他洛尔
III 类	阻滞I_{Kr}	延长	索他洛尔
	阻滞I_{Kr}、I_{to}	延长	替地沙米
	阻滞I_{Kr}，激活I_{Na-S}	延长	伊布利特
	阻滞I_{Kr}、I_{Ks}	延长	胺碘酮
	阻滞I_K、交感神经末梢	延长	溴苄胺
IV 类	阻滞I_{Ca-L}	不变	维拉帕米、地尔硫䓬
其他	开放I_K	缩短	腺苷
	阻滞M_2	缩短	阿托品
	阻滞Na^+-K^+泵	缩短	地高辛

（一）I 类

I 类药物的作用是阻滞快钠通道，降低动作电位0相上升速率（V_{max}），延长动作电位，减慢心肌传导，有效终止钠通道依赖性折返。根据药物与钠通道的结合-解离的时间可进一步分为 I a类、I b类和 I c类。I a类药物钠通道结合时间通常小于5秒；I b类通常小于0.5秒；I c类通常在10～20秒。在病理状态下，严重心功能不全及缺血的状态下，心肌对 I 类药物特别敏感，尤其是 I c类药物，易诱发致命性室性心律失常。

（二）II 类

II 类药物的作用是阻滞β肾上腺素能受体，降低交感神经张力。此类药能降低I_{Ca-L}和起搏电流I_r，因此能减慢窦性心律，减慢房室结的传导。

（三）Ⅲ类

Ⅲ类阻滞钾通道，以阻滞I_K为主，偶可增加I_{Na-s}。此类药物能延长心肌细胞动作电位，延长复极时间和有效不应期（ERP），有效终止各种折返。钾通道种类很多，与复极有关的有I_{Kr}、I_{Ks}、I_{Kur}（超速延迟整流性钾流）、I_{to}等，它们各有相应的阻滞药。

（四）Ⅳ类

Ⅳ类药物的作用是阻滞钙通道，主要阻滞心肌细胞I_{Ca-L}。

三、各类抗心律失常药物的电生理特性

各类抗心律失常药物的电生理特性见表6-5、表6-6。

表6-5　抗心律失常药物在体外的电生理特征

药物	动作电位	dv/dt	MRP	ERP	CV	4相PF	窦房结自律性	收缩性	慢内向电流	自主神经系统
奎尼丁	↑	↓	0	↑	↓	↓	0	0	0	抗迷走；α受体阻滞药
普鲁卡因胺	↑	↓	0	↑	↓	↓	0	0	0	轻微抗迷走
利多卡因	↓	0↓	0	↓	0↓	↓	0	0	0	0
美西律	↓	0↓	0	↓	↓	↓	0	↓	0	0
氟卡尼	0↑	↓	0	↑	↓↓	↓	0	↓	0	0
普罗帕酮	0↑	↓	0	↑	↓↓	↓	0	↓	0↓	抗交感
莫雷西嗪	↓	↓	0	↓	↓	0	0		0	
普萘洛尔	0↓	0↓	0	↓	0	↓	↓	↓	0↓	抗交感
胺碘酮	↑	0↓	0	↑	↓	↓	↓	0↑	0	抗交感
决奈达隆	↑	0↓	0	↑	↓	↓	↓	0↓	0	抗交感
索他洛尔	↑	0↓	0	↑	0	0↓	↓	↓	0↓	抗交感
伊布利特	↑	0	0	↑	0	0	0	0	0	0
维拉帕米	↓	0	0	0	0	↓	↓	↓	↓↓	阻断α受体增加迷走

续表

药物	动作电位	dv/dt	MRP	ERP	CV	4相PF	窦房结自律性	收缩性	慢内向电流	自主神经系统
腺苷	↑	0↓	0	↑	0	0↓	↓	0	↓	拟迷走

注：dv/dt（rate of rise of the action potential），动作电位上升速率；MRP（maximum repolarization potential），最大复极电位；ERP（effective refractory period），有效不应期（对S_2无反应的最长$S_1 \sim S_2$间期）；CV（conduction velocity），传导速度；PF（Purkinje fiber），浦肯野纤维。

表6-6　抗心律失常药物在体外的电生理特征

药物	心电图测量						电生理腔内测量				
	窦性心律	P-R	QRS	QT	JT	ERP-AVN	ERP-HPS	ERP-A	ERP-V	A-H	H-V
奎尼丁	0↑	↓0↑	↑	↑	↑	0↑	↑	↑	↑	0↓	↑
普鲁卡因胺	0	0↑	↑	↑	↑	0↑	↑	↑	↑	0↑	↑
利多卡因	0	0	0	0↓	↓	0↓	0↑	0	0	0	0↑
美西律	0	0	0	0↓	↓	0↑	0↑	0	0	0	0↑
氟卡尼	0↓	↑	↑	0↑	0	↑	↑	↑	↑	↑	↑
普罗帕酮	0↓	↑	↑	0↑	0	0↑	0↑	0↑	↑	↑	↑
普萘洛尔	↓	0↑	0	0↓	0	↑	0	0	0	0	0
胺碘酮	↓	0↑	↑	↑	↑	↑	↑	↑	↑	↑	0
决奈达隆	↓	0↑	↑	↑	↑	↑	↑	↑	↑	↑	0
索他洛尔	↓	0↑	0	↑	↑	↑	↑	↑	↑	↑	0
伊布利特	↓	0↓	0	↑	↑	0	0	↑	0	0	0
维拉帕米	0↓	↑	0	0	0	↑	0	0	0	↑	0
腺苷	先↓后↑	↑	0	0	0	↑	0	↓	0	↑	0
地高辛	↓	↑	0	0	↓	↑	0	0	0	↑	0

注：不同的组织类型、药物浓度、自主神经张力下，上述结果可能不同。A（atrium），心房；AVN（AV node），房室结；HPS（His-Purkinje system），希氏束-浦肯野系统；V（ventricle），心室；A-H（atrio-His interval），心房-希氏束间期（房室结传导参数）；H-V（His-ventricular interval），希氏束-心室间期（希氏束-浦肯野传导参数）；ERP（effective refractory period），有效不应期。

药物减慢窦房结和房室结的传导，可用于控制心房颤动的心室率；延长房室结有效不应期，有效终止房室结内折返性心动过速；对早后除极和晚后除极电位及参与的心律失常有治疗作用，能终止维拉帕米敏感性室性心动过速。

四、抗心律失常药物的用法与药物代谢特点

抗心律失常药物的用法与药物代谢特点见表6-7和表6-8。

表6-7　抗心律失常药物的临床用法

药物	常用剂量范围			
	静脉		口服（mg）	
	负荷剂量	维持剂量	负荷剂量	维持剂量
奎尼丁	6～10 mg/kg，0.3～0.5 mg/（kg·min）	—	800～1000	300～600，6小时1次
利多卡因	1～3 mg/kg，20～50 mg/min	1～4 mg/min	N/A	N/A
美西律	500 mg★	0.5～10.0 g/24小时	400～600	150～300，8～12小时1次
氟卡尼	2 mg/kg★	100～200 mg，12小时1次		50～200，12小时1次
普罗帕酮	1～2 mg/kg		600～900	150～300，8～12小时1次
普萘洛尔	0.25～0.50 mg，5分钟1次，≤0.20 mg/kg			10～200，6～8小时1次
胺碘酮	15 mg/min，10分钟；1 mg/min，3小时；继之以0.5 mg/min	1 mg/min	800～1600，每日1次，7～14天	200～600，每日1次
决奈达隆	S/A	Wa	N/A	400，12小时1次
索他洛尔	10 mg，1～2分钟★			80～320，12小时1次
伊布利特	1 mg，10分钟	m/A	N/A	N/A
维拉帕米	5～10 mg，1～2分钟	0.005 mg/（kg·min）		80～120，6～8小时1次

续表

药物	静脉		口服（mg）	
	负荷剂量	维持剂量	负荷剂量	维持剂量
			常用剂量范围	
腺苷	6～18 mg（快速）	N/A	N/A	N/A
地高辛	0.5～1.0 mg	0.125～0.250 mg，每日1次	0.5～1.0	0.125～0.250，每日1次

注：N/A（not applicable），无；★静脉应用的调整研究。

表6-8 抗心律失常药物的药物代谢特点

药物	口服达血浆峰浓度时间（h）	有效血清或血浆浓度（μg/mL）	半衰期（h）	生物利用度（%）	主要清除途径	妊娠分类
奎尼丁	1.5～3.0	3～6	5～9	60～80	肝	C
利多卡因	N/A	1～5	1～2	N/A	肝	B
美西律	2～4	0.75～2.00	10～17	90	肝	C
氟卡尼	3～4	0.1～1.0	10	95	肾	C
普罗帕酮	1～3	0.2～3.0	5～8	25～75	肝	C
普萘洛尔	4	1.0～2.5	3～6	35～65	肝	C
胺碘酮	4～7	0.5～1.5	18～36	25	肾	D
决奈达隆	3～4	0.3～0.6	13～19	70～90	肝	X
索他洛尔	2.5～4.0	2.5	12	90～100	肾	B
伊布利特	N/A	N/A	6	—	肾	C
维拉帕米	1～2	0.10～0.15	3～8	10～35	肝	C
腺苷	N/A	—	—	—		C
地高辛	2～6	0.0008～0.0020	36～48	60～80	肾	C

注：N/A（not applicable），无。不同的剂量、疾病状态、给药途径下，上述结果可能有所不同。妊娠分类：A——对照研究显示对胎儿无影响。B——无对照研究，但没有影响胎儿的证据；损害胎儿的可能性小。C——不排除损害胎儿的风险；药物仅在利大于弊的情况下使用；具有明确损害胎儿的风险；仅在除非危及生命的情况，或没有更安全的选择时使用。X——妊娠期间禁用。

五、抗心律失常药物的适应证与不良反应

（一）Ⅰ类

1. Ⅰa类

奎尼丁（quinidine）是一种广谱的抗心律失常药，用于治疗室上性、室性期前收缩和持续性心动过速；可预防房室结内折返性心动过速的复发、预激综合征的心动过速，减慢心房扑动和心房颤动经旁道的前向传导；可以用于心房颤动与心房扑动的复律和复律后窦律的维持和部分严重的室性心律失常。奎尼丁可诱发晕厥或尖端扭转型室性心动过速，心脏外不良反应常见的有消化道不良反应、中枢神经系统毒性反应等。由于其不良反应，现已很少应用。

2. Ⅰb类

（1）利多卡因

用于各种原因引起的室性心律失常，对室上性心律失常基本无效。由于缺乏临床试验证据及可能存在抑制心肌收缩等潜在风险，不建议心肌梗死后预防性使用利多卡因。利多卡因能快速达到有效血浆浓度，中毒/治疗浓度比很大，很少发生血流动力学并发症和其他不良反应。报道的最常见不良反应为与剂量相关的中枢神经系统毒性反应，包括头晕、感觉异常、精神错乱、谵妄等。

（2）美西律

美西律是有效的抗急性或慢性室性快速心律失常的药物，但对室上性心动过速无效，可用于治疗QT间期伴有的室性心律失常。不良反应包括震颤、构音障碍、头晕、感觉异常、复视、眼球震颤、精神障碍、焦虑、恶心、呕吐和食欲减退。美西律的不良反应和剂量相关，血浆浓度仅稍高于治疗水平即可有毒性作用。在使用美西律时，应避免使用利多卡因或减量使用。

3. Ⅰc类

（1）氟卡尼

可用于治疗危及生命的室性心律失常和多数室上性心律失常，可用于房颤的复律和窦律维持。致心律失常作用是氟卡尼最重要的不良反应。

（2）普罗帕酮

适用于治疗室上性心动过速（包括心房颤动的复律和窦律维持）、室性心律失常。普罗帕酮可与美西律联用。约15%的患者出现轻微心血管外不良反应，眩

晕、味觉障碍、视物模糊等最为常见，胃肠道反应次之，还可能使支气管痉挛性肺部疾病恶化。有10%的患者发生心血管系统不良反应，包括传导异常、心力衰竭加重等。

（3）莫雷西嗪

用于治疗和预防室性心律失常。通常耐受性良好。非心血管系统不良反应主要是神经系统毒性和胃肠道不良反应，有1.5% ～ 3%的患者发生致心律失常反应，严重室性心律失常患者更常见。随着年龄增长，不良反应的易感性增加。

（二）Ⅱ类

Ⅱ类药物为β肾上腺素能受体阻滞药，适用于与甲状腺功能亢进症、嗜铬细胞瘤等有关的心律失常，或心脏、肾上腺素能过度兴奋，如运动、情绪激动等诱发的心律失常，可用于心房扑动和心房颤动的心室率控制，对于折返环包含房室结的折返性心动过速有效。不良反应包括不能耐受的低血压、心动过缓、充血性心力衰竭。其他不良反应包括加重哮喘和慢性阻塞性肺疾病的病情、间歇性跛行、雷诺现象、抑郁、胰岛素依赖型糖尿病患者的低血糖危险性增高、乏力、多梦、失眠、性功能障碍等。常用Ⅱ类药物有艾司洛尔、美托洛尔和卡维地洛。艾司洛尔是超短效（半衰期仅9分钟）的心脏选择性β受体阻滞剂，用于快速控制心房扑动或心房颤动的心室率。美托洛尔可降低心肌梗死后的总体病死率和心源性猝死发生率。卡维地洛是α、β受体阻滞剂，已经证明可提高中、重度心力衰竭的生存率，主要用于心力衰竭患者。

（三）Ⅲ类

1. 胺碘酮

胺碘酮适用于多种室上性和室性快速性心律失常，可用于伴有器质性心脏病伴心功能不全的患者。胺碘酮的有效率等于或超过几乎所有其他抗心律失常药物，对大多数室上性快速性心律失常的有效率为60% ～ 80%，对室性快速性心律失常有效率为40% ～ 60%。胺碘酮可用于房颤复律、窦律维持，以及射频消融手术围术期。在复发性心房颤动患者维持窦律方面，胺碘酮优于Ⅰ类药物和索他洛尔。有报道称，使用胺碘酮5年，约75%的患者发生不良反应，18% ～ 37%的患者被迫停药。最常见的需停药原因是肺部和胃肠道症状。大多数不良反应在减量或停药后能逆转。长期和大剂量服药的不良反应较多。在非心血管不良反应中，肺部毒性反应是最严重的，机制不明，可能与高反应性或广泛的磷脂沉积有关。常见症状为呼吸困难、干咳、发热，建议在第1年中每3个月拍摄胸部X线片和进行肺功能测试，之后1年2次。服用小于每天300 mg的维持量时，肺部毒性不常见。出现肺部病变需要停药，可试用激素。尽管在不少患者中发现无症状的肝酶升高，但除了那些初始肝酶即不正常，服药后又较正常升高了2～3倍的患者，一般不需要停药。胺碘酮还可以诱发神经功能不全、光敏感、皮肤脱色、胃肠道功能紊乱和甲状腺功能亢进（1%～2%）或甲状腺功能减退（2%～4%）。建议第1年每3个月检测1次甲状腺功能，此后每年1～2次。如有甲状腺功能不全的症状，应停药。无症状的轻微甲状腺功能指标异常，可以继续服药观察。

2. 决奈达隆

决奈达隆是一种新型的Ⅲ类药物，是胺碘酮的衍生物，但不含碘，亲脂性较低，因此保持了胺碘酮的疗效，而少有胺碘酮的心外不良反应。在ANDROMEDA研究中，决奈达隆增加了中、重度心力衰竭患者的病死率，因此不建议用于心力衰竭的患者。

3. 索他洛尔

索他洛尔是一种非选择性、无内源性拟交感活性的β肾上腺素能受体阻滞药，能延长复极，具有Ⅲ类药特征。用于室上性和室性心律失常的治疗，可用于心房颤动的窦律维持。致心律失常是最严重的不良反应，约有4%的患者出现新的快速性室性心律失常或使室性心律失常加重，其中2.5%是尖端扭转型室性心动过速。应避免与其他延长QT间期的药物联用。

4. 伊布利特

伊布利特用于心房扑动和心房颤动的复律，只能用于终止发作，不能用于预防发作。可延长旁道的不应期，暂时性减慢预激患者心房颤动时的心室率，亦可终止持续性、单形性室速的发作。最常见的不良反应是QT间期延长和尖端扭转型室速，发生率约2%。不良反应发生在用药后4～6小时，此后风险极小。故用药时及用药后8小时内应进行心电监护。

（四）Ⅳ类

Ⅳ类药为钙通道阻滞药，常用的有维拉帕米和地尔硫草。终止持续性窦房结折返、房室结折返或旁道前传的房室折返性心动过速发作时，在应用刺激迷走神经方法和给予腺苷后，下一步可考虑静脉用维拉帕米或地尔硫草。对于终止这些心律失常，维拉帕米和腺苷同样有效。维拉帕米和地尔硫草可以在数分钟内终止60% ～ 90%的阵发性室上性心动过速。适用于控制心房颤动或心房扑动时的心室率，但不能用于心房颤动伴预激的患者。口服维拉帕米或地尔硫草能预防房室结折返和预激综合征患者前向性房室折返性心动过速的复发。血流动力学受损或接受β受体阻滞剂治疗的患者，应用维拉帕米时应谨慎。异丙肾上腺素、钙剂、高血糖素、多巴胺或阿托品（仅部分有效）或临时起搏可对抗维拉帕米的一些不良反应。

（五）其他抗心律失常药物

1. 腺苷

腺苷是存在于全身的一种内源性核苷，是急诊终止室上性心动过速，如房室结或房室折返性心动过速的首选药物。腺苷通常在30秒内可终止92%的室上性心动过速，作用时间非常短。对于曾经使用过β受体阻滞剂、心力衰竭代偿不佳或严重低血压的患者，更倾向于使用腺苷而不是维拉帕米。对正在服用干扰腺苷作用或代谢的药物（如茶碱）的患者，急性支气管收缩和静脉通路不佳的患者则首选维拉帕米。室上性心动过速患者给予腺苷时几乎40%发生一过性不良反应，通常是面部潮红、呼吸困难和胸部压迫感。这些症状迅速消失，一般短于1分钟，可以耐受。当室上性心动过速突然终止时常见室性期前收缩、一过性窦性心动过缓、窦性停搏和房室传导阻滞。有时可发生心房颤动（研究报道有12%的发生率）。在预激综合征患者中诱发心房颤动是个棘手的问题。

2. 洋地黄类

洋地黄类药物可用于控制心房颤动和心房扑动的心室率，尤其适用于合并心功能不全的患者，但不能用于伴有预激综合征的房颤患者。口服地高辛的治疗剂量窗很窄，需要监测血清地高辛浓度。洋地黄中毒的心律失常主要由迷走张力增高和触发活动（后除极）造成，可以用苯妥英钠控制中毒导致的房性心律失常，用利多卡因控制房室结以下部位起源的心律失常，缓慢性心律失常可以用阿托品或临时起搏。洋地黄中毒的心血管外表现常见的有头痛、恶心、呕吐、视觉异常等。

（六）抗心律失常的中成药

中医药治疗心律失常有着悠久的历史。心律失常属于中医"心悸""怔忡""胸痹"等范畴。中医认为心律失常发生的机制属于阳虚血瘀、阴阳两虚，并有心血不足、心阳不振、阴虚火旺等。虽然心律失常的辨证类型复杂多变，但各类心律失常所共有的病机是"心脉瘀阻"和"心脏亏虚"。

1.稳心颗粒

稳心颗粒由党参、黄精、三七、琥珀、甘松组成，具有益气养阴、定悸复脉、活血化瘀之功，主治气阴两虚兼心脉瘀阻所致的心悸不宁、气短乏力、头晕心悸、胸闷胸痛，适用于心律失常，室性或房性期前收缩者。基础研究显示稳心颗粒具有多离子通道调节作用，能延长心室肌动作电位和3期复极化，抑制后除极引起的触发活动，从而发挥抗心律失常作用。稳心颗粒毒副作用极小，依从性和安全性好。常规用法：开水冲服，1次1袋，每日3次。可与各类抗心律失常药物联用。

2.参松养心胶囊

参松养心胶囊由人参、麦冬、山茱萸、桑寄生、赤芍、土鳖虫、黄连、南五味子、龙骨等组成，具有益气养阴、活血通络、清心安神的作用。用于治疗冠心病室性期前收缩，属气阴两虚、心络瘀阻证，症见心悸不安，气短乏力，动则加剧，胸部闷痛，失眠多梦，盗汗，神倦懒言。用法：口服，1次2～4粒（每粒0.4 g），每日3次。

3.参仙升脉口服液

参仙升脉口服液由红参、淫羊藿、补骨脂、枸杞子、麻黄、细辛、丹参、水蛭组成，具有温补心肾、活血化瘀之功，主要用于阳虚脉迟证。适用于轻、中度窦性心动过缓和轻度病态窦房结综合征不合并有室上性快速性心律失常的心肾阳虚、寒凝血脉证。参仙升脉口服液适用于临床上已有轻微症状但还达不到永久起搏器安装指征的患者，具有一定的临床应用价值。常规用法：口服，1次2支（20 mL），每日2次。

第七章

心肌病的诊疗

第一节　扩张型心肌病

扩张型心肌病（DCM）是一种遗传因素和非遗传因素共同作用下产生的复合型心肌病，特征包括左心室、右心室或双心腔扩大和收缩功能障碍等，诊断依据通常为二维超声心动图。扩张型心肌病会造成左心室收缩功能降低、进行性心力衰竭、室性和室上性心律失常、传导系统异常、血栓栓塞，甚至猝死。扩张型心肌病是比较常见的心肌疾病，在造成心力衰竭的原因中排第三位，是最常见的原发性心肌病类型。

一、发病机制

扩张型心肌病患者均是由不同原因和病理过程共同造成的病症，通常患者的心功能损伤程度用异常负荷或者缺血损伤的情况解释时具有很大的局限性。早期认为扩张型心肌病的患者多数存在肠道病毒、腺病毒、肝炎病毒等感染因素，且感染后容易造成免疫损伤及免疫紊乱。T淋巴细胞免疫对扩张型心肌病的发病尤为重要。CD_4^+T淋巴细胞为心肌炎的一种启动因子，可促扩张型心肌病发病。研究表明，扩张型心肌病患者外周血中CD_8^+T淋巴细胞减少，CD_4^+T淋巴细胞相对增多，淋巴细胞比例失调显著，同时$CD_4^+CD_{25}^+$调节性T细胞数目明显减少，使体内免疫系统不能有效下调对自身心肌抗原的免疫反应。扩张型心肌病可能是机体促炎/抗炎反应免疫失调造成的，继而造成患者体内免疫调节功能降低，且影响心脏功能。扩张型心肌病患者体内常见的5种自身抗体分别为抗线粒体腺嘌呤核苷异位酶（ANT）抗体、抗肾上腺素能β1受体（β1-AR）抗体、抗胆碱能M_2受体（M_2R）抗体、抗肌球蛋白重链（MHC）抗体和抗L-型钙通道（L-CaC）抗体。其水平处于较高状态的时间越长，患有扩张型心肌病的风险越大。自身抗体对受体有激动剂样的效应，可能干扰受体的正常调节功能，使细胞代谢发生紊乱，引起心脏功能改变。扩张型心肌病患者病发较长时间后，便会出现心脏显著扩张且重量加重的情况。扩张型心肌病患者中约有60%存在家族遗传倾向，且现已证实400多个突变位点上的60个致病性基因与扩张型心肌病有关，其中致病基因大都是编码心脏结构和功能方面的基因，如心肌收缩力产生、传导基因，以及心肌细胞骨架基因、细胞核膜基因和线粒体基因等。扩张型心肌病的产生是因获得性/失用性突变导致氨基酸编码序列被改变，继而导致核糖核酸（RNA）合成、转录被阻断，生成异常结构的蛋白质，如心肌细胞肥大、凋亡、心肌组织纤维化等，常见患者存在心肌收缩力产生、传导障碍离子稳态破坏等情况，患者心肌收缩产生不同程度的障碍，心室随之出现扩张而发病。

二、临床表现

（一）症状

扩张型心肌病在原发性心肌病中最为常见，多发于30～50岁人群，男性发病率高于女性，起病过程缓慢，可多年维持无症状的心脏扩大，或表现出各类型心律失常，逐渐发展为心力衰竭，也可先发生左侧心力衰竭，出现心悸、气短、不能平卧等症状，继而右侧心力衰竭，出现肝大、水肿、尿少等情况，也有患者起病即为全心衰竭。胸部有隐痛或钝痛感，典型心绞痛并不多见。心排血量减少，脑供血不足，容易产生头晕、头痛，甚至晕厥。心脏内的附壁血栓可能会造成肺部、脑部、肾部、四肢等动脉栓塞，比较常见的症状是心律失常，其中多数情况为异位心律，特别是室性期前收缩，心房颤动发生的概率为10%～30%，还可能出现不同类型不同程度的传导阻滞。患者表现出来的病症可能只有心律失常，或因心律失常或动脉栓塞猝死。

（二）体征

最为常见的是心脏扩大，心尖部的第一心音减弱，因为二尖瓣相对性的关闭不全，心尖处时常会出现收缩期杂音，偶尔会听到舒张期杂音，杂音随心力衰竭加重而增强，随心力衰竭减轻而减弱，甚至消失，有75%的患者能够听到第三心音或者第四心音。10%的患者会血压升高，很大程度上是受到了心力衰竭时儿茶酚胺分泌增多、水钠潴留的影响。心力衰竭得到控制后，血压逐渐恢复到正常水平，但会出现并存高血压。

三、诊断

（一）病史问诊要点

询问病史时主要围绕诱发气短和下肢水肿的因素、发作特点、伴随症状、基础型心脏疾病，以及高血压、糖尿病和血脂异常等相关危险因素，过去有没有肝、肾或呼吸系统疾病及过敏史等，以排查造成呼吸困难或下肢水肿的原因。

（二）常规检查

1. 胸部X线检查

心脏造影范围扩大明显，心胸比超过60%，肺部常有淤血。

2. 心电图

主要筛查心房颤动、传导阻滞及各类型心律失常，其他需要关注的方面有ST-T异常、低电压、R波减低和病理性Q波，大多数情况下是由心肌广泛纤维化造成的，但是Q波异常需要与心肌梗死进行区分。

3. 心音图

测试可发现第三心音和（或）第四心音及肺动脉瓣区第二心音增强，血流动力学改变可造成以上结果。部分情况下会在心尖区或三尖瓣区监测到全收缩期杂音，这是因为相应的瓣膜环扩大造成了相对性二尖瓣或三尖瓣关闭不全，检查时需要与风湿性心脏病区分。

4. 超声心动图

图像会呈现左心室扩张，流出道扩大，室间隔、左心室后壁运动能力下降，提示心肌收缩能力降低。二尖瓣瓣体没有发生变化，但是前叶与后叶可呈镜面像，并伴随振幅减小。

5. 心导管检查和心血管造影

图像会显示左心室舒张末期压、左心房压和肺动脉楔压升高，每搏量、心脏指数降低。心室造影显示左室扩大，弥漫性室壁运动减弱，心室射血分数低下。冠状动脉图像一般没有异常，能够帮助区分冠状动脉性心脏病。

6. 心内膜心肌活检

出现心肌细胞肥大、变性、间质纤维化等情况，一般性检查不作为关键性诊断依据，但对病变程度和预后评估有一定的参考价值。

7. 心脏核素检查

结果显示舒张末期和收缩末期心脏左心室容积提升、每搏量减少，心肌显影不完整。

（三）鉴别诊断

鉴于此病没有关键性诊断依据，诊断仍需以排除为主，需要与下列疾病进行区分。

1. 冠心病

出现胸痛、胸闷、心律失常的症状，心电图显示ST-T改变及Q波的情况下，两种病症不易区分。特别是对于40岁以上的患者，误诊为冠心病的概率较高。

能够帮助鉴别的条件如下。

年龄：冠心病的患者多高于40岁，心肌病高发人群为中年人。

病史：冠心病既往病史多为心绞痛或心肌梗死，心肌病既往病史则多为心力衰竭、心悸、气短、下肢水肿，胸部可有刺痛或胸闷不适，有典型心绞痛者约占10%。

心脏扩大：冠心病在反复心力衰竭后引起心脏扩大，心肌病时心脏扩大为主要表现，心脏扩大而搏动弱。

超声心动图：冠心病时，心脏扩大不明显，心脏呈局限性搏动减弱，而心肌病心脏显著扩张，心室壁搏动幅度普遍减弱。

冠心病易患因素：如高血压、高脂血症、高血糖，心肌病少见。

同位素检查：同位素心肌灌注显影，心肌病大多双侧心室均扩大，而冠心病以左心室扩大为主，右心室扩大者较少。

冠状动脉造影：这是两者鉴别的最可靠条件，患扩张型心肌病时，冠状动脉无大于50%的狭窄。

2. 高血压性心脏病

心肌病时血压可正常、偏低或升高，心肌病心力衰竭时，由于水钠潴留，血容量增多，组织缺氧，动脉痉挛及儿茶酚胺分泌增多，可导致血压暂时性升高，以舒张压升高为主，心力衰竭纠正后，血压多于数日内降到正常。但是心肌病与高血压性心脏病也有并存的可能性。

心肌病并存高血压与高血压性心脏病的主要鉴别依据如下。

高血压病程。排除急进性高血压，高血压往往需要数年的发病时间才可能发展成高血压性心脏病心力衰竭。

高血压严重程度。需要有较为严重的血压升高才能由高血压引发高血压性心脏病心力衰竭。

高血压性心脏病发病时左心室肥厚扩张，同时主动脉宽度增加。

高血压发病时，伴随的症状是高血压眼底改变和肾改变。

四、治疗

（一）治疗原则

抑制心力衰竭调控心律失常，预防栓塞并发症的发生，维护心肌代偿能力正常工作。

规定体力劳动的强度和限度，避免疲劳，做好感染预防，忌烟酒，宜清淡饮食。

发生心力衰竭时，与一般心力衰竭采取一致的治疗方案。使用洋地黄、利尿药的同时，从小剂量选择性给药，如β受体阻滞剂、血管扩张药、血管紧张素Ⅱ转换酶抑制药、血管紧张素Ⅱ受体阻滞药，依据症状、体征变化改变用量，长期口服。

患者发生心律失常，需要先消除心肌缺血、电解质紊乱等各种心律失常致病因，并提高抗心力衰竭的治疗力度。快速室性心律失常与高度房室传导阻滞的症状可以采用心脏起搏器进行治疗。如果最佳治疗后，患者仍处于LVEF≤35%、心功能NYHAⅢ～Ⅳ、窦性节律时心脏失同步（当前定义值是QRS间期＞0.12毫秒）的状态，可实行心脏再同步化治疗，以达到改善血流动力学的目的，从而增加运动耐量、改善生活质量。

对预防栓塞并发症可口服抗凝药与抗血小板聚集药其中之一。

经过长时间心力衰竭内科治疗仍无效者可考虑心脏移植。

（二）药物治疗

β受体阻滞剂。小剂量初始给药选择β受体阻滞剂：美托洛尔1次6.25 mg，每日1～2次；或比索洛尔1次0.125～0.250 mg，每日1次，每2周递增1次；或卡维地洛1次12.5～25.0 mg，每日1次。

ACE抑制药。卡托普利1次6.25～25.00 mg，每日1～2次；依那普利1次5～10 mg，每日2次；贝那普利1次5～20 mg，每日1次；一平苏1次2.5～5.0 mg，每日1次；培哚普利1次4～8 mg，每日1次。

抗血小板用药。阿司匹林肠溶片1次75～100 mg，每日1次。

患者发生心腔显著性增大并伴有射血分数低下、NYHA Ⅳ级、长期卧床、既往有血管栓塞史或深静脉血栓形成史的情况下，可给药华法林钠，并随时监控凝血酶原时间，保证国际标准化比值（INR）保持在2～3之间。

心肌代谢改善类药物。辅酶Q_{10}胶囊10 mg，每日3次；果糖-1,6-二磷酸10 g，1次/天静脉滴注，7～10天为1个疗程。

第二节 肥厚型心肌病

肥厚型心肌病（hypertrophic cardio-myopathy, HCM）表现为左心室或右心室及室间隔呈现不对称肥厚，其中左心室肥厚最为常见，典型病患多发室间隔非对称性肥厚或向心性肥厚，往往伴随心室腔缩小，也有左室流出道狭窄和左室收缩期压力阶差等症状出现。肥厚心肌的顺应性会降低，心室充盈程度受限。HCM形态学上的变化还有心肌细胞肥大、排列紊乱和纤维化。以左室流出道狭窄与否、是否梗阻为依据，HCM被划分为梗阻性和非梗阻性两类。这种病为常染色体显性遗传性疾病，患者往往有家族病史。

一、发病机制

HCM在普通人群中患病率约为0.2%，中国至少有100万HCM患者，家族性HCM占60%～70%。无论是家族性HCM，还是散发性HCM均具有同样的致病基因。种族不同，突变谱也不同，不同基因受累，同一基因不同突变受累，临床表型和预后也不同。10%的HCM患者携带复合基因突变，可能导致严重的临床表型。目前，有研究认为，编码肌小节结构蛋白的基因突变与HCM有关。其中，β-肌球蛋白重链基因是最常见的致病基因之一，占全部HCM致病基因突变的30%以上，绝大多数表现为错义突变。据统计，15%～20%家族性HCM与肌球蛋白结合蛋白C基因突变有关。另外，肌钙蛋白T也是比较常见的致病基因，高加索人群中约有15%家族性HCM与该基因突变相关，而在中国仅占家族性HCM的2%。

二、临床表现

HCM起病多缓慢，约13%有家族史，症状大多开始于30岁以前，男女同样罹患，临床表现多样，可从无症状至严重的心源性猝死。

（一）主要症状

1. 呼吸困难

90%以上有症状的HCM患者出现劳力性呼吸困难，阵发性呼吸困难、夜间发作性呼吸困难较少见，是左心室顺应性减低，舒张末期压升高，继而肺静脉压升高，肺淤血之故，与室间隔肥厚伴存的二尖瓣关闭不全可加重肺淤血。

2. 心前区疼痛

13%的HCM患者出现劳力性胸痛，但冠状动脉造影正常，胸痛可持续较长时间或间发，或由进食过程引起。HCM患者胸痛与以下因素相关：心肌细胞肥大、排列紊乱、结缔组织增加、供血及供氧不足、舒张储备受限；心肌内血管肌桥压迫冠状动脉；小血管病变。

3. 头晕、乏力和晕厥

15%～25%的HCM患者发生过至少1次晕厥；大约20%的患者主要表现为黑矇或瞬间晕眩。多发于活动过程中，因心率过快造成舒张期充盈欠佳的左心室情况恶化，舒张期进一步缩短，充盈不足加剧，心排血量减少。活动或情绪波动较大时，交感神经会作用于肥厚的心肌，使其收缩增强，加重流出道梗阻，心排血量骤减从而造成头晕、乏力甚至晕厥。

4. 心律失常

HCM患者往往多发各种形态的室上性心律失常、心室颤动、心房颤动、室性心动过速、心房扑动等，房性心律失常也较为常见。

5. 心力衰竭

晚期患者多发，因心肌顺应能力降低，心室舒张末期压明显升高，心房压升高，并且往往合并心房颤动。晚期患者普遍具有心肌纤维化现象，心室收缩能力下降，易发生心力衰竭。

6. 猝死

HCM是青少年和运动员猝死的主要原因，占50%，主要的危险因素包括恶性心律失常、室壁过厚、流出道压力阶差＞50 mmHg等。

（二）常见体征

心浊音范围向左侧延伸，心尖冲动位置向左下方偏离，有抬举性冲动，或者发生心尖双搏动，这是心房向顺应性降低的心室排血时触发的心尖冲动之间的搏动。

右心室流出道梗阻患者多于胸骨左缘下段心尖内侧出现收缩中期或晚期杂音，呈喷射性，向心尖传播，可伴随收缩期震颤发生。杂音可随增加心肌收缩力或减轻心脏负荷的措施，如给药洋地黄类、异丙肾上腺素（2 μg/min）、亚硝酸异戊酯、硝酸甘油，或做Valsalva动作、体力劳动，甚至期前收缩等增强；反之，通过给药血管收缩类、β受体阻滞剂、下蹲、紧握拳等使心肌收缩力减弱或心脏负荷增加时，杂音相应减弱。约有50%的患者能够同时听到二尖瓣关闭不全的杂音。

第二心音会因为左心室喷血受阻，主动脉瓣关闭延迟而发生反常分裂。伴有二尖瓣关闭不全的病患则多有第三心音。

三、诊断

（一）病史问诊要点

病史询问主要围绕胸痛的诱因，发作时的部位、性质、发病时长等特征，缓解和加重的因素，有无放射痛等，过去有没有基础心肺疾病、消化系统疾病，有无高血压、糖尿病、高脂血症等危险因素及药物治疗史，以筛查胸痛的发病原因。此外，还要围绕晕厥发生的前驱症状、诱因、病发时的伴随症状、发作后的表现、过去有没有心血管及脑血管疾病史等，寻找晕厥的病因。

（二）常规检查

1. 心电图检查

ST-T改变：超过80%的患者会发生，普遍冠状动脉无恙，少数患者心尖区局限性心肌肥厚，会因冠状动脉异常而有巨大倒置的T波。

左心室肥大：约60%的患者有这种表现，会因心肌肥大的程度和部位不同而发生变化。

存在异常Q波：V_5、V_6、aVL、I导联上的Q波会表现出深而不宽的状态，反映的是不对称性的室间隔肥厚，不考虑心肌梗死的可能。II、III、aVF、V_1、V_2导联上也可出现Q波，频率不会太高，或因左心室肥厚后心内膜下与室壁内心肌中冲动不规则和延迟传导造成。

左心房波形异常：可能出现于25%的患者。

部分患者合并预激综合征：I、aVL、V_4、V_5、V_6导联均发生Q波异常，是室间隔肥厚造成的较大的向右的心室起始除极向量造成的，V_1、V_2导联为RS波型，R波较高，是Q波在上述各导联中的相应变化。

2. 超声心动图检查

室间隔肥厚不对称。室间隔厚度与左室后壁厚度之间的比例>1.3，该比例重要性有所降低，高血压、主动脉瓣狭窄等也可出现这种情况，二维法在左心室增厚程度的测量中更有说服力。

二尖瓣前叶发生收缩期前移。

左心室腔缩小，流出道狭窄。

左心室舒张功能障碍，表现为顺应能力下降，快速充盈时长增加、舒张速度减缓。多普勒法可用于了解杂音的起源和梗阻前后压力差的计算。

3. X线检查

普通胸部X线片结果可能显示左心室增大，也可能显示正常。X线或核素心血管造影则显示室间隔增厚，左心室腔缩小。核素心肌扫描可以表明心肌肥厚的部位和程度。

4.心导管检查

病症表现为心室舒张末期压升高。左心室流出道梗阻患者的心室腔与流出道之间存在收缩期压力差。

（三）鉴别诊断

需要注意区分的病症是左心室收缩或舒张期负荷过重造成的左心室肥厚及其导致的心绞痛、晕厥等疾病。非对称性室间隔肥厚是诊断HCM的重要依据之一，但由于主动脉瓣狭窄、高血压性心脏病、心肌梗死及会造成右心过负的先天性心脏病都具有该特征，因此不能成为特异性依据。

1.轻型患者常需与运动员心脏相鉴别

运动员心脏的表现是心脏增大，有人称其为运动员心脏综合征，有人认为这种现象介于生理与病理之间，有人认为这是运动员训练后的生理适应结果，或病理性征象。运动员心室肥厚严重者可达到左心室壁厚16 mm的程度，再加上运动员心脏往往表现有窦性心动过缓、房室传导阻滞、ST-T变化及出现S_3和S_4，因此会出现难以区分的情况。

2.梗阻性HCM与主动脉瓣狭窄的鉴别

两者的相似性表现为主动脉瓣区有杂音，心电图显示左心室肥厚或劳损性改变，胸部X线片也有类似之处。但两种病症的病因和治疗方法都有较大差别，因此需注意区分。主动脉瓣狭窄的病症表现如下。

病变发生在主动脉瓣，主要表现为左心室对称性肥厚。

非遗传，不具备家族史。

胸骨右缘第二肋间和胸骨左缘第二、三肋间杂音开始较早、持续较久、声音最响，且向颈部和心尖放射。

立位、坐位前倾呼气将尽时，杂音减轻。

四、治疗

（一）治疗原则

HCM治疗的主要目标在于缓解症状、改善运动耐力和预防猝死，主要包括药物治疗、外科治疗、心肌病化学消融治疗及预防猝死治疗。治疗手段主要包括药物治疗和非药物治疗。

（二）药物治疗

HCM的药物治疗主要是改善症状，除非不能耐受有效的药物治疗或虽经药物治疗后仍存在严重的症状，否则药物治疗应是HCM的首选治疗手段。对无症状的HCM患者是否用药存在分歧，部分学者主张无症状不用药，亦有学者建议服用β受体阻滞剂及非二氢吡啶类钙离子拮抗药。药物治疗的主要目的如下。

第一，控制心率，使心室充盈及舒张末期容量最大化。

第二，降低心室收缩力，改善心肌顺应性。

第三，控制心律失常。

主要治疗药物包括以下几种。

1. β受体阻滞剂

β受体阻滞剂通常是首选药物，能使心肌收缩减弱，从而减轻流出道梗阻，减少心肌耗氧，增加舒张期心室扩张，且减慢心率，增加心排血量，并降低运动过程中的流出道压差。初始治疗对60%～80%的患者有效，如按体重给药普萘洛尔1 mg/（kg·d）[最大剂量4 mg/（kg·d）]，每日3次。最近使用较为普遍的β受体阻滞剂有阿替洛尔、美托洛尔、比索洛尔等。

2. 钙离子拮抗药

钙离子拮抗药可以同时发挥负性肌力作用和改善心肌顺应性的作用，一次性达到减弱心肌收缩和利于心肌舒张的目的，常用于β受体阻滞剂疗效不佳者或哮喘病患者。给药维拉帕米3～5 mg/（kg·d），每日3次，可以长期延缓症状，但血压过低、窦房结功能低下或房室传导阻滞者用药需格外谨慎。地尔硫草的治疗效果也比较明显，用药量为1次30～60 mg，每日3次。

3. 抗心律失常药

抗心律失常药主要作用于对快速性心律失常和心房颤动的控制，比较常用的是胺碘酮。药物治疗无效的情况下可以考虑采用电复律。

4. 其他

对因为心室收缩功能损害而造成充血性心力衰竭的晚期患者，治疗方案与其他原因引发的心力衰竭一致。

（三）非药物治疗

重症患者可将DDD起搏器治疗、室间隔化学消融治疗（借助导管向左冠状动脉注射无水乙醇，使相应的室间隔心肌脱水、坏死，达到降低收缩功能的目的，暂时减轻流出道梗阻）或手术治疗（利用手术切除肥厚的病变部分）纳入考虑范围。

第三节　限制型心肌病

限制型心肌病又称心内膜心肌纤维化、缩窄性心内膜炎、闭塞性心肌病，是一种由于心肌僵硬度升高导致以舒张功能严重受损为主要特征的心肌病，表现为心室舒张末期容积正常或缩小，心室壁厚度正常或轻度增加而收缩功能大多正常或仅有轻度受损。1995年WHO及国际心脏病学会和联合会（ISFC）工作组将其归类为原因不明性心肌病（原发性心肌病中的一种类型）。2006年AHA提出心肌病新的定义和分类，首次将其归类为原发性心肌病中混合性原发性心肌病之一。2008年欧洲心脏病学会的定义为在收缩容积正常或降低（单/双心室）、舒张容积正常或降低，以及室壁厚度正常的情况下发生的限制性左心室生理学异常。限制性左心室生理异常的特点为心肌僵硬度增加所致的左心室充盈状态，表现为心室压力显著升高而心室容积仅轻度增加。

一、发病机制

（一）遗传性因素

有数据表明，约30%病例有家族发病倾向，提示遗传因素参与限制型心肌病的发病。家族性限制型心肌病与常染色体显性遗传有关。现已发现编码心脏肌节蛋白（包括肌钙蛋白I和肌钙蛋白T）的基因突变是限制型心肌病的重要原因，而另一些家族中，限制型心肌病与编码结蛋白基因突变有关，患者通常合并有肌肉的受累。需要注意的是，一些继发性的限制型心肌病也与遗传相关，如家族性心肌淀粉样变、糖原贮积症等。

（二）特发性

很多患者找不到任何原因，称为特发性限制型心肌病。

（三）继发性

限制型心肌病最常表现为继发性全身性疾病。全身因素累及心肌（包括浸润性和贮积性疾病）、心内膜（心内膜纤维化、嗜酸细胞性心内膜炎、心内膜弹力纤维增生症），以及心肌和心内膜同时受累（放射线损害）均可导致限制型心肌病。限制型心肌病的病因在成人和儿童间有一定区别，成人病因多为心肌淀粉样变及心内膜纤维化，特发性和（或）遗传性也不少见，儿童常见的仍然是特发性和遗传性。

二、临床表现

高发病区主要包括非洲、南亚和南美在内的热带和亚热带地区，我国的病例也多散发在南方地区。此病起病比较缓慢，早期可有发热，逐渐出现乏力、头晕、气急。病变以左心室为主者有左侧心力衰竭和肺动脉高压的表现，如气急、咳嗽、咯血、肺基底部啰音、肺动脉瓣区第二音亢进等；病变以右心室为主者有左心室回血受阻的表现，如颈静脉怒张、肝大、下肢水肿、腹水液等。心脏搏动常减弱，浊音界轻度增大，心音轻，心率快，可有舒张期奔马律及心律失常。心包积液也可存在，内脏栓塞不少见。

三、诊断

（一）常规检查

X线检查显示心影扩大，可能见到心内膜心肌钙化的阴影。心室造影见心室腔缩小。心电图检查显示低电压、心房或心室肥大、束支传导阻滞、ST-T改变、心房颤动，也可在V_1、V_2导联上有异常Q波。超声心动图可见心内膜增厚，心尖部心室腔闭塞，心肌心内膜结构超声回声密度异常，室壁运动减弱。原发性患者室壁不会增厚，浸润性患者室壁可能增厚，充盈速度在舒张早期快，中后期极慢，心包膜一般情况下不会增厚。心导管检查显示心室的舒张末期压呈上升趋势，形成下陷后的平台波型，以左心室为主的患者肺动脉压有可能升高，以右心室为主的患者右心房压升高，右心房压力曲线中明显的表现为v波取代a波。收缩时间间期测定结果异常。

（二）鉴别诊断

缩窄性心包炎与限制型心肌病的区分难度较高，两种病症的表现都是与心室收缩功能不全或瓣膜功能异常不成比例的右侧心衰力竭，区分要点参见表7-1。

表7-1　限制型心肌病与缩窄性心包炎鉴别要点

项目	限制型心肌病	缩窄性心包炎
病史	多发生在热带或潮湿有病毒或寄生虫感染地区	结核性或化脓性
心脏听诊	二尖瓣和三尖瓣关闭不全杂音，S3奔马律	心包叩击音
胸部X线片	心内膜钙化	心包钙化，肺纹理减少
超声心动图	心内膜增厚、有房室瓣反流	心包增厚，无房室瓣反流
CT	心内膜增厚、钙化	心包增厚
MRI	心房内血液滞留症	心包增厚
心导管检查		
PAWP	＞RAP	＝RAP
RVSP	＞50 mmHg	＜50mmHg
RVEDP/RVSP	＜0.33	＞0.33
RVEDP/LVEDP差值	＞5 mmHg	＜5 mmHg
RAP	＜15 mmHg	＜15 mmHg
心肌活检	异常	异常

注：MRI，磁共振成像；RAP，右心房压；RVSP，右心室收缩压；RVEDP，右心室舒张末压；LVEDP，左心室舒张末压。

四、治疗

（一）治疗原则

洋地黄对于治疗心力衰竭往往没有明显的疗效，利尿药和血管扩张药在发生明显充血性心力衰竭时可采取谨慎使用的态度参与治疗，因为维持适当的每搏量需要心室充盈压的适当升高。预防栓塞并发症，使用抗凝药物，如阿司匹林。

利用手术剥除肥厚的心内膜，同时对房室瓣受损的患者进行人造瓣膜置换，是近年来比较有效的治疗方式。

手术治疗方案不适用于患有心源性肝硬化的患者。

（二）药物治疗

1.抗凝药物

阿司匹林肠溶片，0.1 g，每晚1次。

2.针对心力衰竭的药物治疗

同时采用以下用药方法：呋塞米0.02 g，1 ～ 2次/天，螺内酯0.02 g，1 ～ 2次/天，地高辛0.125 ～ 0.250 mg，1次/天，依那普利5 ～ 20 mg，2次/天。

第四节　缺血性心肌病

缺血性心肌病为冠状动脉病变特别是粥样硬化病变引起心肌供氧和需氧不平衡而导致的心肌细胞变性、坏死、心肌纤维化及心肌瘢痕形成，出现心脏僵硬、心脏扩大，逐步发展为以心力衰竭和心律失常为主要表现的临床综合征。

一、病因及发病机制

缺血性心肌病主要由冠状动脉粥样硬化性狭窄、闭塞、痉挛和毛细血管病变引起，主要发病机制如下。

第一，慢性缺氧、缺血导致心肌细胞逐渐凋亡，心肌细胞数量减少，存活心肌细胞代偿性肥大。

第二，冠状动脉急性闭塞导致心肌细胞坏死、室壁运动异常。

第三，心肌发生纤维化、纤维瘢痕形成。

第四，心肌细胞之间基质异常，特别是胶原沉积。病理变化的结果为：①室壁张力异常和僵硬度增高，影响心肌舒张功能，主要为左心室舒张功能不全；②病情进一步发展，心脏逐渐扩大，出现收缩功能不全；③可伴发多种心律失常，容易发生心源性晕厥，甚至猝死。患者的心功能状态和临床症状受多种因素影响，包括冠状动脉病变的程度、心肌缺血的范围、心肌的存活性、心肌梗死后左心室重构的程度及其他重要的临床因素。

二、临床表现

心肌缺血和心肌梗死或坏死对心室的不同作用，使缺血性心肌病具有各种不同的临床表现。根据患者的不同表现，可以将缺血性心肌病划分为充血型缺血性心肌病和限制型缺血性心肌病。

（一）充血型缺血性心肌病

充血型缺血性心肌病占缺血性心肌病的绝大部分，以左心室扩大为主，严重者双心室均扩大。此病的临床特点是以心绞痛、心力衰竭和心律失常为主要临床表现。患者有心绞痛或心肌梗死的病史，但有些老年患者从一开始就可能没有心绞痛和心肌梗死的病史。心力衰竭的表现多逐渐发生，症状呈进行性进展，由劳力性呼吸困难发展至夜间阵发性呼吸困难及端坐呼吸，常有倦怠和乏力，周围性水肿和腹水出现较晚。此类患者可出现各种心律失常，心律失常一旦出现，常持续存在，其中以室性期前收缩心房颤动、病态窦房结综合征、房室传导阻滞多见。由于心脏扩大、心房颤动，心腔内易形成附壁血栓，故缺血性心肌病患者发生心力衰竭时血栓和栓塞较常见。

（二）限制型缺血性心肌病

限制型缺血性心肌病少数患者的临床表现以左心室舒张功能异常为主，而心肌收缩功能正常或轻度异常，心脏大小可能正常但左心室常有异常的压力-容量关系，类似于限制性心肌病的症状和体征，故称为限制型缺血性心肌病或硬心综合征。患者常有劳力性呼吸困难和心绞痛，并因此使活动受限。即使在急性心肌梗死期间，有一部分患者虽然发生了肺淤血或肺水肿，却可以有接近正常的左心室射血分数，说明这些患者的心功能异常以舒张期心功能障碍为主。

三、辅助检查

（一）心电图检查

心电图检查主要表现为左心室肥大、ST段压低、T波改变、异常Q波及各种心律失常，如窦性心动过速、房性期前收缩、室性期前收缩、室性心动过速、心房颤动及心脏传导阻滞等，且出现ST-T改变的导联，常按病变冠状动脉支配区域分布，具有定位诊断价值。

（二）胸部X线检查

充血型缺血性心肌病患者胸部X线检查可显示心脏全心扩大或左心室扩大征象，可有肺淤血、肺间质水肿、肺泡水肿和胸腔积液等。限制型缺血性心肌病胸部X线片有肺间质水肿、肺淤血及胸腔积液，心脏多不大，也无心腔扩张，有时可见冠状动脉和主动脉钙化。

（三）心脏超声检查

充血型缺血性心肌病可见心脏普遍性扩大，常以左心室扩大为主，收缩末期和舒张末期容量增加，左心室射血分数下降，室壁呈多节段性运动减弱、消失或僵硬，有时可见到心腔内附壁血栓形成。限制型缺血性心肌病超声心动图常表现为舒张受限，心室肌呈普遍性轻度收缩力减弱，无室壁瘤局部室壁运动障碍。

（四）放射性核素心肌显影

心肌显像显示灌注缺损，如发现固定性灌注缺损超过左心室壁的40%，高度提示缺血性心肌病。

（五）冠状动脉造影

冠状动脉造影可确立对本病的诊断。它既可判断冠状动脉狭窄的程度和受损的部位，也可明确有无其他冠状动脉疾病。患者常有多支血管病变狭窄在70%以上。

（六）心导管检查

左心室舒张末压、左心房压和肺动脉楔压增高，左心室射血分数显著降低，左心室腔扩大和多节段、多区域性室壁运动障碍。冠状动脉造影常有多支冠状动脉病变。

四、诊断及鉴别诊断

（一）诊断

既往有心绞痛或心肌梗死病史是缺血性心肌病重要的诊断线索。可根据临床查体及各种辅助检查对有下列表现者进行诊断。

心脏有明显扩大，以左心室扩大为主。

超声心动图有心功能不全征象。

冠状动脉造影发现多支冠状动脉狭窄病变。

但是必须除外由冠心病和心肌梗死后引起的乳头肌功能不全、室间隔穿孔，以及由孤立的室壁瘤等导致心脏血流动力学紊乱引起的心力衰竭和心脏扩大。

（二）鉴别诊断

1. 扩张型心肌病

老年人缺血性心肌病与扩张型心肌病在心力衰竭时很难鉴别，两者之间有很多相似之处，但是充血型缺血性心肌病的发病基础是冠心病，与病因未明的扩张型心肌病有本质上的不同。因此，有冠心病危险因素的存在，如糖尿病、高血脂、高血压、肥胖等，特别是有心绞痛或心肌梗死病史者，有利于充血型缺血性心肌病的诊断。

2. 甲状腺功能减退心脏病

临床上多有明显的甲状腺功能减退的表现，如怕冷、表情淡漠、动作迟缓、毛发稀疏并有黏液性水肿，可有劳累后呼吸困难、乏力和心绞痛，心脏浊音界扩大，心尖冲动弥散，心音低弱。心电图显示窦性心动过缓，P波和QRS波群低电压，T波在多导联中低平或倒置，累及传导系统时可引起束支传导阻滞或房室传导阻滞。超声心动图提示心脏扩大、搏动减弱，常有心包积液。

3.高血压性心脏病

高血压是冠心病的主要危险因素，老年患者常同时合并有高血压和冠心病，可出现心绞痛、心肌梗死等症状，晚期可出现心力衰竭。但在缺血性心肌病时血压增高者少见，多数正常或偏低。原发性高血压的心脏损害主要与血压持续升高加重左心室后负荷，导致心肌肥厚，继之可引起心脏扩大和反复心力衰竭发作有关。

五、治疗

（一）药物治疗

限制型缺血性心肌病的治疗重点是应用改善心脏舒张功能的药物，可用硝酸酯类、β受体阻滞剂和钙离子通道拮抗药来治疗，也可考虑对合适病例施行手术治疗。该类患者不宜使用洋地黄和拟交感胺类正性肌力药物。

在控制冠心病易患因素的基础上，给予硝酸酯类药物、β受体阻滞剂缓解心绞痛，改善心肌缺血症状。以心力衰竭为主要表现时，应给予利尿药、ACEI或ARB、醛固酮受体拮抗药。对所有缺血性心肌病患者，除非有禁忌证或不能耐受，均应无限期终身使用ACEI，应用从小剂量开始，逐渐递增至最大耐受量或靶剂量。必要时予正性肌力药（洋地黄）以控制心力衰竭，病情较稳定者应尽早给予β受体阻滞剂，从小剂量开始。合并心房颤动的患者应长期抗凝治疗，合并室性或室上性心律失常的患者，胺碘酮、β受体阻滞剂应用较多。胺碘酮负性肌力作用较小，对室性心律失常治疗效果好，但与安慰剂相比，不会降低患者病死率。

（二）冠状动脉介入治疗

因缺血性心肌病患者冠状动脉病变多为累及多支血管的弥漫性病变，并且左心室功能差，大多数患者不宜接受冠状动脉介入治疗。如冠状动脉造影发现2支血管病变伴左前降支近端严重次全狭窄（≥95%）和左心室功能损害，或显著冠状动脉病变患者出现药物不能稳定病情，复发的自发性或低水平的心绞痛或心肌缺血，心肌缺血合并充血性心力衰竭症状和第三心音奔马律，新发的或恶化的二尖瓣反流，或明确的心电图变化等情况，可行冠状动脉介入治疗。

（三）外科治疗

冠状动脉旁路移植术（CABG）可明显改善心绞痛患者术后的症状，但对充血性心力衰竭患者，手术对症状的改善作用不大。因此，该手术适用于以缺血性心绞痛症状为主的患者。冠状动脉造影发现左主干病变（≥50%）或显著3支病变（70%）伴左心室功能受损（LVEF<50%），狭窄的远端血管腔比较通畅并适合外科血管旁路手术，且存活的心肌数量充分时，可施行CABG。对于难以用药物控制的晚期心力衰竭患者，在无其他严重的全身性疾病和器官损害时可考虑心脏移植。

第五节　致心律失常型右心室心肌病

致心律失常型右心室心肌病（ARVC）是一种以心律失常、心力衰竭及心源性猝死为主要表现的非炎性非冠状动脉心肌疾病，主要表现为右心室功能与结构异常，以右室心肌被进行性纤维脂肪组织替代为特征，多为常染色体显性遗传。

一、病因

ARVC多见于家族性发病，为常染色体显性遗传。有9种不同的染色体显性遗传与本病相关，5种基因突变与ARVC发病有关，包括心肌雷诺丁受体基因、桥粒斑蛋白（ARVC8）、plakophilin（ARVC9）、盘状球蛋白及β型转化生长因子。

二、发病机制

仅根据目前已知的ARVC基因突变尚不能完全解释ARVC发病机制。目前有多种理论解释其发病机制，包括心肌发育不良、炎症反应及细胞凋亡理论等。

（一）心肌发育不良理论

心肌萎缩从出生时即可出现并呈进行性进展。病变开始于心内膜、中膜，最后累及心外膜，从而导致右心室室壁变薄，可为局灶性或弥散性。这是目前比较公认的ARVC发病机制。

（二）炎症反应理论

炎症反应可能在ARVC发病中起到较大作用，ARVC中炎症浸润的检出率达65%，患者心肌细胞存在散在或弥散性炎症细胞浸润，纤维脂质浸润可能是慢性心肌炎症的修复现象。病毒类型多为肠道病毒、腺病毒、巨细胞病毒、丙型肝炎病毒、细小病毒B_{19}。

（三）细胞凋亡理论

心肌细胞损伤与凋亡有密切关系。在ARVC中至少部分心肌细胞和成纤维细胞发生凋亡，并导致具有特征性的病理改变，即心肌萎缩、缺失。凋亡过程并非由心肌缺血引起。

三、病理

（一）典型病理改变

不同的致病基因导致不同类型的ARVC，但有相似的组织和电生理改变。典型的病理变化为透壁的脂肪或纤维脂肪组织替代右心室心肌。脂肪或纤维脂肪组织主要位于心外膜和心室肌，集中于右心室流出道、心尖或前下壁，即所谓的"发育不良三角区"，而心内膜结构正常。病变脂肪组织呈条索状或片块状浸润，穿插入心肌层，孤立的脂肪浸润较为罕见。病理表现主要分为单纯脂肪组织和纤维脂肪组织。由于右心室心肌中存在着无传导特性的脂肪和纤维脂肪组织，从而易与邻近的正常心肌之间产生折返现象，致使室性心动过速反复发作。同时由于右心室心肌薄弱，右心室形态异常和收缩功能降低，可引起右侧心力衰竭的临床表现。右心室室壁可以出现瘤样扩张或膨胀、瘢痕及室壁变薄等异常，右心室可呈球形扩大。

（二）ARVC累及左心室

虽然ARVC主要累及右心室，但也会有与年龄呈正相关的左心室受累。病变通常限于左心室后外侧游离壁，室间隔受累较少。一般为局灶性和室壁瘤形成，也可表现为左心室扩大和收缩力降低。

四、临床表现

（一）病程分期

临床表现与右心室病变范围有关，病程可分为4个时期，见表7-2。

表7-2　ARVC病程分期

病程分期	临床表现
隐匿期	少数患者在常规X线检查时发现右心室扩大。有些患者右心室结构仅有轻微改变，室性心律失常可以存在或不存在，突发心源性猝死可能是其首发表现，多见于剧烈活动或竞争性体育比赛的年轻人群
心律失常期	以右心室折返性室性心动过速多见，以反复晕厥或猝死为首发征象。心律失常患者可诉心悸、胸闷、头晕。少数病例有窦结功能障碍、房室传导阻滞和室内传导阻滞等心律失常。症状性右室心律失常可以导致猝死，同时伴有明显的右心室结构功能异常
右心功能障碍期	多见于右心室病变广泛者。由于进行性及迁延性心肌病变导致症状进一步加重，而左心室功能相对正常。临床表现为颈静脉怒张，肝颈静脉回流征阳性，淤血性肝大，下垂性水肿和浆膜腔积液等体循环瘀血征象
终末期	由于累及左心室，导致双室泵功能衰竭，终末期患者易与双室扩大的DCM相混淆。左心室受累与年龄、心律失常事件及临床出现的心力衰竭相关。病理研究证实，大多数患者均存在不同程度左心室内脂质纤维的浸润现象

（二）体征

ARVC的主要体征为右心室增大，部分病例出现肺动脉瓣听诊区S_2固定性分裂、相对性三尖瓣关闭不全收缩期杂音、右心室性S_2。

五、辅助检查

（一）心电图检查

1.除极异常的心电图表现

不完全性右束支传导阻滞/完全性右束支传导阻滞。

无右束支传导阻滞患者右胸导联（V_1、V_2、V_3）QRS波群增宽，超过110毫秒，此项标准由于具有较高的特异性，已作为主要诊断标准之一。

胸导联R波降低，出现率较低。

部分患者常规心电图右胸导联的QRS波群终末部分可以出现epsilon波，由部分右心室纤维延迟激活形成，使用高倍放大及校正技术心电图可以在75%的患者中记录到epsilon波。

2.复极异常的表现

右胸导联（V_1、V_2、V_3）出现倒置的T波，且与右束支传导阻滞无关（多见于12岁以上的患者）。

（二）超声心动图检查

二维超声作为疑似患者的筛查手段，对小的局限性病变特异性和敏感性较低，对中度以上的病变效果最佳。通过测量三尖瓣环流速定量评估右心室功能可增加二维超声诊断的敏感性。对疑似病例需要反复多次检查，除了右心室局部运动异常、局限性扩张及瘤样膨出提示有ARVC的可能，右心室流出道增宽（＞30 mm）在诊断中具有较高的敏感性和特异性。三维超声成像可以立体显示心脏的空间形态，更为直观地观察病变的部位和形态，因而有助于发现极小的异常，提高早期诊断率。

（三）心脏CT检查

心脏CT检查较早并广泛用于ARVC的诊断，可显示右心室流出道扩张室壁厚薄程度、舒张期膨隆，以及左心室、右心室游离壁心肌的脂质浸润，能够准确描述诊断标准中各种形态及功能异常。但在诊断ARVC中也有局限性：对于脂质浸润特别是孤立性脂肪组织的判断需谨慎，50%以上的健康老年人也可出现类似表现；对微小室壁运动异常的判定较为困难；存在心律失常，如频发室性期前收缩时可使图像质量降低。因此，影像检查结果正常时并不能完全排除ARVC。多排CT比电子束CT空间清晰度更高，可以减少移动伪差。

（四）心脏MRI检查

心脏MRI可发现轻微和局灶性的病变，是临床可疑及早期阶段的ARVC患者检查和随访的最佳手段。MRI检查能很好地显示节段性右心室室壁运动及形态学异常，能对扩张的右心室进行量化，能提供组织的特性，如显示取代心肌的脂肪组织及纤维组织信号，因此MRI检查被认为是现今诊断ARVC的金标准。心脏MRI能更好地对病例进行连续评估，对于无症状患者的亲属（高危人群）也可做前瞻性评价。与超声心动图检查相比，MRI检查不受声窗的限制。与心脏CT相比，心脏MRI检查避免了电离辐射，更适合定期随访及家族筛查。心脏MRI检查在较大程度上可替代右心室造影，成为ARVC的常规检查。

（五）心内膜心肌活检

心内膜心肌活检的病理结果对ARVC具有确诊价值，检测的敏感性为67%，特异性为92%。活检结果敏感性较低的原因：活检取样常在少有病变累及的室间隔，以及病变常累及的右心室游离壁。因右心室活检易引起穿孔和心包压塞而不常采用，并且活检取样常不易采集到小的脂肪纤维组织。右心室心内膜心肌活检诊断ARVC的标准应满足心肌组织<59%、脂肪组织>31%及纤维组织>22%，主要原因是排除肥胖人群和老年人出现类似于ARVC的病理改变，避免由此导致的误诊。

（六）心内电生理检测

心内电生理检查可用于检测心律失常发生机制、形态特征诱发与终止条件及对心律失常起源病灶进行精确定位，对明确诊断、选择治疗方式有重要价值，但心内电生理检查不是诊断ARVC的常规检查。程序性心室刺激对ARVC的风险评估并无价值，在诱发室性心动过速的患者中，50%以上置入ICD的患者在3年的随访中未接受电击治疗，而未诱发室性心动过速的患者置入ICD的正确电击比例与可诱发室性心动过速者相同。

（七）基因检查

基因筛查并不是金标准，发现基因突变并不能完全预测预后或确诊ARVC，因为有些致病基因携带者可能终身不发病，尤其是错义突变者。但是基因筛查相对于临床诊断有很好的时效性，可以在发病前或发生严重临床事件前及时采取预防措施降低猝死率。建议先筛查桥粒成分基因，首先筛查比例最高的PKP-2，其次筛查DSG-2或DSP，最后筛查相对比较罕见的基因型DSC-2、盘状球蛋白。

六、诊断及鉴别诊断

（一）诊断

早期诊断标准由于ARVC临床表现无特异性，早期可能仅有右心室的轻度改变，影像学检查也常无异常发现，并且没有单一检查可确诊ARVC，因而给早期诊断带来困难。目前主要基于心脏结构、组织形态学改变、心电图特征、心律失常类型和遗传基因突变等方面进行诊断。

1. 1994年国际专家组ARVC诊断标准

当满足以下2项主要标准，或1项主要标准和2项次要标准，或4项次要标准时，即可诊断ARVC（表7-3）。

表7-3　1994年国际专家组ARVC诊断标准

诊断内容	主要标准	次要标准
家族史	家族成员尸检或手术中证实的ARVC患者	可疑的ARVC导致过早（年龄<35岁）死亡家族史，或家族史（符合目前诊断标准的临床诊断）
心电图除极/传导异常	epsilon波或右胸前导联（V_1、V_2、V_3）QRS波增宽（>110毫秒）	信号平均心电图上晚电位阳性
心电图复极异常	无	年龄>12岁，右胸前导联（V_2或V_3）T波倒置而无右束支传导阻滞（RBBB）
心律失常	无	12导联心电图、24小时动态心电图监测及运动试验中证实的持续性或非持续性左束支传导阻滞型室性心动过速，或者频发室性期前收缩（24小时动态心电图监测>1000次/24小时）

续表

诊断内容	主要标准	次要标准
整体或局部功能障碍和结构改变	右心室严重扩张或射血分数降低，无或轻度左心室受累；局部右心室室壁瘤（伴舒张期膨出的无运动或运动减低区）；右心室严重的节段性扩张	整个右心室的轻度扩张或射血分数降低，左心室正常；右心室轻度节段性扩张；右心室局部运动减低
室壁组织学特征	心内膜心肌活检心肌纤维、脂肪替代	无

2. 2002年国际专家组家族性ARVC诊断标准

ARVC一级亲属具有下列条件之一可以诊断家族性ARVC。

心电图：胸前导联（V_2或V_3）T波倒置。

信号平均心电图：心室晚电位阳性。

心律失常：在心电图、Holter监测或运动试验中出现左束支传导阻滞型室性心动过速，或24小时室性期前收缩200次/分。

右心室结构或功能异常：整个右心室轻度扩张和（或）射血分数减低，左心室正常，或右心室轻度节段性扩张，或右心室局部运动减低。

3. 2006年修正的ARVC诊断标准

具有以下2项主要指标，或1项主要指标＋2项次要指标，或4项次要指标，即可诊断（表7-4）。

表7-4　2006年修正的ARVC诊断标准

诊断内容	主要指标	次要指标
心律失常	单形性左束支传导阻滞型室性心动过速	频发室性期前收缩、心动过速（或传导阻滞）导致的晕厥、室上性心动过速、多形性室性心动过速
心电图	为epsilon波、右胸导联S波升支≥55毫秒、右胸导联QRS延长：QRS时程（$V_1+V_2+V_3$）/（$V_4+V_5+V_7$）≥1.2	V_1、V_2、V_3导联T波倒置ST段自发性抬高
心室造影	右心室局部无运动、运动减低或室壁瘤	无

诊断内容	主要指标	次要指标
家族史	尸检或心内膜心肌活检证实家族中有ARVC患者	临床检查发现家族中有ARVC患者，家族中有不明原因的年龄<35岁的死亡病例
心内膜心肌活检	残留心肌细胞<45%，纤维脂肪组织取代心肌细胞	残留心肌细胞为45%～70%，纤维脂肪组织取代心肌细胞

（二）鉴别诊断

1. 高度疑似ARVC的临床情况

家族中有年轻猝死者。

有室性心律失常及晕厥的青年人。

有室性心律失常及心力衰竭的青年人。

有心律失常及家族猝死史的青年人，心电图出现右室V_1、V_2、V_3导联除极异常者。

有右心室起源心律失常的成年人也要考虑到AVRC的可能，结合12导联心电图中epsilon波和右胸导联QRS间期延长可提高诊断敏感性和特异性，有助于ARVC的筛选和诊断。

2. 特发性右心室流出道室性心动过速

与ARVC的相似点为多发于青年男性，运动时诱发。

与ARVC的不同点为无家族猝死史，多数预后良好很少晕厥、猝死；心电图无V_1、V_2、V_3导联T波倒置，右胸导联S波<55毫秒；信号平均心电图、超声心动图及心脏MRI检查正常。

3. Brugada综合征

与ARVC的相似点为多发于青壮年男性，反复发作，V_1、V_2、V_3导联ST段抬高，T波倒置，致命性室性心动过速、心室颤动。与ARVC的不同点为多见于东南亚地区，常于睡眠中发作，心电图ST段穹隆样抬高，可见J波，超声心动图与心脏组织学检查无异常。

4. 特发性心室颤动

与ARVC的相似点为多发于男性，年龄<40岁者可发生晕厥和猝死。心电图

检查显示V_1、V_2、V_3导联ST段抬高，多形性室性心动过速或心室颤动与ARVC的不同点为无情绪或运动诱因，40% ～ 60%伴有J波，发作前室性期前收缩联律间期短。超声心动图及心脏MRI检查无心脏形态异常。

5. 扩张型心肌病

扩张型心肌病以左心室功能障碍为主，左心室扩大明显，影像学检查无脂肪组织浸润、室壁瘤和节段性扩张、局限性室壁运动减弱等。结合病史及病程进展较易鉴别。

七、危险性分层评估

主要是评估ARVC患者心源性猝死的危险度，以下情况属于高危情况。

第一，既往有心源性猝死事件的发生。

第二，存在晕厥或者记录到伴有血流动力学障碍的室性心动过速。

第三，QRS波离散度增加。

第四，经超声心动图或心脏MRI证实的严重右心室扩张。

第五，累及左心室，如局限性左心室运动异常或扩张伴有收缩功能障碍。

第六，疾病早期即有明显症状，特别是有晕厥先兆症状者。

对高危患者应当密切随访并予以治疗。关于相关检查指标在ARVC危险分层中的价值，不少研究表明，心室晚电位、右心室流入道内径增大、右心室射血分数低是高危ARVC的主要预测指标。T波倒置也是ARVC的特征性心电图表现，T波超过V_1 ～ V_3导联提示左心室受累的可能性，可能在ARVC的危险分层中具有较大作用，但无论T波倒置是否超过V_1、V_2、V_3导联，均可能与高危AVRC相关。

八、治疗

（一）基础治疗

劳累是ARVC患者出现恶性室性心律失常、猝死的重要因素。一旦诊断为AVRC，应当避免剧烈运动尤其是竞技性体育运动，限制运动可显著降低ARVC患者的猝死率。目前主要是针对右侧心力衰竭进行治疗，发生心律失常可根据心律失常类型选择抗心律失常药物。

1. 抗心力衰竭治疗

对有孤立性右侧心力衰竭或者表现为全心衰竭的患者，治疗与一般心力衰竭相同，包括使用利尿药、ACEI或ARB、正性肌力药物及抗凝治疗等。

2. 抗心律失常治疗

抗心律失常治疗的主要目的在于消除症状，如频发室性期前收缩导致的反复性心悸。药物选择主要是根据临床经验。室性心律失常常由交感神经兴奋引起，β受体阻滞剂减少猝死危险已被证实。如果β受体阻滞剂无效，可以选用或联用胺碘酮。索他洛尔治疗室性心律失常效果较好，或许优于胺碘酮及β受体阻滞剂，但需要监测QT间期。目前单独使用索他洛尔或联合使用胺碘酮和β受体阻滞剂是最有效的治疗方案，能够控制并预防室性心动过速复发。少数患者可能需要Ⅰ类抗心律失常药物或联用药物。

3. 抗凝治疗

ARVC合并心房颤动、显著心室扩大或心室室壁瘤者需要长期抗凝治疗。

（二）特殊治疗

1. 置入ICD

置入ICD是目前唯一明确的有效预防心源性猝死的有效措施。对于发生过持续性室性心动过速或心室颤动的ARVC患者，应当置入ICD（推荐类型Ⅰ类）；对存在广泛病变、阳性家族史或不明原因的晕厥患者，考虑置入ICD（推荐类型Ⅱa类）。

2. 射频消融治疗

射频消融用于治疗室性心动过速，成功率<50%，且易复发或形成新的室性心动过速，不作为首选，仅作为姑息性治疗或ICD的辅助治疗。

3. 外科手术

对于右心病变弥散、不能耐受ICD或射频消融治疗的情况，可选择右心室分离术。不过由于术后电兴奋无法下传至右心室，容易出现右侧心力衰竭。也有实施右心室局部病变切除术、心内膜电灼剥离术的报道，但效果难以肯定。

4. 心脏移植

心脏移植作为各种临床治疗措施无效后的选择，存在着供体困难及排斥反应等问题。

第八章

胃食管反流病的诊疗

第一节　胃食管反流病的诊断策略

一、简介

胃食管反流病（GERD）是胃肠道最常见的疾病之一，定义为胃内容物异常反流进入食管后引起的症状或黏膜损伤。虽然胃内容物反流到食管是一种生理事件，但鉴于定义需要黏膜损伤或症状异常，GERD可以通过症状和（或）客观检查的组合进行诊断。当以患者主诉症状为定义时，北美GERD的患病率为18.1%～27.8%，这表明当初始的经验性方案无法控制症状时，需要常规的疾病诊断方法来客观地定义GERD。

GERD发生在胃和食管之间的正常抗反流屏障受到短暂或永久性损害时。因此，食管胃屏障的缺陷，如食管下括约肌（LES）功能不全、一过性LES松弛和食管裂孔疝等是GERD发生的主要因素。当胃十二指肠内容物中的攻击性因素，如酸、胃蛋白酶、胆汁酸和胰蛋白酶层层突破食管的防线，包括食管酸清除和黏膜抵抗，就会出现症状。随着食管防御的更多组成部分失灵，反流的严重程度会进一步增加。

由于缺乏一个结合包括黏膜损伤和（或）临床症状等的判断标准来测量GERD，诊断和随后的诊断研究相对较少。对评估临床意见在食管炎诊断中准确性的七项研究进行的系统评价发现，临床意见的敏感性为30%～76%，特异性为62%～96%。临床病史的局限性和对治疗的反应强调了改进诊断方法的必要性，同时减少了患者的不便。现回顾GERD诊断的过去和当前诊断方法。

二、质子泵抑制剂试验

观察症状对短期胃酸分泌抑制剂治疗的反应称为质子泵抑制剂（PPI）试验，其已为人们所熟知。通常，症状评估减少了50%被定义为试验结果阳性并且提示GERD的诊断。然而，缺乏症状改善最佳参考阈值、PPI剂量、试验持续时间和GERD参考金标准损害了试验性诊断的准确性。

在一项针对43名连续出现胃灼热发作的患者的研究中，法斯（Fass）等进行了上消化道内镜检查和24小时食管pH值监测，发现使用每天60 mg剂量的奥美拉唑来定义PPI试验的测试特征，能够获得症状减轻的最佳定义。患者使用奥美拉唑（早晨40 mg，晚上20 mg）或安慰剂治疗7天，然后进入清除期并随机分配到比较组。总体而言，35例患者被归类为GERD阳性（基于内镜检查或24小时食管pH值监测异常），GERD阳性的患者中，28例（80%）对奥美拉唑试验有阳性反应，症状改善定义为减轻50%。奥美拉唑试验的特异性为57.1%，阳性预测值为90.3%，阴性预测值为36.4%。随后，计算受试者操作特征曲线以评估与最佳测试特征相关的症状改善程度，证明75%的症状减少与85.7%的敏感性、90.9%的阳性预测值和81%的准确性相关。将PPI试验与常规内镜检查诊断策略进行比较，然后进行24小时食管pH值监测，如果没有证实糜烂性病变，PPI试验为每位接受诊断评估的患者节省了348美元，这可归因于减少了64%患者内镜检查的需要和53%患者24小时食管pH值监测的需要，突出了初始经验性PPI试验的益处。

多种PPI剂量已用于治疗性GERD的诊断，奥美拉唑每日40～80 mg不等，研究持续时间1～4周。辛德贝克（Schindlbeck）等证实，在接受24小时食管pH值监测的患者中，PPI试验75%的症状减少定义为阳性。接受奥美拉唑40 mg每日2次（敏感性为83.3%），与使用奥美拉唑40 mg每日1次（敏感性为27.2%）的患者相比，检测GERD的敏感性提高。

一项荟萃分析使用24小时食管pH值监测作为参考标准，评估经验性PPI试验作为GERD诊断方法的有效性，发现其综合敏感性为78%，特异性为54%，与基于食管炎作为参考标准的GERD定义相当，其表现出71%的综合敏感性和41%的特异性。这与另一系统评价一致，表明在那些不明原因的胸痛患者中，有pH

值监测阳性或内镜检查反流性食管炎等客观证据与没有客观GERD证据的患者相比，PPI试验临床症状减少50%的可能性更高。

因此，由于尚未确定最佳检测特征，PPI试验并不能确定地建立或排除GERD的诊断。通过更高的PPI剂量、更大的症状改善和更多的GERD客观证据，可以获得更佳的测试特征。在确定的短期疗程中使用时，大多数患者将在3天内得到改善，从而没有了对进一步诊断测试的需求。

三、激发性试验

对食管的激发性试验大多具有历史价值。由于非心源性胸痛难以评估而产生了这种测试。Bernstein试验由贝克（Baker）和伯恩斯坦（Bernstein）于1958年引入，是一种酸灌注试验，作为复制酸相关损伤症状的客观方法在进行测试时，患者直立坐位，经鼻孔插入鼻胃管30 cm，并注入生理盐水15分钟，然后注入0.1 N的盐酸溶液30分钟或直至出现症状。溶液以每分钟100～120滴（6.0～7.5 mL）的速度输注，在酸灌注期间患者报告的症状或胸骨后烧灼感至少两次并且用盐水可缓解，被认为是阳性。虽然最初的研究报告中，22例胃食管反流患者有19例试验阳性（86%敏感性），21例阴性对照者中20例试验阴性（95%特异性），但是随后的研究表明其敏感性较低，特别是与24小时食管pH值监测作为参考标准相比，因此Bernstein试验现在很少使用。

四、放射影像研究

放射影像研究能够显示GERD的诊断所需要的一些临床情况，如食管黏膜的潜在损伤，以及实际存在液体反流。与内镜检查相比，在一项纳入266名患者的研究中，影像检查能够检测出22%的轻度食管炎患者、83%的中度食管炎患者及95%的重度食管炎患者，因此限制了放射影像评估的效用。尽管双对比技术可以进一步增强食管黏膜的影像，但该试验的总体敏感性仍然很低。

胃食管反流的进一步评估可以通过钡餐后的透视检查来证实。在4个系列的回顾性综述中，透视时胃食管反流的平均敏感性为40%，特异性为85%。因此，目前如以食管炎作为参照标准，透视检查对GERD的诊断具有特异性，但缺乏敏感性。当将参考标准改变为食管pH值监测时，pH值监测阳性或阴性患者在钡餐研究中所显示的比例没有差异，因此限制了钡餐作为筛选手段的应用。

虽然放射影像具有排除替代诊断并识别慢性反流并发症（狭窄或食管溃疡）的作用，但许多GERD患者在钡餐研究中未显示异常，因此不能排除反流性疾病的存在。

五、内镜检查

内镜检查是评估GERD患者食管黏膜的首选方法。内镜检查适用于那些对初始治疗没有反应的患者，当有警报症状表明合并复杂疾病（如吞咽困难、吞咽痛、出血、体重减轻或贫血）时，以及足够的疾病持续时间使个体处于巴雷特食管的风险中，内镜检查的横断面研究表明，有上消化道症状的患者约20%有食管炎，20%为内镜检查阴性的反流病，10%有消化性溃疡病，2%有巴雷特食管，1%可能有恶性肿瘤。

与GERD诊断相关的研究检查结果包括存在糜烂性食管炎、消化性狭窄和食管黏膜被覆柱状细胞（巴雷特食管）。反流性食管炎表现为鳞柱交界处（SCJ，即浅粉红色食管鳞状上皮黏膜和红色胃柱状黏膜之间的界面）存在糜烂或溃疡。有许多分级系统来标记糜烂性食管炎的严重程度，其中最常见的是洛杉矶（LA）分级。鉴于存在食管炎及巴雷特食管作为GERD的诊断发现，内镜检查在GERD诊断中具有极好的特异性，并且与症状严重程度和治疗反应相关。

然而，类似于使用放射学影像用于诊断GERD，其敏感性仍然很低。一项来自瑞典北部的基于人群的研究，使用经过验证的胃食管反流症状调查问卷，结果表明出现症状者的患病率为33.6%。在应答者的随机子集上进行内镜检查，显示总共15.5%的样本群体存在黏膜破损和糜烂性食管炎。在以胃食管反流症状为参考标准的患者中，只有24.5%有糜烂性食管炎的证据。因此要认识到，70% ~ 85%具有GERD症状的患者为非糜烂性胃食管反流病（NERD），内镜检出糜烂性食管炎作为诊断GERD的基础性作用是有限的并且不具有成本效益。此外，GERD的初始经验诊断和治疗策略限制了内镜检查在GERD诊断中的应用，因为诊断NERD的独立预测因子包括在内镜检查前使用PPI、没有夜间症状、年龄≥60，以及未见食管裂孔疝。

虽然内镜检查对GERD的诊断敏感性有限，但内镜检查可以进行详细评估，以排除嗜酸性粒细胞性食管炎、感染或药物引起的损伤，还可以筛查Barrett食管炎。虽然对巴雷特食管的筛查仍有争议，但许多研究强调了与巴雷特食管存在相关的危险因素，包括男性、年龄较大（＞40岁）和症状持续时间延长（＞13年）。当远端食管的淡粉红色鳞状黏膜被不同长度的鲑鱼粉色柱状黏膜替代时，怀疑是内镜下巴雷特食管。在巴雷特食管中，SCJ向胃食管连接处（GEJ或Z线；由胃褶的近端边缘限定）近端移位，并且通过活检发现肠上皮化生来确诊，这与鳞状黏膜排列分层的正常食管黏膜不同，肠上皮化生的特征在于存在含有黏蛋白的杯状细胞，可通过常规苏木精和伊红染色或用阿尔辛蓝染色发现。根据化生是否短于或长于3 cm，巴雷特食管可分为短节段巴雷特食管（SSBE）和长节段巴雷特食管（LSBE）。LSBE患者更多见发育异常和肿瘤，而SSBE患者的风险也增加。

先进的内镜成像技术已经过评估可作为提高内镜诊断GERD敏感性的方法。窄带成像技术（NBI）利用蓝/绿波长的光照射黏膜，并优先增强表面组织结构，增强诸如毛细血管和黏膜外观的特征而不使用染料。NBI已被用于改善SCJ的可视度，从而提高评估糜烂性疾病的能力。在一项前瞻性研究中，80例患者（50例GERD由经验性问卷定义，其中30例有内镜下糜烂性食管炎）的NBI放大图像表明毛细血管内毛细血管袢的扩张和数量增加是最佳预测指标，其诊断GERD的敏感性为92%，特异性为100%（当合并微糜烂时）。此外，与对照组相比，增多的扩张的毛细血管内毛细血管袢的存在和数量能够用于区分患有NERD的患者。评估NBI在SCJ检查中的作用的第二项研究包括107名受试者（36名NERD，41名糜烂性食管炎，30名对照组）。血管模式增加和圆形凹坑外观缺失的组合能够用于区分NERD和对照组，其敏感性为86.1%，特异性为83.3%。因此，先进的成像技术可以为内镜诊断GERD提供更高的敏感性。

六、食管活检

在内镜检查中增加食管活检可以进行组织学评估，以评估显微镜下的黏膜损伤，排除其他诊断，如嗜酸细胞性食管炎，并评估疾病并发症，如巴雷特食管或肿瘤的发展。对无症状患者进行早期组织学研究，并且通过pH值检查证实无反流，详细描述了以真皮乳头为特征的食管黏膜的正常组织学外观，其延伸至游离管腔边缘的一半以下，基底细胞层占据不到15%的上皮总厚度。在固有层中从未发现多形核白细胞，并且嗜酸性粒细胞不常见。然而，在症状性反流和pH值检查阳性的患者中，真皮乳头延伸到上皮表面的距离的50%以上，并且基底细胞层占上皮总厚度的15%以上。在严重的食管炎病例中，在固有层中可见多形核细胞和嗜酸性粒细胞。在Istnail-Beigi的初步研究中，33例反流患者中有28例活检至少有1次异常（85%敏感性），而21名对照组中有19名活检正常（90%特异性）。然而，基于24小时动态pH值监测定义的GERD患者，其后续研究无法复制基底层厚度或乳头长度对GERD诊断的敏感性。

除了使用光学显微镜诊断GERD，透射电子显微镜也已被用于评估扩张的细胞间隙直径。在一项对11例胃灼热患者（其中6名患有糜烂性食管炎）和13例对照的研究中，11名胃灼热患者中有8名（而没有对照组）其细胞间隙直径≥2.4 μm，表明该组织学指标对GERD诊断具有73%的敏感性和100%的特异性。

在对258例GERD患者的评估中，根据反流性食管炎的存在、远端pH值监测异常或症状相关概率（SAP）≥95%进行诊断，嗜酸性粒细胞、总上皮厚度和乳头长度的存在是GERD的显著性预测指标。在Z线上方0.5 cm处测量的总上皮厚度表明对GERD的诊断具有77%的敏感性和52%的特异性。此外，组织学特征的组合有助于提高食管活检的诊断特性，这在119例症状性GERD患者和20例24小时动态pH值监测正常的对照组患者中得到了证实。在Z线、距Z线4 cm和距Z线2 cm处对基底细胞层、乳头长度和细胞间隙扩张进行组织学评估组合，其半定量评分为0～2分，并且与上皮内嗜酸性粒细胞、中性粒细胞和坏死/糜烂的存在相结合，产生最终的组织学"反流评分"。受试者操作特征曲线分析证明，对于评分＞2，"反流评分"对GERD的诊断具有84%的敏感性和85%的特异性。

因为食管活检诊断GERD在鉴定和分级相关特征方面受观察者变异的限制，组织学参数在诊断GERD中的最佳用途仍然是排除替代诊断的能力。在对五项研究的综述中，无论组织学标准如何，食管活检诊断GERD的总敏感性为77%，特异性为91%。考虑到组织学在GERD诊断中不敏感的检查特性，不建议常规使用食管活检，因此仅在怀疑其他原因引起食管炎时才应采用。

七、食管测压

食管测压法是一种诊断性测试，用于测量腔内压力和食管三个功能区域的压力活动的协调性，即LES、食管体部和食管上括约肌（UES）。使用水灌注导管或固态导管系统进行测压。固态导管包含直接测量食管收缩的嵌入式微型换能器。水灌注导管包含几个小口径管腔，用低顺应性灌注装置灌注。当导管口被食管收缩阻塞时，水压在导管内形成，该压力传递施加到外部换能器。使用任一导管系统，来自换能器的电子信号均会被传送到计算机并产生图形记录。

测压法通常用于评估具有提示食管运动功能障碍症状的患者，如吞咽困难和非心源性胸痛。测压在GERD评价中的作用仅限于准确定位24小时食管pH值监测导管和抗反流手术前的食管蠕动功能评估。贲门失弛缓症患者亦可出现胃灼热和反流症状，而诱导错误的GERD的诊断，测压显示的贲门失弛缓症是抗反流手术的禁忌。对于以反流为主要症状的患者，测压也可能有帮助，因为它可以帮助区分反刍综合征和GERD。

八、动态反流监测

动态24小时食管pH值监测是重要的GERD诊治工具。食管pH值监测可以检测和量化胃食管反流，并在时间上将症状与反流事件相关联。24小时食管pH值监测的主要适应证如下。

第一，记录疑似GERD但内镜无食管炎的患者的过度胃酸反流。

第二，评估反流频率。

第三，评估症状相关性。

标准动态24小时食管pH值监测通过使用单个pH电极导管测量远端食管酸暴露，该导管穿过鼻子并定位在测量法测定的LES上边缘上方5 cm处。虽然存在其他用于电极放置的技术，如pH值升高（从胃到食管的pH值升高）及内镜和荧光镜放置，但它们不太准确且不标准化。放置导管后，鼓励患者进行没有饮食或活动限制的典型一天。因为摄入pH值<4.0的食物或液体可以模拟反流事件并产生假阳性结果，酸性食物或饮料应排除在分析期之外，或在pH值日记中准确记录。在使用基于导管的系统中，每4～6秒记录1次pH值，并将数据传输到移动数据记录器中。更高的采样频率高达1Hz，可检测到更多的反流事件，但不会改变总的酸暴露值。

典型的动态食管pH值监测仪具有事件标记按键，其可以在研究期间由患者激活，以记录症状、进餐和卧位的时间。患者还可将这些事件记录在日记卡上，以便随后将特定症状与pH值探针记录到的食管酸暴露相关联。在研究结束时，将数据下载到计算机，由计算机生成pH值追踪和数据汇总。临床食管pH值监测导管系统的典型检查持续时间为24小时。由于部分患者对pH导管的耐受性差，检查时间缩短到3～16小时，然而，与24小时监测相比，较短的检查持续时间可导致灵敏性降低。

当进行研究解读时，食管pH值降至4.0以下被定义为反流事件。该值是基于胃蛋白酶的蛋白水解活性选择的，胃蛋白酶在该pH值和低于该pH值时最具活性。此外，pH值<4.0最能区分症状性患者和无症状对照，尽管已经评估了许多评分系统和参数，但是该检查最重要的参数是pH值<4.0的时间百分比，并且大多数pH值监测分析软件包含了该参数计算。当pH值<4.0的总时间超过检查期的4.2%时，结果通常被认为是异常的。所有软件程序均包含了卧位和直立位的分层分析。

虽然pH值软件会自动计算总的、直立的和仰卧的反流时间，但人工检查pH值曲线以排除伪影对于精确解释是必不可少的。典型的反流事件通常涉及pH值的突然下降，这必须与缓慢漂移的pH值区分开来，这可能是探针与食管黏膜失去接触并变干导致的。探针功能障碍或接触不良可能导致读数降至零，此外一些患者可能啜饮酸性碳酸饮料或柑橘类饮料，而导致pH值长时间小于4。应识别出这些伪影，并将其相应的时间排除在酸暴露时间的计算之外。

多探针导管具有额外的pH电极，可位于食管的更近端或咽部。这些电极允许检测近端食管和咽部的酸反流事件，因此可用于评估GERD食管外症状，特别是咽喉炎、慢性咳嗽和哮喘。近端食管pH值探针的常规位置在LES上方15～20 cm处，pH值低于4.0的总时间百分比小于1%为正常值。咽部探针通常放置在测压法测定的UES上方2 cm处。虽然目前未明确定义正常值，但超过2～3次的咽喉反流被认为是异常的。同样重要的是要检查pH值曲线，以确保近端食管或咽喉反流事件伴有远端食管反流，而不是继发于伪影。

鉴于患者对导管型动态食管pH值监测系统及延长测量时间的耐受性有限，研究者开发了无线动态pH胶囊监测系统。放置时，先进行标准的上消化道内镜检查以定位GEJ。移除内镜，并插入带有pH胶囊探针的导引器，胶囊探针放置在GEJ上方6 cm处，然后将记录数据发送到佩戴于患者腰部的接收装置里。该无线系统具有48～96小时连续记录pH值数据的优点。pH胶囊探针可在数天后脱落并通过粪便排出。

基于无线的pH胶囊监测系统可以更好地被耐受，对日常活动的干扰减少，并且对于GERD患者具有更高的总体满意度。在一项针对50名接受基于导管或无线pH胶囊监测的患者的随机研究中，与传统的pH值探头相比，基于无线的

pH胶囊监测相关鼻痛、流鼻涕、咽喉疼痛、咽喉不适和头痛明显减少，然而基于无线的pH胶囊监测与更多的胸痛相关。无线pH胶囊监测具有更优的反流敏感性，原因如下。

第一，监测时间更长。

第二，患者依从性提高。

第三，患者日常活动受限减少。

第四，导管移位的可能性降低，因此在检查期间对反流事件检测的敏感性更高。

然而，无线pH监测系统亦存在缺点，包括早期胶囊脱落的风险。两个中心的报告描述了胃食管反流病的患者24小时早期脱离和胃食管反流病的患者48小时数据接收不良等情况，其中胃内pH监测可能导致酸暴露时间的解读错误。

使用无线pH胶囊监测系统和基于导管的pH监测评估同时捕获酸反流已经进行了许多比较研究。虽然在记录的酸暴露之间观察到强烈的相关性，但是基于无线的pH胶囊监测系统与基于导管的系统相比，在记录反流事件的情况下两个系统报告的pH值观察到显著的偏移。当使用参考标准时，基于导管的系统软件中的热校准校正因子误差（其已经被校正）可导致pH值和反流事件的差异性偏移。虽然反流事件的数量的差异只能部分地通过热校正因子来解释，但是基于导管的系统检测到的短反流事件的数量增加可能是基于无线的pH胶囊监测系统的采样频率较低所致。

导管式食管pH胶囊监测系统的标准记录持续时间为24小时；然而，随着基于无线的pH胶囊监测的引入，记录时间可以延长至48～96小时。通过无线pH系统获得的常规48小时数据可以使用48小时收集的平均值或仅使用具有最大酸暴露的24小时时段来解释。在一项针对85名患者、39名对照组和37名GERD患者的研究中，使用异常酸暴露超过5.3%的检查时间为异常，仅使用酸暴露时间最多的24小时进行分析，对于GERD诊断的敏感性为83.8%、特异性为84.5%，与之相比，仅使用数据收集的前24小时进行分析的敏感性为67.5%，特异性为89.7%。

可以在药物治疗之中或停药之后进行pH值的监测。没有药物的监测要求患者停用PPI至少1周，H2受体阻滞剂（H2RA）治疗至少48小时，抗酸剂治疗至少2小时。该检查应该在酸抑制治疗之中还是停药后进行，取决于临床医生希望获得的信息。研究患者是否存在基线酸反流需要在停药之后进行pH值检查，例如在考虑抗反流手术的患者中或在具有非典型GERD症状的患者中以排除酸反流的存在。药物治疗中进行的检查可用于研究持续的酸反流是否为难治性症状患者对药物治疗反应差或不完全的原因。

动态食管监测系统的一个潜在优势是能够将症状与反流事件相关联。然而，即使在有良好记录的GERD患者中，只有一半的症状事件与反流事件有关。这一观察结果导致了几种症状评分系统的发展，这些评分系统可以计算归因于反流事件的个体症状，包括胃灼热、反流或胸痛。症状指数（SI）定义为与反流事件相关的症状发作次数的百分比，将与pH值<4相关的症状的数量除以研究期间的症状总数来定义阳性关联，SI超过50%被认为症状相关性良好。第二个评分系统包括症状敏感指数（SSI），即用与症状相关的反流事件的数量除以研究期间的反流事件的总数。SAP是基于症状的评分系统中具有最大统计有效性的参数，这是一种概率计算，将整个pH值曲线分成两分钟的间隔，并对每个片段进行反流事件和症状发作的评估，使用改进的卡方检验来计算观察到的症状和反流事件的分布偶然发生的概率。SAP值>95%表明观察到的反流事件和症状之间的关联偶然发生的概率<5%。虽然SAP提供了关于反流和症状关联的统计有效性的信息，但SI和SSI提供了关联强度的信息。不幸的是，没有临床试验证明基于症状的评分系统预测因果关系，因此该参数应该仅能作为特定症状与反流事件联系起来的补充参考信息，而不具有预测患者对药物或手术治疗反应的能力。

九、24小时动态胆汁监测

十二指肠胃食管反流（DGER）是指十二指肠内容物通过幽门反流进入胃，随后反流到食管。DGER可能是重要的，因为其他因素即胆汁和胰酶（而不是酸），可能在GERD患者的黏膜损伤和症状中起作用。最初，在pH值监测期间食管pH值>7.0被认为是这种反流的标志，但后来证明碱性反流不能良好地标记DGER。这一发现导致了光纤分光光度计的开发，该仪器的动态监测不依赖pH值检查来检测DGER。该仪器利用胆红素的光学特性，胆红素是最常见的胆汁色素，在450 nm处具有特征性的分光光度吸收带。该仪器的基本工作原理为在该波长附近的光吸收意味着胆红素的存在，因此代表DGER。

与pH值监测一样，胆红素分光光度计的数据通常以胆红素吸光度超过0.14的时间百分比来测量，并且可以分别分析总体、立位和卧位的数据。通常选择胆红素吸光度超过0.14的时间百分比作为阈值，因为研究表明低于该数值的值是悬浮颗粒和胃内容物中存在的黏液引起的分散所致。在20个健康对照的研究中，胆红素超过0.14的总体、立位和卧位时间百分比的第95百分位值分别为1.8%、2.2%。一些报告表明，Bilitec光纤分光光度计读数与十二指肠胃吸取液研究测得的胆汁酸浓度之间存在良好的相关性，验证研究发现，由于在酸性介质中胆红素异构化和波长吸收的变化，该仪器低估了至少30%的胆汁反流。因此，仪器对DGER进行测量时必须始终同时测量食管酸暴露，通过延长pH值监测来完成。此外，各种其他物质也可能导致该仪器读数的假阳性，因为它不加选择地记录任何具有470 nm附近吸收带的物质。基于这一事实，需要使用改良的饮食以避免干扰和读数错误。由于Bilitec光纤分光光度计测量的是胆红素而不是胆汁酸或胰酶的反流，必须假设反流中伴有胆红素和其他十二指肠内容物。

该仪器的研制是评价DGER的一个重要进展，但其临床作用有限，目前已不再适用。虽然初步研究表明了胆汁酸在导致黏膜损伤的动物模型中的作用，但用该装置进行进一步的研究有助于证明酸反流和胆汁反流一起发生，使得难以单独将十二指肠内容物认定为造成食管损伤的原因。此外，研究表明，以奥美拉唑治疗可使食管胆红素暴露减少，从而进一步限制检查DGER作为评估GERD的发展因素的临床应用。

十、阻抗

多通道腔内阻抗（MII）是一种测量液体或气体稠度的酸性和非酸性反流的技术。阻抗是相邻电极之间电流阻力的量度，它能够根据固有的电流和电阻特性区分液体和气体的反流。沿阻抗导管的轴向组合多个电极，就能够捕获到近端范围的反流事件，以及区分顺行流动和逆行反流。导管按标准置于LES上方5 cm处（类似于传统导管式的pH值监测系统），通常有6个或更多个不等的阻抗测量段，可用于检测各种长度的食管。目前的阻抗技术已经过验证可用于食管测压研究，并且对液体食团的检测非常敏感，可监测从10 mL到小至1 mL的液体食团的阻抗下降。阻抗/pH值的组合记录仪还能够测量单独标准动态24小时食管pH值监测无法检测到的胃食管反流的特征。临床上，该方法可用于进一步评估抑酸治疗难以控制的典型或非典型反流症状，评估非酸性和（或）非液体反流的作用。

虽然毫无疑问MII-pH值测量是目前各种反流检测最准确和最详细的检查方法，其使用的临床适应证仍在不断发展，但是其在GERD患者诊疗中的作用有待进一步明确，主要原因有两个。

第一，必须进一步了解特定临床情况下非酸性反流的相关性。

第二，缺乏高质量的盲法、随机、对照研究，研究其对非酸性反流治疗的获益。

将阻抗与食管pH值监测结合，除可以确定标准pH值监测测量的所有参数外，同时加入了反流事件的总数、近端反流事件的程度，以及酸性（pH值<4）或非酸性反流事件的特征。目前已经为健康成人的反流事件建立了正常值。并且与动态食管监测系统一样，可以应用症状评分系统将症状与反流事件相关联。基于LES上方5 cm处的阻抗值，24小时内反流事件的中位数为30，其中2/3为酸性，1/3为弱酸性。反流事件的识别需要更为准确的手动视觉分析，因为当前的自动阻抗-pH值分析软件常常高估反流事件的数量。

一项针对症状性GERD患者和健康对照组的前瞻性研究回顾了非酸性反流对黏膜损伤的作用，这些患者接受了停药后的联合阻抗/pH值监测。在300名症状性GERD的患者中，发现了58例糜烂性食管炎，18例巴雷特食管和224例无黏膜损伤。与健康对照组相比，具有糜烂性食管炎和NERD的患者具有较长的远端食管酸暴露时间和较高的酸反流事件中位数，所有各组的非酸性反流事件的中位数相似，表明酸反流事件、反流量和酸清除率是GERD发病机制中的重要因素，而非酸性反流对食管黏膜损伤的作用较小。

非酸性反流在症状产生中的作用特征在60名有胃灼热和反流症状的患者中进行了研究，这些患者接受了停药后的阻抗/pH值监测。在使用11种反流定义时，SAP阳性患者的比例为62.5% ～ 77.1%，当使用联合阻抗/pH值监测确定反流而不是单独使用pH值监测时，患者具有更高比例的阳性SAP（77.1%对66.7%），详细说明非酸性反流可导致症状。此外，在有症状性反流事件中，85%与酸反流有关，而15%与弱酸性反流有关。

为了说明对反流事件的治疗效果，对12名有胃灼热症状的患者进行了基于实验室的研究，并在餐后右侧卧位进行阻抗/pH值监测2小时，以促进奥美拉唑治疗7天前后的反流事件，奥美拉唑每次20 mg，1天2次。在药物治疗之前，记录了217个反流事件，其中98个（45%）是酸性的，119个（55%）是非酸性的。在用奥美拉唑治疗期间，反流事件总数增加至261，而酸反流事件的数量减少至7（3%），非酸反流事件增加至254（97%）。在5名患者中，症状评分关联研究显示胃灼热和酸味更常见于酸反流事件，而反流症状发生于酸反流和非酸性反流事件。然而，在药物治疗酸反流的情况下非酸性反流的临床意义仍有待确定。

鉴于非酸性反流导致的食管黏膜损伤，以及非酸性反流在主要反流症状发生中的作用较为缺乏，已经有研究使用阻抗/pH值组合监测评估了PPI治疗的效果。一项包括168名持续GERD症状的患者每日两次PPI治疗的研究显示，52%的患者在研究过程中记录了临床症状，这表明除酸性或非酸性反流外有其他因素参与了持续性PPI治疗的症状。此外，在具有典型反流症状的患者中，11%酸反流的SI阳性，而31%非酸性反流的SI阳性。而且，非酸性反流SI阳性的主要症状是反流。同样，在一项对PPI停药期的79例和PPI治疗期71例患者的研究中，4.1%的PPI停药期患者和16.7%的PPI治疗期患者的非酸性反流的SAP结果为阳性，表明PPI治疗增加了非反流症状的诊断率。重要的是，与非酸性反流相关的两种最常见的症状仍然是反流和咳嗽。

以上研究表明，阻抗/pH值组合监测对于反流事件的识别，以及将事件鉴定为酸性或非酸性的能力具有最大的敏感性。然而，阻抗/pH值组合监测用于PPI治疗期持续症状的患者的临床应用，受到持续症状个体症状评分系统及非酸性反流事件与反流关联的高阴性率的阻碍，其作为治疗试验的主要终点证据缺乏。

最近有一种新的微创装置，可通过内镜的工作孔道的阻抗导管来测量黏膜阻抗，用于诊断慢性反流和GERD。在一项比较61例糜烂性食管炎、81例NERD、93例无GERD、8例贲门失弛缓症、15例嗜酸细胞性食管炎的研究中，GERD或嗜酸细胞性食管炎患者的黏膜阻抗值明显低于无GERD或贲门失弛缓症患者。重要的是，与嗜酸细胞性食管炎患者相比，GERD患者的黏膜阻抗模式不同。使用糜烂性食管炎作为参考标准时，黏膜阻抗的敏感性和特异性分别为76%和95%，而以无线pH胶囊监测为参考标准时分别为75%和64%。因此，新的微创技术正在开发，并且需要在GERD的诊断中，以及在具有GERD非典型症状和持续症状的患者应用中进一步验证这些技术。

十一、结论

鉴于GERD在北美地区的高患病率及缺乏标准的GERD测量方法，目前已经开发并评估了多种诊断策略，以提高我们识别和诊断GERD的能力。诊断方法存在许多局限，包括患者不耐受、持续时间，以及诊断研究的解读导致各个诊断方法的不准确。对每个具有GERD症状的患者进行诊断测试既不实际也不必要，因此临床症状评估和经验性药物治疗仍然是怀疑患有GERD的患者的一线评估方法。只有在怀疑存在疾病并发症、患者治疗失败、非典型症状或在开始改变治疗策略之前必须确诊时，才需要进一步检查。新型技术，如先进的内镜成像技术、阻抗/pH值组合监测和黏膜阻抗等，在成为我们用于诊断GERD的标准工具之前，还需要进一步验证。

第二节　H2RA和PPI治疗反流性疾病的作用

胃内容物反流进入食管腔内，是一种正常的生理活动，只有当这一过程导致出现症状或并发症时，才会被认为是GERD。胃灼热和反流是GERD最典型的症状，对这些症状的发展有影响的因素包括抗反流屏障、酸清除能力、反流物的酸度及胃排空。因此，最佳的药物治疗能降低食管括约肌的压力，促进食管腔内酸的清除，增加食管黏膜抵抗酸的作用，增加胃排空，限制一过性食管下括约肌松弛（TLESR）。鉴于这种完美的疗法并不存在，治疗必须针对每个患者，以获得最大的益处。

一些GERD患者对"必要"的药物治疗有效，但GERD的过程是多变的，很多患者需要长期的药物治疗。在GERD治疗中，两种主要的药物是H2RA和PPI。临床医生经常单独地或组合地使用这些药物，以达到缓解症状和治疗食管炎的作用。本节我们回顾这两类药物，解释它们的作用机制，讨论治疗的典型方案，并探讨它们在独特的临床情况下的用途，特别是孕妇和存在NERD、巴雷特食管、消化道的梗阻、食管外症状的患者。最后，我们讨论这些药物的潜在副作用，以及目前对PPI的长期使用越来越多的关注。

一、酸的产生

H2RA和PPI属于两类酸抑制药物，是今天最常用的治疗GERD患者的处方药。要了解这两类药物和它们各自的作用机制，我们首先要回顾胃酸产生的机制。

胃酸由盐酸（HCl）、氯化钾（KCl）和氯化钠（NaCl）组成。人的胃每天产生大约2 L的胃酸。酸的形成被划分为3个相互关联的阶段。第一阶段：头期是通过食物的色、香、味及对食物的幻想、描述来激活的。大脑处理这些信息并主要通过迷走神经刺激胃酸产生。大部分胃酸产生在第二阶段——胃期。当存在于胃中的食物出现在胃壁时，会激活机械感受器；反过来，这些感受器触发神经反射分泌胃酸。在此阶段，食物中的氨基酸和肽进一步刺激酸分泌。第三阶段——肠期，当食糜进入小肠时发生，小肠扩张和氨基酸刺激负反馈机制，可减少进一步的酸分泌。

胃酸产生是一个密切调控的过程，涉及4种主要细胞，即壁细胞、胃泌素表达细胞（G细胞）、肠嗜铬样（ECL）细胞和生长抑素分泌D细胞。壁细胞主要位于胃底，负责分泌胃酸。头期，迷走神经释放乙酰胆碱。胃期，摄入一餐后，胃窦中的G细胞释放胃泌素进入血液。乙酰胆碱和胃泌素都能激活胃壁细胞分泌胃酸，还能激活位于靠近壁细胞的肠嗜铬样细胞。激活后，ECL细胞脱粒并释放组胺，后者立即与其附近的壁细胞上的受体结合。组胺是胃酸分泌的主要旁分泌刺激因子。

壁细胞含有分泌小管，通过H^+/K^+-ATP酶将HCl分泌到胃的顶端腔，也就是我们熟悉的"质子泵"。当壁细胞未被刺激时，H^+/K^+-ATP酶位于细胞内的囊泡内。一旦壁细胞被激活，细胞内钙和环腺苷酸（cAMP）水平增加，激活质子泵，将其转运到质膜，并将囊泡与顶端表面的分泌小管融合。然后，H^+/K^+-ATP酶在显著的浓度梯度下交换H^+形成K^+。这是胃酸分泌的最后一步。重要的是，抑制H^+/K^+-ATP酶作用于最终的共同途径，这也是PPI具有选择性优势的原因。但是，通过干扰胃酸分泌途径的不同点，H2RA和PPI都能抑制胃酸分泌并提高胃内pH值。

二、H2RA

在开发PPI之前，H2RA是用于治疗GERD的主要药物。目前市场上有4种H2RA，即西咪替丁、法莫替丁、尼扎替丁和雷尼替丁。第一种药物西咪替丁是在20世纪60年代开发的，1976年首次销售并成为首批"重磅炸弹药物"之一。1995年，H2RA成为非处方（OTC）药物，并且沿用至今，尤其是对于无法服用PPI的患者或者与PPI联合应用的患者。作为这一类药物，H2RA在壁细胞的H2受体水平上竞争性拮抗组胺，它们的有效性是抑制酸分泌的唯一结果。它们不影响LES压力，不会降低TLESR并且不会延长食管或胃排空。一般来说，在晚餐前或睡前服用药物时，胃酸抑制的效果最好。

在H2RA治疗的患者中，症状缓解和内镜食管炎改善有显著差异。一项综述表明，在轻度食管炎患者中，只有27%～45%的患者在内镜下观察到完全愈合。增加H2RA剂量或者将使用H2RA的频率从每天2次提高至4次，可以增加食管黏膜的愈合。对696例GERD患者进行的一项大型研究显示，每天4次雷尼替丁150 mg在12周时，黏膜愈合率显著高于每天2次雷尼替丁150 mg或每天2次西咪替丁800 mg（分别为77%、71%和68%）。在另一项474例糜烂性食管炎患者的研究中，对于每天2次法莫替丁20 mg与40 mg之间的比较，在6周和12周所有患者症状的缓解是显著的，但之间没有差异。法莫替丁40 mg组的内镜食管炎的愈合明显优于法莫替丁20 mg组，6周和12周分别为58% vs 43%和76% vs 67%。总的来说，文献中提及的广泛可变性，特别是在症状和内镜改善方面，可能是由于症状终点的不一致和解释内镜基线的多变性。

作为这一类药物，H2RA耐受性好，几乎没有副作用，一般来说使用安全。最常见的副作用是胃肠道不适，包括恶心、呕吐、腹痛或腹胀、腹泻、便秘等。其他副作用包括头痛、头晕和皮疹。H2RA代谢是通过肝细胞色素P450途径，这提高了药物相互作用的可能性，尤其是与通过相同途径代谢的其他药物相互作用。西咪替丁作为第一代H2RA，作用更是如此。使用西咪替丁以后，可以使一些药物的血药浓度发生变化，这些药物包括华法林、茶碱、苯妥英、利多卡因、普鲁卡因胺、曲马朵和β受体阻滞剂。西咪替丁也是双氢睾酮（DHT）受体的竞争性拮抗剂，这种副作用被证明可导致女性溢乳和男性乳房发育。最近开发的H2RA不是细胞色素P450途径的强抑制剂，似乎不太可能显著改变其他药剂的代谢。H2RA不影响氯吡格雷的血清浓度。

三、PPI

PPI是用于治疗GERD患者的最广泛使用的一类药物，并且是最有效的药物。目前市场上有7种PPI。5种是缓释药物，包括奥美拉唑，艾司奥美拉唑，泮托拉唑，兰索拉唑和雷贝拉唑。还有一种是非肠溶包衣的奥美拉唑与碳酸氢钠的组合（OME-IR）。最后一种是右旋兰索拉唑，它是兰索拉唑的R-对映体，采用双重释放技术，使两种肠溶颗粒在不同pH值下溶解。该药物首先溶解在十二指肠中，并在给药后约1小时达血药浓度峰值；第二组分溶解在远端小肠中并在约4小时后产生第二峰。4种PPI可用于OTC，即奥美拉唑，奥美拉唑碳酸氢钠，埃索美拉唑，兰索拉唑。

所有PPI都是高度选择性的，并在壁细胞的分泌小管的强酸性环境中集中。一旦PPI处于酸性环境中，非活性苯并咪唑就会转化为阳离子磺酰胺，然后与H^+/K^+-ATP酶结合，防止胃酸生成。然而，重要的是认识到PPI给药后胃酸抑制会被延迟，因为这些药物需要时间在分泌小管中积聚并抑制H^+/K^+-ATP酶。因此，为了达到最大效果，建议在每天的第一餐前30分钟服用PPI，而不是随餐服药。鉴于PPI不可逆地结合H^+/K^+-ATP酶，必须产生新的质子泵酶以继续胃酸分泌。随着新的H^+/K^+-ATP酶不断生产，PPI阻挡了70% ～ 80%的活性泵，所以一个PPI的单剂量不会阻止所有的酸分泌。当PPI每天服用两次时，更多的H^+/K^+-ATP酶变得不可逆地结合药物，从而对胃酸抑制效果得以加强。鉴于右旋兰索拉唑的双重释放技术，饭前服药就没有像缓释类的PPI那么必要。

（一）pH值控制

PPI类药物在24小时pH值控制方面明显优于H2RA。而奥美拉唑、奥美拉唑碳酸氢钠、雷贝拉唑、泮托拉唑和兰索拉唑均提供相似程度pH值控制（11 ～ 13小时，pH值＞4），埃索美拉唑每日40 mg的剂量确实能提供稍长的pH值控制持续时间。最新的PPI，双重释放的右旋兰索拉唑，已被证明可维持pH值＞4，持续17小时，每日1次给药。

（二）糜烂性食管炎的治愈和症状的控制

尽管PPI可能不会使所有患者症状完全缓解，但它们在改善症状方面优于H2RA。此外，与H2RA相比，PPI在糜烂性食管炎患者中表现出更高的治愈率。1997年对43篇文章进行的大型荟萃分析显示，与使用H2RA、硫糖铝或安慰剂相比，使用PPI时，所有等级的糜烂性食管炎和胃灼热症状缓解都有很好的治愈效果。无论是药物剂量或是治疗持续时间（≥12周），其平均总治愈率最高。PPI（83.6%±11.4%）与H2RA（51.9%±17.1%）、硫糖铝（39.2%±22.4%）或安慰剂（28.2%±15.6%）相比最高。PPI（77.4%±10.4%）与H2RA（47.6%±15.5%）相比，患者的平均无胃灼热比例最高。与H2RA（5.9%/周）和安慰剂（2.9%/周）相比，PPI显示出更高的愈合率（11.7%/周）。

虽然所有PPI在治疗8周后具有相似的糜烂性食管炎愈合率，但与奥美拉唑20 mg、泮托拉唑40 mg和兰索拉唑30 mg相比，埃索美拉唑40mg略显优势。埃索美拉唑的优势主要见于C级LA和D级食管炎。2006年另一项大型荟萃分析比较了埃索美拉唑与替代PPI（OME-IR和右旋兰索拉唑除外）的食管炎愈合和症状缓解率。该分析包括10项研究和15 136名患者。在治疗8周时，埃索美拉唑的糜烂性食管炎愈合可能性相对增加5%[相对风险（RR），1.05；95%CI1.02～1.08]，导致绝对风险降低4%，需要治疗的人数（NNT）为25。由A级LA至D级计算的NNT分别为50、33、14和8。埃索美拉唑也可使4周时GERD症状缓解的概率相对增加8%（RR，1.08；95%CI1.05～1.11）。

在右旋兰索拉唑60mg或90mg与兰索拉唑每天30 mg，每日1次，持续8周的比较试验中，右旋兰索拉唑的疗效并不优于兰索拉唑。在个体研究中，右旋兰索拉唑的治愈率为92%～95%，而兰索拉唑的治愈率为86%～92%，但差异无统计学意义（P>0.025）。然而，在对中度至重度糜烂性食管炎（C级LA和D级LA）愈合的综合分析中，右旋兰索拉唑在治愈严重疾病时优于兰索拉唑。

四、常规治疗方法

大多数延迟释放的PPI需要每天服用1次并在早晨服用。凭借其双释放技术，右旋兰索拉唑被批准可不考虑食物摄入的时间给药。延迟释放的PPI早晨给药的理由源于胃内pH值研究，该研究评估了不同给药方案对pH值的影响。这项交又研究对21名健康患者进行治疗，每日奥美拉唑20 mg或兰索拉唑30 mg，连续7天，早餐前15～30分钟给药，然后保持空腹（不再进食）直至午餐。上午8点到下午4点之间监测胃内pH值，确定胃内pH值低于4.0的时间百分比。早餐前服用PPI与几小时不进食空腹服用PPI相比，可使白天胃内pH值控制显著改善。根据这些数据以及临床经验，我们建议PPI应在饭前30分钟（最好是早餐）服用，并且这种每日1次的给药方案可以改善大多数患者的症状。

虽然每日1次PPI给药通常非常有效，但一些患者需要增加剂量，通常在晚餐前给药。这可能是由于患者存在持续的GERD症状、巴雷特食管或食管外症状。在这种情况下，将PPI增加到每天2次会使pH值控制得到加强。对于一经停用PPI后出现GERD复发症状的患者，以及患有糜烂性食管炎或巴雷特食管等并发症的患者，应考虑维持PPI治疗。当患者需要长期PPI治疗时，应以最低有效剂量服用药物。

将患者从一个PPI转换到另一个PPI在临床实践中非常常见。但是，支持这种方法的数据非常少。一项多中心、随机双盲实验评估了服用兰索拉唑每日30 mg仍有持续性胃灼热的患者。患者被随机分组到8周的兰索拉唑30 mg，每日2次组或埃索美拉唑每日40 mg组。主要终点是从第8天到治疗结束时无胃灼热天数的百分比。数据显示，两个治疗组对无胃灼热天数（55%埃索美拉唑 vs 58%兰索拉唑），症状评分改善（胃灼热、反酸和上腹痛），以及挽救性使用抗酸剂（埃索美拉唑组0.4片/天 vs 兰索拉唑组0.5片/天）同样有效。研究者得出结论，转换到不同的PPI与将患者的PPI增加到每日2次一样有效。目前，没有任何数据支持多次切换到不同的PPI。

许多GERD患者受夜间症状的困扰，这可能是一个未被充分认识的问题。在睡觉时，身体的抗GERD天然防御机制，如唾液分泌和蠕动，都会大大减少，夜间反流可显著影响生活质量并导致睡眠障碍。维持胃内pH值＞4对症状控制至关重要，然而胃内pH值监测研究表明，尽管每天进行两次PPI治疗，过夜pH值仍可降至4超过1小时以上，这被称为夜间酸突破（NAB）。

NAB患者有几种治疗选择。

第一，单剂量PPI可在晚餐前给药。

第二，患者可在早餐前服用PPI，并在睡前服用OME-IR或H2RA。

第三，患者可以每日服用两次PPI和在睡前服用H2RA。

一项针对49名患者的研究发现，与兰索拉唑和埃索美拉唑相比，睡前给予OME-IR夜间胃内pH值控制更优，睡前服用时，H2RA作为PPI疗法的辅助治疗最常用于优化夜间pH值控制。一项针对12名志愿者的小型研究发现，奥美拉唑20 mg每日2次加上雷尼替丁（150 mg或300 mg），与奥美拉唑20 mg每日2次加上额外的奥美拉唑相比，有更优越的夜间pH值控制效果。一项针对105例GERD，每日2次PPI（60例患者）或每日2次PPI加睡前H2RA（45例患者）的研究显示，在每日2次PPI组中，胃内pH值＞4的中位百分比时间为51%，而每日2次PPI加睡前H2RA组为96%。这与22名患者（13名GERD患者和9名对照）的另一项研究形成对比。

该研究评估了4种治疗方案中的每一种治疗后的pH值控制。

第一，奥美拉唑20 mg，每日2次，持续2周。

第二，奥美拉唑20 mg，每日2次，加上雷尼替丁300 mg睡前服用4周。

第三，奥美拉唑20 mg，早餐前和睡前服用2周。

第四，奥美拉唑20 mg，每8小时1次服用2周。

结果显示，上述治疗方案可使9%～41%的患者消除NAB。然而，没有一种治疗方案比其他方案有更显著的NAB控制，并且对于任何治疗方案，pH值＜4的时间百分比没有任何差异。

人们担心H2RA的耐药性，即H2RA在长期使用后可能失去作用的可能性。对20名GERD患者和23名健康志愿者进行的一项研究，先获得基线pH值测试，然后在饭前每天2次给予奥美拉唑20 mg 2周，然后重复pH值测试。受试者接下来接受4周PPI加睡前雷尼替丁300 mg，并在第1、第7和第28天接受pH值测试。结果显示，PPI和H2RA组合治疗仅在治疗起始时减少NAB。在联合治疗1周后，每日2次PPI组和每日2次PPI加H2RA组之间没有看到对酸抑制的差异。在H2RA治疗1个月后的大多数患者中，胃酸度恢复到H2RA使用前的水平。

虽然许多患者可能对H2RA产生耐受性，但临床经验表明，一些患者具有持续的反应。美国胃肠病学会（ACG）指出，有夜间反流证据的患者可以添加睡前H2RA到白天PPI治疗中。为了减少耐药的机会，如果患者更晚吃晚餐或者晚餐进食量异常大，夜间按需使用H2RA可能更为实用。

五、特殊临床情况

（一）非糜烂性反流病

大多数GERD患者的内镜检查正常，因此称为NERD。在患有胃灼热症状NERD的患者中，PPI治疗已被证明优于H2RA和促动力药。在一项包含32个Cochrane试验的大型系统评价中，PPI和安慰剂对照试验中缓解的RR为0.37（两项试验，95%CI0.32～0.44），H2RA为0.77（两项试验，95%CI0.60～0.99），促动力药是0.86（一项试验，95%CI0.73～1.01）。在PPI和H2RA的直接比较中，PPI在实现胃灼热症状缓解方面更有效（7项试验，RR0.66，95%CI0.60～0.73）。在内镜检查阴性反流病的治疗中，PPI与安慰剂相比，胃灼热症状缓解的RR为0.71（10项试验，95%CI0.65～0.78），H2RA与安慰剂的RR为0.84（两项试验，95%CI0.74～0.95）。PPI与H2RA相比的RR为0.78（3次试验，95%CI0.62～0.97）。结论是，PPI在缓解胃镜检查阴性反流病患者的胃灼热症状方面比H2RA更有效，尽管那些患者经验治疗的获益程度可能更大。

然而有趣的是，早期研究也表明，NERD患者对PPI的反应可能不如糜烂性疾病患者。一项研究比较了奥美拉唑10 mg或20 mg，每日1次与安慰剂对胃灼热患者的疗效，但患者没有内镜下食管炎的迹象。治疗4周后，20 mg和10 mg组中仅有46%和31%的患者报告完全没有胃灼热症状，而安慰剂组中有13%的患者报告没有胃灼热症状。虽然优于安慰剂，但症状缓解率低于大多数糜烂性食管炎实验所报道的。第二项研究对209名患者进行了比较，每日20 mg奥美拉唑与安慰剂相比，结果相似。治疗4周后，只有43%的患者胃灼热和反流完全无症状。同样，缓解比例亦低于大多数糜烂性食管炎实验。另一项研究比较了277例糜烂性食管炎患者和261例无糜烂性食管炎患者。奥美拉唑20 mg和10 mg，每日1次，为期4周的实验显示，只有29%的非糜烂性疾病患者在4周时报告奥美拉唑20 mg症状完全缓解，而48%的糜烂性食管炎患者报告症状缓解。

与早期研究相比，后来用埃索美拉唑和兰索拉唑进行的研究确实显示出更高的症状改善率，然而临床经验表明，NERD患者总体上难以治疗，通常是因为症状对PPI的反应差异大。对PPI治疗反应不足的NERD患者，应考虑pH值和食管功能检测。

（二）巴雷特食管和消化道狭窄

巴雷特食管和消化道狭窄是众所周知的GERD长期的并发症，持续暴露于酸性反流物导致化生柱状细胞替代了健康的上皮细胞，临床研究显示PPI治疗患者发育不良的风险降低。最近发表的对1830名巴雷特食管患者的研究发现，PPI的使用与任何级别的异型增生或食管癌的进展风险较低有关，目前ACG规定，对巴雷特食管患者应给予维持性PPI治疗。

消化道狭窄的形成是由于慢性、反流诱导的炎症导致胶原沉积。它发生在多达1/4的未经治疗的严重GERD患者中。过去20年的临床报告发现，随着PPI的普及，反流引起的消化道狭窄的数量正在减少。此外，研究表明，消化道狭窄患者的PPI治疗可以减少对食管扩张的需要。尽管2013年ACG指南未涉及在消化道狭窄中使用PPI，但我们认为所有消化道狭窄患者都需要维持PPI治疗。

（三）食管外疾病

虽然胃灼热和反流是GERD的主要症状，但是临床上的症状可能涉及一系列的食管外症状，如肺部或喉部症状。然而，医生必须注意的事实是不能依据偶然性做推断，因为食管外症状的病因往往是多因素的。研究表明，GERD可能导致超过20%的慢性咳嗽病，且一项大型VA研究发现在食管炎或食管狭窄患者中比值比（OR）增加：咽炎（OR1.48，95%CI1.15～1.89）、失声（OR 1.81，95%CI1.18～2.80）和慢性喉炎（OR2.01，95%CI1.53～2.63）。"蒙特利尔共识"也认识到GERD与哮喘、慢性咳嗽和喉炎之间可能存在相关性。然而，所有这些症状的患者均需要仔细评估，个别患者可能需要进行pH值监测，以客观地识别GERD作为积极作用的一个因素。

通常每日2次（bid）剂量的PPI已经在具有食管外症状的患者中进行了广泛研究。一项随机、双盲实验将奥美拉唑40 mg组每日2次与安慰剂组比较了3个月，显示奥美拉唑组夜间咳嗽减少。然而，一项包括9项随机对照试验的大型荟萃分析发现，PPI与安慰剂相比较，在咳嗽的总治愈率上治疗组和安慰剂组没有显著的差异，虽然对PPI治疗的患者的咳嗽评分有改善。另一项大型荟萃分析显示，PPI与安慰剂治疗疑似GERD相关性慢性咽炎的随机对照试验发现，与安慰剂组相比，PPI治疗可使症状显著减轻（RR 1.28，95%CI0.94～1.74）。

一项为期26周的随机、双盲的安慰剂对照研究，共纳入828例中重度哮喘和症状性GERD患者，发现埃索美拉唑每日40 mg可改善肺功能和哮喘相关的生活质量，但改善程度较小。一项纳入2524名患者、11项试验的大型荟萃分析显示，在成人哮喘患者中，PPI治疗使呼气峰流速有显著改善。然而，改善是微小的，且被认为没有临床意义。

许多不明原因的胸痛患者可能存在GERD，许多研究支持PPI在GERD相关的非心源性胸痛中的应用。一项包括8个研究的比较PPI治疗（奥美拉唑，兰索拉唑，或雷贝拉唑）与安慰剂的大型荟萃分析发现，PPI可以减轻非心脏胸痛的症状，且可能作为一种诊断性治疗来确定反流PPI治疗后持续性疼痛的合并风险比为0.54（95%CI0.41 ~ 0.71），总NNT为3（95%CI2 ~ 4）。PPI治疗联合24小时pH值监测和内镜检查的总体灵敏度、特异性和诊断OR值分别为80%、74%和13.83%。经验性PPI治疗在胃镜检查和pH值监测之前也是一种较便宜的初始方法。

在临床实践中，PPI能使某些慢性咳嗽、喉炎、哮喘及非典型胸痛的患者获益，特别是那些有胃灼热、反酸并且内镜显示食管炎的患者。虽然食管外症状通常是多因素的，PPI可以改善GERD对总体主诉起作用的部分，然而PPI类是否会导致症状完全缓解是不可预测的。对于3个月每日1次或2次PPI治疗无效的患者，或者这些患者没有伴随的典型GERD症状，我们建议对其症状的非GERD病因进行pH值监测和进一步评估。

（四）怀孕

许多孕妇会出现GERD症状，尤其是妊娠早期。许多患者和药剂师的关注点是抗反流药物的潜在致畸性。对于症状轻微者，第一步是改变生活方式和饮食习惯，包括少量多餐、不在睡前进餐、避免刺激性食物、戒烟、抬高床头。对于有难治性症状的患者，医生必须与患者讨论抗反流药物的风险和益处，因为并非所有的药物在孕妇中都得到了广泛评估。

H2RA是孕妇最常用和最安全的药物，所有4种H2RA（西咪替丁，法莫替丁，尼扎替丁，雷尼替丁）是美国食品药品监督管理局（FDA）批准的B类药物（也就是说动物研究没有风险，但人类研究是不够的，或者动物研究显示不支持通过人类研究）。在过去几十年中，西咪替丁和雷尼替丁已广泛应用于孕妇，并具有良好的安全性，法莫替丁在怀孕期间也似乎是安全的，尼扎替丁因为以前动物研究表明自然流产和低胎儿出生率而被归类为C类，但最近被重新归类为B类。因为这个原因，其他H2RA可能是一个更安全的选择。所有H2RA均会被分泌到母乳中。法莫替丁在所有的H2RA的乳汁中浓度最低。除了尼扎替丁，H2RA在哺乳期使用是安全的。

PPI被归类为FDA的B类药物，但奥美拉唑除外，它是C类药物，因为较早的研究显示胎儿毒性。虽然最近的研究表明奥美拉唑在怀孕期间可能是安全的，但药物仍然是C级，因此不是常规推荐的。其中一项研究对接触奥美拉唑、兰索拉唑或泮托拉唑的孕妇进行了评估，试验组和对照组之间的先天性畸形率没有差异。ACG指出，PPI对有临床症状的怀孕患者是安全的（有条件推荐，中等证据水平）。一般而言，妊娠期GERD的管理必须个体化，并且对于具有难治性症状和复杂疾病的孕妇患者，可以考虑PPI。一般而言，哺乳期母亲不建议使用PPI。

六、围绕PPI使用的长期问题

作为一类药物，PPI通常耐受性良好且使用安全。与H2RA一样，最常见的副作用是胃肠道反应，包括恶心、腹痛和腹泻。其他副作用包括头痛和皮疹。然而，在过去的10年中，接受短期或长期的PPI治疗的患者可能出现的并发症，已经引起了广泛关注，这些包括维生素B_{12}缺乏，低镁血症，骨病风险增加，感染风险增加，特别是艰难梭菌结肠炎和社区获得性肺炎，以及与氯吡格雷的药物相互作用。因此，FDA已就许多关于长期PPI使用的问题发出了警告。

（一）维生素B_{12}缺乏症

维生素B_{12}的吸收发生在胃蛋白酶从膳食蛋白中释放B_{12}后。然而，胃蛋白酶需要酸性环境才能自身激活，因此人们担心胃酸的抑制会导致B_{12}吸收不良。虽然一些已发表的数据表明风险增加，但大多数研究规模较小，控制不佳，导致研究结果不一致。一项小型研究发现，与19名不使用PPI的人相比，17名长期使用PPI的老年住院患者，平均血清B_{12}和甲基丙二酸水平存在显著差异。另一项对125名长期（超过3年）PPI治疗的患者的研究发现，长期使用PPI与维生素B_{12}水平无关。目前，长期PPI治疗与维生素B_{12}缺乏之间的关系尚未确定。因此，不建议患者在接受PPI治疗时检查维生素B$_{12}$水平。

（二）低镁血症

低镁血症已经成为长期使用PPI公认的但罕见的副作用。2011年3月，FDA发布了关于长期（通常超过1年）服用PPI的患者镁含量低的安全公告。低镁血症与所有PPI有关，这是一种类型效应。然而，FDA表示，当OTC PPI根据其OTC要求使用时风险较低。PPI诱导的低镁血症背后的机制尚未确定。在最严重的病例中，低镁血症患者可能出现共济失调、感觉异常、手足痉挛和心律失常。在许多情况下，单独补充镁不能纠正血清镁水平，患者必须停止PPI治疗。在2013年，FDA建议医生在开始PPI治疗前考虑对抗血清水平，尽管没有发现镁血症问题，并在开始时定期进行治疗，特别是那些服用其他已知降低血清镁水平的药物（如地高辛或利尿剂）的患者。

（三）骨病

对于PPI在抑制骨吸收方面所起的作用，主要在女性群体中存在重点关注，抑制骨吸收可导致骨质疏松症和骨折的风险增加。虽然破骨细胞在其细胞膜中具有质子泵，但临床试验数据显示混合结果。一项纳入223 210例骨折病例、10个研究的荟萃分析发现，在PPI使用者中，髋部骨折的OR为1.25（95%CI1.14 ～ 1.37），椎体骨折为1.50（95%CI1.32 ～ 1.72），腕/前臂骨折为1.09（95%CI0.95 ～ 1.24）。然而有趣的是，在亚组分析中，并没有持续时间的影响，因为短期使用PPI与较高的髋部骨折风险相关，但长期使用PPI则没有。其他研究也显示，与使用PPI相关的骨折风险增加，即使调整了潜在的混杂因素。

但重要的是，其他研究未显示出这种关联。一项大型研究评估了207名新PPI使用者、185名新H2RA使用者和1676名未服用上述两种药物的患者的骨密度变化。经过9.9年的中位随访期，并根据已知的骨质疏松症危险因素（人口统计学、体重指数、生活方式因素、并发症和绝经过渡期）进行调整，PPI使用者的髋、股骨颈或者腰椎的骨密度变化与其他两组相比没有差异。另一项使用大型加拿大马尼托巴省骨密度（Manitoba Bone Mineral Density）数据库的研究评估了PPT使用与骨质疏松症之间的关系，并将其与3名正常骨密度个体对照的髋部或腰椎骨质疏松症对照进行了研究。研究人员发现，在5年内使用PPI与髋部（OR0.84；

95%CI0.55 ～ 1.34）或腰椎（OR0.79；95%CI0.59 ～ 1.06）的骨质疏松症无关。此外，使用PPI也不能说明这两个部位的骨密度有任何下降的迹象。

ACG指出，已知骨质疏松症的患者可继续接受PPI治疗。此外，除非特定患者具有其他已知的骨质疏松症危险因素，否则对骨折或骨质疏松症的关注不应影响长期使用PPI治疗的决定（强烈推荐，中等证据水平）。

（四）艰难梭菌结肠炎

艰难梭菌是住院患者腹泻中最常见和最可怕的原因之一。大量研究表明，PPI的使用是艰难梭菌发展的危险因素。胃酸的缺乏可能不仅导致无法中和艰难梭菌孢子，而且影响肠道菌群的平衡，使患者更容易感染。在危重患者中尤其如此，其中PPI的使用已被证明是艰难梭菌发展的独立危险因素。此外，PPI的使用也是复发性艰难梭菌感染的独立危险因素。ACG指出，对于有艰难梭菌感染风险的患者，应谨慎使用PPI（强烈推荐，中等证据水平）。在临床实践中，应不断评估住院患者对PPI治疗的需求，并在需要时使用最低剂量。

（五）肺炎

长期PPI治疗与肺炎风险增加之间的关系尚未得到确立。8项观察性研究的荟萃分析显示，PPI和H2RA都增加了肺炎的总体风险。然而，同一篇文章中23项随机控制试验的荟萃分析发现，只有H2RA类与医院感染肺炎的风险增加有关。另一项6个嵌套病例控制研究的荟萃分析观察到，PPI治疗的短疗程与肺炎的风险增加有关，长期使用则不是。另一项研究也有类似发现，如果在前2天、7天和14天内开始PPI治疗，社区获得性肺炎的风险增加。然而，在肺炎的发展与长期PPI的使用之间没有发现显著的关系。ACG指出，虽然短期PPI使用可能增加社区获得性肺炎的风险，但长期使用的风险并未增加（有条件推荐，中等水平的证据）。

（六）PPI类与氯吡格雷伴随使用

关于氯吡格雷和PPI类间潜在的药物–药物相互作用有了许多的宣传和调查。由于这两种药物使用相同的代谢途径，这种代谢是相关的，从而引起PPI伴随使用可能干扰氯吡格雷抑制血小板聚集能力的忧虑，这种初始忧虑大部分来自体外研究。从那时起，这个问题已被广泛研究，且数据显示伴随药物管理的忧虑被夸大了。2010年，美国心脏病学会基金会（ACCF）、ACG和AHA发表了一份更新的专家共识文章，指出在PPI和噻吩并吡啶联合处方中，降低的抗血小板活性证据仍然很弱。此外，ACG指出，现有的临床数据不支持联合用药期间心血管事件的风险增加。

七、结论

H2RA和PPI是GERD和并发症患者的主要治疗手段。与H2RA相比，PPI显示较好的食管炎症状控制和愈合。由于H2RA在控制夜间酸分泌方面更有效，有时一起使用这两种药物来控制NAB。这两类药物治疗都是安全的，耐受性良好，且不良反应事件风险低。然而，这些药物通常被过度使用，并可能对某些患者产生长期的后果，特别是老年女性和具有艰难梭菌感染史的患者。因此，PPI需要更加选择性地使用，且在GERD严重并发症（严重食管炎、消化道狭窄和巴雷特食管）患者上有最佳适应证，或者难治性症状只对在替代药物上有频繁突破的PPI类有反应，否则轻至中度症状的GERD或NERD患者可以根据需要使用抗酸剂、H2RA或PPI治疗。

第九章

肝硬化的诊疗

第一节　概述

　　肝硬化是各种慢性肝病发展的晚期阶段，发病隐匿、发展缓慢，年发病率为24～400/10万，发病高峰年龄为35～50岁。

　　门静脉高压是肝硬化的晚期表现之一。门静脉高压是一组由门静脉压力持久增高引起的综合征。大多数由肝硬化引起，少数继发于门静脉主干或肝静脉梗阻及原因不明的其他因素。如果门静脉血不能顺利通过肝脏回流流入下腔静脉就会引起门静脉压力增高，出现门–体静脉间交通支开放，大量门静脉血在未进入肝脏前就直接经交通支进入体循环，从而出现腹壁和食管静脉扩张、脾脏肿大和脾功能亢进、肝功能失代偿和腹水等表现。

　　门静脉高压主要临床表现有脾大、腹水、门体侧支循环的形成及门静脉高压性胃肠病等，其主要的侧支循环有以下几个。

　　第一，门静脉系的胃冠状静脉等与腔静脉系的肋间静脉、膈静脉、食管静脉和半奇静脉吻合，形成食管下段与胃静脉曲张。如果这些血管破裂，可能出现生命危险。

　　第二，脐静脉闭塞在出生时就闭合，而在门静脉高压时可以重新开放。

　　第三，门静脉系的上痔静脉与肠静脉系中、下痔静脉吻合，引起痔静脉曲张，如果破裂可能出现血便。

　　第四，在门静脉高压时，所有腹腔器官与腹膜后组织接触或与腹壁黏着的部位，均有侧支循环的建立开放。

食管-胃底静脉曲张破裂出血（EGVB）相关病死率及再出血率高，是威胁人们健康的急危重症，是肝硬化最常见的并发症之一。EGVB短期的病死率高达50%，食管静脉曲张患者中每年发生曲张静脉出血的概率为10%～30%，其中首次出血死亡率为20%～35%。虽然大约40%的患者EGVB可自行停止，但6周死亡率仍有约20%。首次出血的患者如果未经有效治疗，其中约60%的患者还会发生再出血，1年内因出血致死的概率更高达70%。

对于门静脉高压的诊断，我们可以根据流行病学病史、特征性临床表现、肝脏功能与病原标记物检测，以及彩超、CT、MRI影像学检查与门静脉压力测定等方法来明确。

肝脏移植能从根本上解除患者肝硬化及门静脉高压，但由于受供肝来源、经济问题等因素限制，能接受肝脏移植的患者极其有限。目前门静脉高压出血的治疗方式主要包括内科药物治疗、内镜治疗、介入治疗、外科手术等。

通过规范的治疗，大部分肝硬化及各种原因引起的门静脉高压出血还是可以得到有效控制的。

第二节　肝硬化彩超表现

一、肝硬化的超声表现

早期肝硬化的超声可无特殊表现，仅表现为肝脏外形变大，包膜欠光整，肝缘变钝，实质回声增粗增强，分布欠均匀，隐约呈网状结构，肝内管道结构走行清晰自然，门静脉、肝动脉等管道走行自然，血流及频谱改变不明显，脾脏可以不增大。

肝硬化进一步发展到中晚期时，其超声表现主要如下。

（一）肝脏

肝脏体积缩小，以右叶及左内叶为主，上、下径变短，厚度变薄，左外叶及尾状叶可代偿性增大。肝包膜回声增强、厚薄不均，肝表面凹凸不平，呈波浪状、锯齿状，边缘角变钝或不规则。肝区回声呈弥漫性、粗颗粒样增强，伴纤维条索与结节，呈鹅卵石样或地图样改变，深部回声降低。肝脏内可出现硬化增生结节，边界整齐。增生结节回声高低不均，大部分小于1 cm，以0.3～1.0 cm居多，也有可达数厘米者。需要与肝癌结节或者血管瘤相鉴别。大的硬化结节一般其内呈类似肝脏组织回声，可见血管穿插而过。

（二）肝血管

门静脉主干增粗，正常门静脉内径在1.2 cm以下，肝硬化患者可达2 cm。测得门静脉内径大于1.4 cm即可诊断为门静脉高压。彩色多普勒显示门静脉内存在双向血流，流速减低，低于15～20 cm/s。门静脉分支扭曲变细，管壁回声增高。门静脉内可有血栓形成。当血栓形成时，可见门静脉管径不规则增宽，内见片状、团块状中等或偏低回声，彩色多普勒可见血栓处血流充盈缺损甚至闭塞，血栓内无血流经过。需要注意与癌栓的鉴别。当实质回声内探及动脉血流，则有助于癌栓的诊断。肝静脉扭曲变细或形态失常。侧支循环开放：脐静脉重新开放，即肝圆韧带内可见管状无回声结构，彩色多普勒显示内为彩色血流充填；食道和胃底静脉曲张；胸腹壁静脉曲张；等等。肝门区、脾门区静脉走行扭曲交叉出现，呈海绵样变。

（三）脾脏

脾脏肿大。正常脾脏长度＜11 cm，厚度＜4 cm（于脾门处测量）。脾脏增大与肝硬度基本一致。脾静脉增宽，＞0.9 cm，流速增快。肠系膜上静脉增宽，＞0.7 cm。

（四）胆囊

胆囊壁增厚、毛糙，或呈双层，其间为低回声或强回声，此为肝性胆囊病变，由胆囊壁静脉回流、淋巴引流受阻所致。

（五）腹水

一般见于肝硬化晚期患者。腹水少量者，液性暗区多聚集在肝脏周围（肝右外侧与膈肌之间及肝肾间隙为多）；大量者充盈全腹，可见肠管漂浮其中。

二、肝硬化的超声鉴别诊断

（一）弥漫型肝癌

肝脏变形，边缘呈结节状，肝内结构紊乱，肝实质回声强弱不一，分布不均。门静脉管壁显示不清并见实性癌栓是其重要鉴别点。

（二）急性病毒性肝炎

肝脏体积增大，肝缘可正常，表面光滑，实质回声减低，后方回声轻度增强，彩色多普勒显示肝内血流丰富。胆囊体积缩小，壁增厚，内充盈不佳或可见点状回声。脾脏一般不增大。

（三）脂肪肝

肝脏可以正常或者增大，形态基本正常，表面光滑，实质回声粗大密集，后方回声衰减，肝内血管受挤压变细，彩色多普勒显示肝内血流暗淡。门静脉不增宽。脾脏不增大。

第三节　肝硬化的诊断

肝硬化需经病史、症状体征、肝功能试验、影像学检查等综合确立诊断。完整的肝硬化诊断应同时包括病因、病理、功能和并发症4部分。

一、肝硬化的诊断

（一）病史

确定是否存在可引起肝硬化的病因。应详细询问肝炎史、饮酒史、药物史、输血史、社交史及家族遗传性疾病史。

（二）症状体征

根据临床表现逐条对患者进行检查，确定是否存在门静脉高压和肝功能障碍表现。

（三）肝功能试验

血清白蛋白降低，胆红素升高，凝血酶原延长提示肝功能失代偿，定量肝功能试验也有助于诊断。

（四）影像学检查

B超、CT有助于本病诊断。

（五）病因诊断

根据上述各种病因做相关检查以排除及确定病因，如应做病毒性肝炎标准物排除由肝炎引起的肝硬化，怀疑肝豆状核变性应由眼科检查K-F环，测定血清铜蓝蛋白；等等。

（六）病理诊断

肝活组织检查可明确诊断及病理分类。

（七）肝脏储备功能诊断

可用肝功能分级（Child-Pugh分级）来评定（表9-1）。

表9-1 肝硬化患者Child-Pugh分级标准

临床生化指标	分数		
	1	2	3
肝性脑病（级）	无	1～2	3～4
腹水	无	轻度	中重度
胆红素（μmol/L）*	<34	34～51	>51
白蛋白（g/L）	>35	28～35	<28
凝血酶原时间（INR）	<1.3	1.3～1.5	>1.5
或凝血酶原时间较正常延长（S）	1～3	4～6	>6

*原发性胆汁性肝硬化：胆红素17～68 μmol/L，1分；68～170 μmol/L，2分；>170 μmol/L，3分。

总分：A级≤6分；B级7～9分；C级≥10分。

二、鉴别诊断

（一）肝、脾大

与血液病、代谢性疾病的肝、脾大鉴别。必要时做肝活检。

（二）腹水的鉴别诊断

应确定腹水的程度和性质，与其他原因引起的腹水鉴别。肝硬化腹水为漏出液，血清腹水白蛋白梯度（SAAG）>11 g/L；合并自发性腹膜炎为渗出液，以中性粒细胞增多为主，但SAAG仍>11 g/L。结核性腹膜炎为渗出液伴腺苷脱氨酶（ADA）增高。肿瘤性腹水比重介于渗出液和漏出液之间，腹水乳酸脱氢酶（LDH）/血清LDH>1，可找到肿瘤细胞。结核性和肿瘤性腹水SAAG<11 g/L。腹水检查不能明确诊断时，可做腹腔镜检查，常可明确诊断。

三、并发症的诊断

（一）食管胃静脉破裂出血

食管胃静脉破裂出血表现为呕血、黑便，常为上消化道大出血。在大出血暂停、血压稳定后，急诊胃镜检查（一般在入院后12～48小时）可以明确出血部位和原因，鉴别是由胃食管静脉破裂出血还是门静脉高压性胃病或溃疡病引起的。如由静脉曲张引起，需进一步检查明确静脉曲张是由单纯性肝硬化引起门静脉高压还是由门静脉血栓或癌栓引起的。

（二）感染

发热的肝硬化患者需要明确有无感染及感染的部位和病原。应拍摄胸片，做痰培养、中段尿培养、血培养，有腹水时进行腹水检查，以明确有无肺部、胆道、泌尿道及腹水感染。患者在短期内腹水迅速增加，伴腹痛、腹胀、发热、腹水检查白细胞数>500/μL。如能排除继发感染者，即可诊断自发性腹膜炎。腹水和血鲎试验及血细菌培养可阳性，常为革兰阴性菌。少数患者可无腹痛，患者可出现低血压或休克（革兰阴性菌败血症）。鉴别诊断应除外继发性腹膜炎、内脏破裂或脓肿。继发性腹膜炎的特点是腹水中性粒细胞数>10 000/μL，糖<0.5 g/L，蛋白>10 g/L，抗生素治疗无效，腹水可分离出2种以上病原体，以及不常见病原体，如厌氧菌及真菌。

（三）肝肾综合征

顽固性腹水患者出现少尿、无尿、氮质血症、低血钠、低尿钠时，考虑出现肝肾综合征。国际腹水研究会推荐的诊断标准：在没有休克、持续细菌感染、失水和使用肾毒性药物情况下，血清肌酐>132.6 μmol/L或24小时肌酐清除率<40 mL/min；在停用利尿剂和用1.5 L血浆扩容后，上述两项肾功能指标没有稳定持续的好转；蛋白尿<500 mg/d，超声检查未发现梗阻性泌尿道疾病或肾实质疾病。据此标准可以与急慢性肾衰竭相鉴别。应当注意的是应与利尿剂、乳果糖过度使用，非甾体抗炎药、环孢素和氨基糖苷类药物的应用引起的医源性肾衰竭区分。

（四）原发性肝癌

患者出现肝肿大、肝区疼痛、有或无血性腹水、无法解释的发热要考虑此病，血清AFP持续升高而转氨酶正常或B超提示肝占位病变时应高度怀疑，CT或MRI可确诊。

（五）肝性脑病

主要诊断依据如下。

第一，有严重肝病史和（或）广泛门体侧支循环分流。

第二，出现精神紊乱、昏睡或昏迷。

第三，有常见诱因。

第四，存在明显肝功能损害或血氨增高。

以精神症状为唯一突出表现的肝性脑病易被误诊为精神病，因此凡遇到精神错乱的患者，应警惕肝性脑病的可能性。肝性昏迷还应与引起昏迷的其他疾病，如代谢性疾病（低血糖、肝豆状核变性）、缺氧、高（低）钠血症、尿毒症、颅内损伤/创伤、脑血管意外、脑部肿瘤或感染、癫痫、中毒、酒精相关性、某些药物（镇静剂、麻醉剂等）、特殊的营养缺乏等相鉴别。诊断隐匿性肝性脑病（CHE）的前提是除外症状性肝性脑病。对于"高危人群"，我国专家推荐采用数字连接试验、数字–符号试验，两者均阳性可做出诊断。有条件者可进行磁共振波谱（MRS）、功能性磁共振成像（fMRI）和临界视觉闪烁频率等检查。

（六）肝肺综合征

肝肺综合征有直立位型呼吸困难、低氧血症、发绀等临床表现，立位呼吸室内空气时动态氧分压<70 mmHg或肺泡–动脉氧梯度>20 mmHg。下述试验提示肺血管扩张有助于做出诊断。

第一，超声心动图气泡造影左心房有延迟出现的微气泡（心跳4～6次后）。

第二，肺扫描阳性。前者敏感性高，后者特异性高。

肝肺综合征应与肺动脉高压相鉴别，后者有进行性呼吸困难，而发绀少见。心前区疼痛，体检肺动脉瓣区第2音亢进，杂音向胸骨左缘传导，X线显示心脏扩大，心脏超声提示右室肥厚，心导管检查可确诊。

（七）肝硬化性心肌病

诊断标准为患者有隐匿性收缩功能不全，表现在运动、血容量变化、药物刺激时，心排血量的增加受阻，休息时射血分数<55%；舒张功能不全，表现为E/A<1、减速时间延长、等容舒张时间延长，以及QT间期延长、左心房扩大等。

第四节 肝硬化的综合治疗

肝硬化的治疗是综合性的。首先应去除治疗各种导致肝硬化的病因。对于已经发生的肝硬化则给予以下治疗。

一般支持疗法。

抗纤维化的治疗。

并发症的治疗。

一、去除致病因素

对于已经明确病因的肝硬化，应去除病因。

酒精性肝硬化患者必须戒酒。其他病因所致肝硬化也应禁酒。有血吸虫病感染史者应予抗血吸虫治疗。对于有先天性肝疾患者，如肝豆状核变性，主要在于提高警惕，给予鉴别，否则容易误诊，得不到相应治疗而延误病情。

乙肝感染是我国肝硬化的主要病因。对于血中乙肝标志物及HBV-DNA阳性者，应视情况给予抗乙肝病毒治疗。

二、一般支持疗法

肝硬化患者往往全身营养状况差，支持疗法的目的在于恢复全身情况，供给肝脏足够的营养以利于肝细胞的修复、再生。

（一）休息

代偿期的肝硬化可适当工作或劳动，但应注意劳逸结合，以不感疲劳为度。肝硬化失代偿期应停止工作，休息乃至基本卧床休息，以减少身体对肝脏功能的需求。恢复期可适当地恢复工作，但以不自觉疲劳为宜。

（二）饮食

肝硬化患者的饮食原则上应是高热量、足够的蛋白质、限制钠摄入、充足的维生素。

（三）支持疗法

病情重、进食少、营养状况差的患者，可通过静脉纠正水电解质平衡，适当补充营养，视情况输注白蛋白或血浆。

三、抗纤维化治疗

（一）慢性乙型肝炎

中华医学会肝病分会推荐治疗方案如下。

第一，肝功能较好、无并发症的乙型肝炎肝硬化患者，HBeAg阳性者的治疗指征为HBV-DNA≥105 copy/mL，HBeAg阴性者为HBV-DNA≥104 copy/mL，GPT正常或升高。治疗目标是延缓和降低肝功能失代偿和肝细胞癌（HCC）的发生。

拉米夫定：100 mg，每日1次口服，无固定疗程，需长期应用。

阿德福韦酯：对出现酪氨酸、蛋氨酸、门冬氨酸、门冬氨酸（YMDD）变异后病情加重的患者有较好效果，每日1次，10mg口服，无固定疗程，需长期应用。

干扰素：因其有导致肝功能失代偿等并发症的可能，应十分慎重。如认为有必要，宜从小剂量开始，根据患者的耐受情况逐渐增加到预定的治疗剂量。

第二，肝功能失代偿乙型肝炎肝硬化患者，治疗指征为HBV-DNA阳性，GPT正常或升高。治疗目标是通过抑制病毒复制，改善肝功能，以延缓或减少肝移植的需求。抗病毒治疗只能延缓疾病进展，但本身不能改变终末期肝硬化的最终结局。干扰素治疗可导致肝衰竭，因此，肝功能失代偿患者禁用。对于病毒复制活跃和炎症活动的肝功能失代偿肝硬化患者，在其知情同意的基础上，可给予拉米夫定治疗，以改善肝功能，但不可随意停药。一旦发生耐药变异，应及时加用其他能治疗耐药变异病毒的核苷（酸）类似物。

（二）慢性丙型肝炎

积极抗病毒治疗可以减轻肝损害，延缓肝硬化的发展。目前美国肝病学会推荐治疗方案如下。

第一，肝功能代偿的肝硬化（Child-Pugh A级）患者，尽管对治疗的耐受性和治疗的效果有所降低，但为使病情稳定、延缓或阻止肝衰竭和HCC等并发症的发生，建议在严密观察下给予抗病毒治疗。方案如下。

聚乙二醇干扰素[（PEG-IFN）α]联合利巴韦林治疗方案。（PEG-IFN）α-2a 180 μg每周1次皮下注射，联合口服利巴韦林1000 mg/d。至12周时检测HCV-RNA。①如HCV-RNA下降幅度小于2个对数级，则考虑停药。②如HCV-RNA定性检测为阴转，或低于定量法的最低检测界限，继续治疗至48周。③如HCV-RNA未转阴，但下降多于2个对数级，则继续治疗至24周。如24周时HCV-RNA转阴，可继续治疗至48周；如果24周时仍未转阴，则停药观察。

普通干扰素联合利巴韦林治疗方案：干扰素-α[（IFN-α）3-5MU]，隔日1次肌内或皮下注射，联合口服利巴韦林1000 mg/d，建议治疗48周。

不能耐受利巴韦林不良反应者的治疗方案：可单用普通IFN-α，复合IFN-α或PEG-IFN，方法同上。

第二，肝功能失代偿肝硬化患者多难以耐受IFN-α治疗的不良反应，有条件者应行肝脏移植术。

中医药治疗肝硬化历史悠久，一般常用活血化瘀药为主，按病情辨证施治。

四、腹水的治疗

治疗腹水不但可以减轻症状，且可防止在腹水基础上发展的一系列并发症，自发性腹膜炎、肝肾综合征等。

（一）制钠和水的摄入

钠摄入量限制在60～90 mmol/d（相当于食盐1.5～2 g/d）。限钠饮食和卧床休息是腹水的基础治疗，部分轻、中度腹水患者经此治疗可发生自发性利尿，腹水消退。应用利尿剂时，可适当放宽钠摄入量。有稀释性低钠血症（<125 mmol/L）者，应同时限制水摄入，摄入水量500～1000 mL/d。

（二）利尿剂

对上述基础治疗无效或腹水较大量者应使用利尿剂。临床常用的利尿剂为螺内酯和呋塞米。前者为潴钾利尿剂，单独长期大量使用可发生高钾血症；后者为排钾利尿剂，单独应用应同时补钾。目前主张两药合用，既可加强疗效，又可减少不良反应。先用螺内酯40-80 mg/d，4～5天后视利尿效果加用呋塞米20～40 mg/d，以后再视利尿效果分别逐步加大两药剂量（最大剂量螺内酯400 mg/d，呋塞米160 mg/d）。理想的利尿效果为每天体重减轻0.3～0.5 kg（无水肿者）或0.8～1.0 kg（有下肢水肿者）。过猛的利尿会导致水电解质紊乱，严重者诱发肝性脑病和肝肾综合征。因此，使用利尿剂时应监测体重变化及血生化。

（三）提高血浆胶体渗透压

对低蛋白血症患者，每周定期输注白蛋白或血浆，可通过提高胶体渗透压促进腹水消退。

（四）难治性腹水的治疗

难治性腹水定义为使用最大剂量利尿剂（螺内酯400 mg/d加上呋塞米160 mg/d）而腹水仍无减退。利尿剂使用未达最大剂量，腹水无减退且反复诱发肝性脑病、低钠血症、高钾血症或高氮质血症者也被视为难治性腹水。这表明患者对利尿剂反应差或者不耐受，需辅以其他方法治疗。判定为难治性腹水前应排除其他因素对利尿剂疗效的影响并予纠正，如水钠摄入限制不够、严重的水电解质紊乱（如低钾、低钠血症）、肾毒性药物的使用、自发性腹膜炎、原发性肝癌、门静脉血栓形成等。难治性腹水患者发生肝肾综合征的危险性很高，应予积极治疗。难治性腹水的治疗可选用下列方法。

1. 大量排放腹水加输注白蛋白

在1～2小时放腹水4～6 L，同时输注白蛋白8～10 g/L腹水，继续使用适量利尿剂。可重复进行。此法对大量腹水患者而言，疗效比单纯加大利尿剂剂量效果要好，对部分难治性腹水患者有效，但应注意不宜用于有严重凝血障碍、肝性脑病、上消化道出血等情况的患者。

2. 自身腹水浓缩回输

将抽出腹水经浓缩处理（超滤或透析）后再经静脉回输，起到清除腹水，保留蛋白，增加有效血容量的作用。此法对难治性腹水有一定疗效。在经济不富裕地区，此法用于治疗较大量的腹水，可减少输注白蛋白的费用。但注意，使用该法前必须对腹水进行常规、细菌培养和内毒素检查，感染性或癌性腹水不能回输。不良反应包括发热、感染、弥散性血管内凝血（DIC）等。

3. 经颈静脉肝内门体分流术

经颈静脉肝内门体分流术是一种以血管介入的方法在肝内的门静脉分支与肝静脉分支间建立分流通道的治疗方法。该法能有效降低门静脉压，可用于治疗门静脉压增高明显的难治性腹水，但易诱发肝性脑病，故不宜作为治疗的首选。

4. 肝移植

顽固性腹水是肝移植优先考虑的适应证。

第五节　肝硬化的营养支持

肝硬化患者中营养不良的状况非常常见，有50% ～ 90%的肝硬化患者存在营养不良的情况。营养不良的发生率与疾病严重程度相关，有研究发现Child-PughA、B、C级患者营养不良发生率达到46%、84%和95%。随着营养不良程度的增加，肝硬化并发症的发生率也逐渐增加，包括腹水、感染、肝性脑病和食道静脉曲张出血。营养不良甚至还影响患者的预后，营养不良患者的1年死亡率可高达20%。

一、原因

肝硬化患者发生营养不良是多因素的，包括摄入不足、消化吸收功能障碍和代谢的改变，这些影响了蛋白质、碳水化合物和脂质的代谢。首先，大多数患者的食欲减退，导致能量摄入不足，这可能与多种细胞因子的上调有关，其中包括肿瘤坏死因子和瘦素；其次，随着肝硬化进展，门静脉高压也逐渐加重，使得营养物质经过肝脏时不能得到合适的代谢，导致了吸收利用障碍；再次，胆汁淤积引起的肝硬化还影响了脂溶性维生素的利用，包括维生素（A、D、E、K）；最后，肝脏合成和存储蛋白能力的下降对营养不良也有一定作用。

二、评估

对肝硬化患者进行营养评估非常重要，其目的是筛选出营养不良的患者，评定营养状态，进而拟订相应的营养计划。特别是对于失代偿期的患者，营养评估更为重要。需要了解患者近期体重的变化、24小时内饮食摄入情况和不良反应的持续时间和频率，包括恶心、呕吐、腹泻和食欲减退。欧洲临床营养和代谢协会推荐利用主观全球评估、人体测量学和手握力测量来评估营养程度和发现营养不良。也可以用生化学指标、生物电阻抗分析、CT或磁共振、双能X线吸收测定法来进行营养评估，不足之处是技术相对复杂，也需要一定的花费。

三、干预

营养不良的肝硬化患者需要及时进行营养干预，除了获取日常生活所需的能量，也需要补充因肝硬化而增加的能量需求。患者的能量需求应该根据肝硬化的严重程度和营养不良的状态而制定。美国肠外肠内营养协会（ASPEN）推荐合并肝性脑病患者能量需求为35 kJ/（kg·d），无肝性脑病患者能量需求为25 ～ 35 kJ/（kg·d）。欧洲肠内肠外营养协会（ESPEN）推荐每千克体重每日摄入蛋白量为1.2 ～ 1.5 g。例如，一位体重75 kg的肝硬化患者，每日能量需求为1875 ～ 2625 kJ，每日蛋白需求量为90.0 ～ 112.5 g，蛋白每日提供了360 ～ 480 kJ的能量。当患者无法耐受肠内营养时需要考虑全肠外营养，但是需要注意感染性并发症，也要监测肝功能变化。

肝硬化患者中糖尿病或者胰岛抵抗的发生率非常高，40% ～ 50%的患者达到糖尿病的诊断。尽管糖尿病发生率高，但是肝硬化患者并不建议限制碳水化合物的摄入，这是因为肝硬化患者糖原合成功能受损，同时糖原贮存能力下降，容易导致低血糖发作。因此推荐患者每天可以有4 ～ 6餐富含糖水化合物的饮食，以此预防低血糖的发生。

肝硬化患者如伴发下肢水肿和腹水，则需要控制饮食中钠的含量，基本每天限制在2 g以内，这样可以避免肾素血管紧张素系统的激活。

肝硬化患者常常缺乏维生素，因此可以推荐常规补充维生素，特别是脂溶性维生素（A、D、E、K），还包括锌和硒等微量元素。临床怀疑维生素缺乏时需要进行检测。维生素A缺乏可以推荐每4周补充10万 ～ 20万U，以预防夜盲症的发生。锌缺乏与肝性脑病发生相关，并且肝硬化患者锌水平常常很低。尽管推荐补充锌含量，但是目前没有发现其可以改善认知功能。

肝硬化患者常常伴随着骨质疏松。任何类型的肝硬化都可以检测到维生素D的缺乏，因此需要评估维生素D的水平，同时也要进行骨密度检测。肝硬化患者如有维生素D的缺乏或者有骨质疏松，推荐每日补充1200 ～ 1500 mg的钙及400 ～ 800 U的维生素D。一般来说，如果患者没有吸收障碍，维生素D缺乏时需要每周1次补充5万U，持续12周，之后以400 ～ 800 U维持治疗。维生素D除了维持骨稳态，对预防肝硬化患者自发性细菌性腹膜炎的发生也有重要的免疫调节作用。

肝硬化患者由于不能有效代谢葡萄糖，因此更多地依赖支链氨基酸（包括缬氨酸、亮氨酸、异亮氨酸）作为能量的来源。支链氨基酸在循环中被骨骼肌细胞利用合成谷氨酰胺，谷氨酰胺反过来又帮助清除氨，因此补充支链氨基酸可以促进氨的解毒。补充支链氨基酸不仅可以降低蛋白的丢失、增加蛋白的合成，还可以改善高血糖的状态。有报道认为，支链氨基酸还可以增加肝细胞的再生，参与肝脏的免疫功能。若干研究发现，长期口服支链氨基酸可以提高肝硬化患者的生存率，减少消化道出血和肝衰的发生，但是还存在一些争议。相对于肉制品，来源于蔬菜的蛋白（植物蛋白）中支链氨基酸含量更丰富，含有更少的蛋氨酸，因此对肝硬化和肝性脑病的患者更有帮助。有研究推荐每日30 ～ 40 g蔬菜蛋白摄入对肝硬化和肝性脑病起作用。另外一些研究认为支链氨基酸在肠道健康、免疫调整上还有一定价值。

肝硬化患者肠道细菌的过度生长，引起菌群移位，导致感染风险的增加。作为微生态制剂，益生菌、益生元和合生元可以降低致病菌的生长，提高黏膜屏障功能，降低感染风险，减少肝性脑病的发生。但是如果作为常规推荐，仍需要更多的研究支持。

肝硬化患者的营养不良问题逐渐被发现，但是问题日益严重，营养不良增加了并发症发生率，也增加了患者死亡率。早期识别营养不良患者，进行营养评估，并对其进行营养干预至关重要。足够的能量摄入，特别是蛋白质的摄入非常重要。必要时需要检测维生素D和脂溶性维生素水平。此外，支链氨基酸、益生菌、益生元等对于改善营养状况具有一定作用。

第十章

内分泌疾病的诊疗

第一节　甲状腺疾病

一、甲状腺功能亢进症

甲状腺功能亢进症指以甲状腺内或甲状腺外的多种原因引起甲状腺功能增高、分泌激素增多，或因甲状腺激素在血循环中水平增高，以致作用于全身的组织和器官，造成机体的神经、循环、消化等各系统兴奋增高和代谢亢进为主要表现的临床综合征。

甲状腺功能亢进症临床上以甲状腺肿、高代谢综合征、突眼等为主要表现，属于中医"瘿病""心悸""内伤发热"等范畴。

（一）中医病因

1.情志内伤

忧愁思虑或忿郁恼怒日久，使肝气失于条达，气机郁滞，至津液不能正常输布，凝聚成痰，气滞痰凝，壅结颈前，则形成瘿病。正如《济生方·瘿病论治》说："夫瘿瘤者，多由喜怒不节，忧思过度，而成斯疾焉。"《诸病源候论·瘿候》说："瘿者，由忧恚气结所生。"

2.饮食及水土失宜

饮食失调或居住在高山地区，水土失宜，一是影响脾胃的功能，使脾失健运，不能运化水湿，聚而生痰；二是影响气血的正常运行，导致气滞、痰凝、血瘀颈前而发为瘿病。《杂病源流犀烛》指出："西北方依山聚涧之民，食溪谷之水，受冷毒之气，其间妇女，往往生结囊如瘿。"《诸病源候论·瘿候》云"饮沙水""诸山水黑土中"容易发生瘿病。这些均说明瘿病的发生与饮食及水土因素有密切的关系。

3.体质因素

素体阴虚之人，痰气郁滞之后易于化火，使伤阴更加严重。女性的经、孕、产、乳等生理特点与肝经气血有着密切的关系，常可因情志、饮食的致病因素引起气滞痰结，久则产生瘀血。

（二）中医病机

气滞、痰凝、血瘀是本病的基本病机。初期多为气机郁滞，津凝痰聚，以致痰气搏结于颈前，日久会引起血脉瘀阻，进而气、痰、瘀三者合而为患。情志内伤致肝气失于条达，气机郁滞，导致津液失于输布，易聚而成痰，气滞痰凝，壅结颈前；饮食或水土失宜，导致脾失健运，不能运化水湿，聚而生痰，进而影响气血运行，致气滞、痰凝、血瘀壅结颈前发为瘿病。女性的经、孕、产、乳等生理特点与肝经气血密切相关，素体阴虚之人易发瘿病。

甲状腺功能亢进症的病变部位主要在肝肾，与心有关。心失所养，见心悸，脉数；阴虚无以敛阳，见怕热汗出；肝火犯胃，胃火旺盛，则能食善饥；阴血不足，筋肉失养，则见形瘦；气、痰、瘀壅结颈前，加之肝经郁火上炎而致颈粗；血虚无以濡养筋脉，阴虚无以制阳，阳亢化风，肝风内动，故见手部震颤。本病以阴虚为本，相火旺盛为标。本病的病理性质早期以实证居多，后期久病由实致虚而致虚实夹杂。

（三）中医治疗

1.肝气郁结证

症状：多由情志因素引起，甲状腺不肿或微肿，烦躁易怒或情志消沉，口苦口干，胁痛目胀，舌质红，苔薄腻，脉弦或弦细。

治法：疏肝理气。

方药：柴胡疏肝散加减。药用柴胡、枳实、芍药、陈皮、当归、天花粉、香附、木香等。

加减：咽部不适者，可加牛蒡子、桔梗、木蝴蝶；胸闷气憋者，可加瓜蒌、枳壳。

2. 肝火旺盛证

症状：甲状腺肿大，一般柔软光滑，烦热，容易出汗，性情急躁易怒，眼球突出，手指颤抖，面部烘热，口苦，舌质红，苔薄黄，脉弦数。

治法：清肝泻火，消瘿散结。

方药：栀子清肝汤加减。药用柴胡、栀子、牡丹皮、当归、白芍、牛蒡子、牡蛎、浙贝母、玄参。

加减：手指颤抖者，加石决明、钩藤、天麻；肝火旺盛，烦躁易怒者，可加金龙胆草、黄芩、青黛、夏枯草；兼见胃热内盛而多食易饥者，加石膏、知母。

3. 心肝阴虚证

症状：甲状腺肿大，质软，心悸不宁，心烦少寐，易出汗，手指颤动，眼干，目眩，舌质红，舌体颤动，苔少，脉弦细数。

治法：滋阴降火，宁心柔肝。

方药：知柏地黄丸合酸枣仁汤加减。药用知母、黄柏、地黄、沙参、玄参、麦冬、天冬、山茱萸、炙甘草、酸枣仁。

加减：阴虚风动，手指及舌体颤抖者，加钩藤、鳖甲、白芍；肾阴亏虚而见耳鸣、腰膝酸软者，加龟甲（龟板）、牛膝、女贞子、桑寄生。

4. 气阴两虚证

症状：甲状腺肿大不明显，神疲乏力，气促多汗，口干咽燥，五心烦热，心悸失眠，形体消瘦，健忘，大便溏薄，舌红，苔薄白，脉细或虚数。

治法：益气养阴，宁心安神。

方药：天王补心丹加减。药用柏子仁、酸枣仁、麦冬、天冬、生地黄、当归、人参、玄参、丹参、桔梗、朱砂、五味子、远志、茯苓。

加减：闭经者，加益母草、生地黄、当归；水肿者，加茯苓皮、大腹皮。

（四）其他疗法

1. 中药药膳

（1）酸枣仁饮

炒酸枣仁、百合各15 g，莲子心3 g，水煎代茶饮。适用于阴虚火旺、心烦不寐的甲状腺功能亢进症患者。

（2）黄花菜汤

黄花菜50 g，甘草3 g，白芍、郁金、合欢花、柏子仁、陈皮各6 g，水煎服。适用于甲状腺功能亢进症患者忧愁不乐、痰气不清者。

（3）乌鸡汤

乌鸡1只，党参、黄芪各30 g。慢火炖烂，食肉喝汤。适用于气血两虚、阴血不足之潮热、盗汗、月经不调、贫血、头晕眼花者。

（4）党参桂圆粥

党参、龙眼肉、糯米各30 g，大枣10枚，煮粥常服。有滋补强壮、安神补血、健脾开胃、益气之功。适用于心悸、失眠、健忘、虚劳羸弱、贫血、白细胞减少的患者。

（5）黑豆粥

黑豆50 g，浮小麦30 g，大枣5枚，水煎服。适用于病后虚弱、汗出过多者。

（6）鲫鱼粥

鲫鱼1条（去鳞、鳃及内脏），用纱袋装，糯米50 g，共煮粥食用。用于甲状腺功能亢进症患者脾胃虚弱、食欲缺乏、水肿者。

（7）猪肾栗子粥

猪腰子1个，栗子肉30 g（捣碎），枸杞子15 g，大米50 g。煮粥常食有健脾养胃、补肾强身之效。适用于甲状腺功能亢进症患者肝肾不足、腰膝酸软无力者。

（8）参芪牛肉汤

牛肉200 g，黄芪、党参、山药、浮小麦各30 g。慢火煮至肉烂，食肉喝汤。适用于身体虚弱、不思饮食、气虚自汗者。

2. 中成药

甲亢灵片（煅龙骨、煅牡蛎、山药、墨旱莲、丹参各15 g）。

用法：糖衣片，每片0.25 g（含量相当于生药5 g）。每次7片，每日3次。

功效：活血化瘀，软坚散结。主治甲状腺功能亢进症伴甲状腺肿大。

3. 中药外敷

甲状腺肿明显者，可用瘿瘤膏外敷，药用麝香10 g，冰片15 g，三七、延胡索各60 g，血竭40 g，沉香20 g，松香35 g，桃仁、杏仁、火麻仁各50 g，香油550 mL，制成膏剂备用。每次取适量外敷双侧甲状腺部位，每日1次，可起到软坚散结消瘿之功效。

4. 针刺疗法

采用迎随补泻法，顺着经气流注的方向依次进针，留针15 ～ 20分钟。每日1次，7天为1个疗程。

主穴：内关、风池、中脘、太渊、合谷、神门、太溪、太冲、关元等。

配穴：肝俞、肾俞、水突、足三里、三阴交、内庭等。

5. 耳针疗法

取神门，主治急躁易怒、烦躁不安；取交感，主治多汗、烦躁易怒；取肾上腺，主治心悸、健忘、失眠；取皮质下，主治心悸、失眠、心律失常、自汗；取胃，主治多食易饥；取肝，主治多食易饥、急躁易怒；取胆区，主治失眠多梦。

二、甲状腺功能减退症

甲状腺功能减退症是各种原因导致的低甲状腺激素血症或甲状腺激素抵抗引起的全身性低代谢综合征。

甲状腺功能减退症患病率为0.8% ～ 1.0%。本病根据病位可分为4类：由甲状腺腺体本身病变引起的甲减，称为原发性甲状腺功能减退症；由垂体疾病引起的TSH分泌减少，称为继发性甲状腺功能减退症；由下丘脑疾病引起的TRH分泌减少，称为三发性甲状腺功能减退症；甲状腺激素在外周组织发挥作用缺陷，称为甲状腺激素抵抗综合征。本部分重点介绍成人原发性甲状腺功能减退症。如果血清TSH增高，FT_4降低，原发性甲状腺功能减退症诊断成立；如果仅血清TSH增高，FT_4正常，为亚临床性甲状腺功能减退症；如果血清TSH正常，FT_4降低，考虑继发性甲状腺功能减退症或三发性甲状腺功能减退症，需做TRH兴奋试验来区分。

甲状腺功能减退症主要表现为脏腑不足、气血亏虚、元气匮乏，故当属"虚劳"范畴。甲状腺功能减退症由甲状腺次全切除或放射性碘治疗引起者，当属"虚损"范畴。黏液性水肿明显者，又可归属于《黄帝内经·灵枢·水胀》的"肤胀"之列。

（一）中医病因

1. 情志内伤

情志失调，肝气郁结，疏泄失司，肝气犯脾，脾气不足，气血生化乏源。

《黄帝内经·素问·阴阳应象大论》指出"怒伤肝""喜伤心""思伤脾""忧伤肺""恐伤肾"。《诊家四要》云："曲运神机则劳心，尽心谋虑则劳肝，意外过思则劳脾，遇事而忧则劳肺，色欲过度则劳肾。"

2. 劳倦过度

《黄帝内经·素问·宣明五气》提出的"五劳所伤"，即久视、久卧、久立、久行、久坐，可损伤脏腑功能，导致脏腑功能虚损。另外，房事不节，恣情纵欲，耗损真阴，也可形成虚劳。

3. 饮食不节

饮食不节包括暴饮暴食，饥饱失常，嗜欲偏食及水土失宜。暴饮暴食损伤脾胃，脏腑气血失于濡养；或长期饥饿，生化无源；嗜欲偏食及水土失宜，损伤形脏，即《黄帝内经·素问·生气通天论》所言"阴之所生，本在五味，阴之五宫，伤在五味"。

4. 起居失常

长期起居失常，如长期深夜工作，常易导致形气损伤。

5. 手术损伤

甲状腺手术或放射性碘治疗均伤及正气，损伤气血，导致脏腑功能，尤其是脾肾功能不足。

6. 药毒及环境毒邪

药物及环境毒邪也能导致脏腑受损，脾肾亏虚。

7. 年老体衰

甲状腺功能减退症在老年人群中患病率较高。年老体衰，肾中精气及命门之火不足，最终导致肾阴阳俱衰。

（二）中医病机

本病的基本病机为脾肾阳气衰微，阳气不运，气化失司，导致痰浊、水湿、瘀血等阴邪留滞，同时这些病理产物又可导致气机不畅，气机阻滞，两者互为因果。脾肾为先后天之本，脾主肌肉，人体肌肉的壮实与否和脾胃的运化功能相关，若脾主肌肉功能减退，常出现肌无力、感觉障碍、手足麻木、肌肉疼痛或痉挛等症状；脾主统血，有赖于脾气的固摄，若脾不统血，则可出现贫血及女性月经过多等症状。肾主骨生髓，脑为髓之海、元神之府，"肾者主水，受五脏六腑之精而藏之"，若肾藏精功能减退，会出现健忘、脱发、性欲低下等肾虚表现。脾肾阳气衰微，阳气不运，气化失司，导致痰浊、水湿、瘀血等阴邪留滞，同时这些病理产物又可导致气机不畅、气机阻滞，两者互为因果。脾肾阳虚，气化不足，痰浊，水湿内停，还可导致心阳不足。脾肾阳虚，气滞血瘀，痰浊内停，蒙蔽心窍，可变生神昏窍闭之证。

本病病位在脾肾，与心相关。病理性质以气虚及阳虚为本，气滞、痰浊、水湿、瘀血为标，然脾肾虚损贯穿始终。甲状腺功能减退症患者常伴肌无力、感觉障碍、手足麻木、肌肉疼痛或痉挛，为脾主肌肉功能减退的表现。甲状腺功能减退症伴贫血及月经过多为脾不生血，脾不统血的表现。此外，甲状腺功能减退症患者的健忘、脱发、性欲低下均为肾主骨生髓，脑为髓之海，元神之府，肾主藏精功能减退的表现。脾肾阳衰，阳气不运，气化失司，导致痰浊、水湿、瘀血等病理产物留滞，同时这些阴邪又可导致气机阻滞，两者互为因果。脾肾阳虚，还可导致心阳不足而见心动过缓，心音低钝，脉沉缓，心脏增大，心包积液，这也是脾肾阳虚，气化不足，痰浊、水湿内停的表现。脾肾阳虚，气滞血瘀，痰独内停，蒙蔽心窍，而致神昏窍闭之证，相当于黏液性水肿昏迷。

（三）中医治疗

1. 中气不足，气血两虚证

症状：神疲乏力，少气懒言，反应迟钝，健忘，面色萎黄，纳呆，便溏或便秘，手足不温，月经减少或闭经，或月经过多，舌淡，舌体大，质嫩，边有牙痕，苔薄白，脉细弱。

治法：补中益气，健脾养血。

方药：补中益气汤，八珍汤。药用红参、炙黄芪、当归、炙甘草、白术、柴胡、熟地黄、白芍、川芎。

加减：肢冷明显者，加淫羊藿、巴戟天；脘腹胀满者，加砂仁、厚朴；月经减少者可适当加大熟地黄及当归用量；月经过多者可加三七粉、蒲黄炭等；如合并有胁胀、颈前不适可合用四逆散。

2. 脾肾阳虚证

症状：形寒冷，腰膝酸软，面色无华，纳呆，腹胀，便秘，健忘，脱发，颜面及下肢水肿，皮肤粗糙，男子阳痿，女子月经不调，舌质淡，舌体大，苔薄白或薄腻，脉沉迟无力。

治法：补中益气，温阳补肾。

方药：红参、炙黄芪、白术、炙甘草、当归、柴胡、茯苓、泽泻、制附子、肉桂、淫羊藿、巴戟天、熟地黄、山茱萸、菟丝子、山药、鹿角霜。

加减：恶心厌食明显者，加砂仁、白豆蔻、神曲、麦芽；颜面及四肢肿胀较重者，加车前子、泽兰、益母草等，或合用真武汤、五苓散；伴有胸闷心悸气短，动则加重，下肢肿甚，小便短少者，为水饮凌心，可用真武汤和生脉散加减；伴见颈前肿大，质地坚韧，皮肤粗糙，甚则脱屑者，为瘀血痹阻，新血不生，肌肤失养，可合用桃红四物汤、血府逐瘀汤或合用大黄䗪虫丸。

3. 肾阳虚衰证

症状：形寒肢冷，精神萎靡，动作迟缓，表情淡漠，反应迟钝，面色苍白，毛发稀疏，性欲减退，月经不调，体温偏低，舌淡体胖，脉沉缓无力。

治法：填精补肾，温助肾阳。

方药：右归丸，斑龙丸。药用熟地黄、山药、山茱萸、当归、鹿角胶、菟丝子、肉桂、枸杞子、附子、杜仲、补骨脂。

加减：阳虚畏寒明显者，肉桂易桂枝；性功能减退者，可加巴戟天、阳起石；兼有水肿者，可加泽泻、茯苓；大便秘结者，加肉苁蓉、黄精，生地黄、熟地；颈前肿大者，可加鳖甲、牡蛎、浙贝母。

4. 心肾阳虚证

症状：形寒肢冷，心悸，面色苍白，动作迟缓，胸闷胸痛，舌淡暗，少苔，脉沉迟微弱，或结代。

治法：温补心肾，益心复脉。

方药：金匮肾气丸合复脉汤加减。药用附子、肉桂、红参、黄芪、生地黄、当归、川芎、白芍、五味子、麦冬、炙甘草。

加减：心动过缓者，加麻黄、细辛；头昏乏力甚者，加升麻、柴胡；水邪上泛者，加茯苓、泽泻、干姜、车前子。

5. 阳气衰微，痰浊闭窍证

症状：嗜睡，神昏，四肢厥冷，呼吸低微，肢体水肿，舌淡，舌体胖大，苔白腻，脉微欲绝，常见于黏液性水肿昏迷者。

治法：回阳救逆，益气固脱。

方药：鼻饲人参四逆汤，苏合香丸，静滴参附注射液。患者清醒后，改为口服。药用附子、红参、干姜、炙甘草、肉桂等。

加减：若见唇面、指端发绀者，可加丹参、赤芍、红花、川芎等活血之品。

（四）其他疗法

1. 基础治疗

（1）调整生活方式

饮食有节：要不过饥致使气血生化乏源而五脏六腑四肢百骸失养，不过饱而使脾胃纳运不及日久受损。要寒温适中，忌助阴泄阳，根据季节时令、环境气候、个人体质的不同调节饮食。还应谨守五味，清淡少油腻、温软少冷硬，三餐定时。同时也要注意避免食用致甲状腺肿的食物如卷心菜，大豆等。另外，注意摄入多种维生素、微量元素如钙、铁、锌、硒等。

劳逸结合，健康起居：切忌烦劳忧思，应知劳逸结合。同时也应戒除恼怒忧郁，否则心情忧郁，气机滞结，当升不升，当降不降，或郁结在气，或郁结在血则致病。生活规律应该贯穿在生活的每个细节和每时每刻，无论四季日夜都要有规律，顺应时节合乎自然。

心理治疗的重要作用：除患者本人应注重精神调畅外，医者也应同情关心鼓励患者，与之亲切交谈，帮助其改善不良情绪，矫正不良生活方式和行为方式，树立战胜疾病的信心。

（2）中医药膳疗法

鹿肉250 g，洗净切片，肉苁蓉30 g（浸酒，去皮切片），共煮熟加生姜、葱、盐、酒调味后食用。有温补肾阳作用。

羊肉适量，加肉桂、蔻仁、茴香、生姜、酒等调料煮熟食用。有温补脾肾作用。

羊肝、羊肚、羊肾、羊心、羊肺各1具，胡椒50 g，陈皮、高良姜各6 g，苹果2个，葱白5根。先用慢火将羊肚以外的原料共同煮熟，再入羊肚内，缝合肚口，再煮至熟。入五味调料吃肉饮汤。有补肾作用。

海蜇头250 g，酱油、香油、醋、姜末、葱花、味精各适量。将海蜇头粗洗1遍，冷水浸泡4～6小时，捞出，洗净，滤干，切小块，盛碗，加酱油、香油、醋、姜末、葱花、味精拌匀。佐餐食。功效化痰利水，软坚散结，降压。

2. 单方验方

（1）加味金匮肾气汤

常用：肉桂、制附子、补骨脂、淫羊藿、巴戟天、山茱萸各10 g，山药30 g，茯苓15 g，泽泻10 g，牡丹皮6 g，当归10 g，炙甘草6 g。

用法：每日1剂，加水煎煮，分2次服用。2个月为1个疗程。

功效：补肾温阳，养阴活血。

主治：原发性甲状腺功能减退症。

（2）益气温阳汤

常用：黄芪、白术、山药各30 g，茯苓、当归、山茱萸各10 g，肉桂、制附片各6 g，补骨脂、淫羊藿、巴戟天、红参、枸杞子、鹿角霜各10 g，牡丹皮6 g。

用法：每日1剂，加水300 mL，煎1小时，取汁分2次服用，1个月为1个疗程，共服用2个月。

功效：益气健脾，补肾温阳。

主治：原发性甲状腺功能减退症。

（3）愈甲汤

常用：党参20 g，炙黄芪60 g，生地黄、熟地黄各15 g，仙茅20 g，淫羊藿、巴戟天各10 g，茯苓20 g，炮穿山甲、川芎各10 g。

用法：每日1剂，煎2汁，早晚2次分服，1个月为1个疗程，治疗3个疗程后观察治疗效果。

功效：益气养阴，温阳活血。

主治：成年型甲状腺性甲状腺功能减退症。

（4）参芪附桂汤

常用：人参10 g，黄芪20 g，熟附子6 g，桂枝10 g，甘草6 g。

用法：每日1剂，水煎服，早晚各服1次，2个月为1个疗程。

功效：益气温阳，健脾补肾。

主治：甲状腺功能减退性心脏病。

（5）附桂八味汤

常用：熟附子、肉桂各9 g，红参、肉苁蓉、熟地黄各15 g，山茱萸、山药、茯苓各20 g，淫羊藿12 g。

用法：水煎服，每日1剂。

功效：健脾化湿，温补肾阳。

主治：继发性甲状腺功能减退症。

（6）鹿附二仙汤

常用：鹿角胶10 g（烊化），制附子6 ～ 10 g（久煎），仙茅10 g，淫羊藿10 ～ 15 g，熟地黄15 g，菟丝子10 g，黄芪10 ～ 30 g，当归、茯苓、泽泻、白术各10 g。

用法：每日1剂，按常规煎取浓汁250 mL，分2次温服。2个月1个疗程，一般观察2个疗程。

功效：温补脾肾，益气养血，利水渗湿。

主治：甲状腺功能减退症。

（7）补肾填精方

常用：何首乌50 g，黄芪30 g，熟地黄25 g，淫羊藿、菟丝子、仙茅、肉桂各10 g，党参20 g。

用法：每日1剂，水煎，早晚各1次。

功效：温肾填精，益气健脾。

主治：甲状腺功能减退症。

（8）二仙温肾汤

常用：党参10 ～ 30 g，黄芪15 ～ 30 g，仙茅9 g，淫羊藿9 ～ 15 g，菟丝子、熟地黄各9 ～ 12 g。

用法：每日1剂，分2次煎服，先单纯中药治疗2 ～ 4个月，再用中药合甲状腺片小剂量30 mg/d、60 mg/d，连服1 ～ 2个月。

功效：助阳，温肾，益气。

主治：甲状腺功能减退症。

（9）甘草人参汤

常用：甘草20 g，人参10 g。

用法：每日1剂，文火炖煎，取汁250 mL，早晚2次分服。30日后改为隔日1剂，人参改为每剂20 g，2个月为1个疗程。同时服用甲状腺片：第1周1次15 mg，晨1次顿服；第2周1次30 mg，晨1次顿服。以后每周递增15 mg，连用2个月。一般1个疗程即基本治愈，少数疗效欠佳者，可在疗程结束后间隔1个月，再行第2个疗程。

功效：大补元气。

主治：甲状腺功能减退症。

（10）加味参附汤

常用：人参、熟附子、桂枝各10 g，黄芪、甘草各20 g。

用法：每日1剂，水煎服，早晚各服1次，连服4周为1个疗程。

功效：益气温阳。

主治：甲状腺功能减退性心脏病。

（11）复方温补汤

常用：制附子、干姜各10 g，茯苓、白术、淫羊藿、当归、地黄、熟地黄、白芍各15 g，黄芪、山茱萸各20 g。

用法：水煎服，每日1剂，2个月为1个疗程。

功效：温补脾肾，益气养血，行水消肿。

主治：甲状腺功能减退症。

（12）膏方：温阳化油膏

方药：人参90 g，黄芪300 g，制附子60 g，肉桂30 g，杜仲150 g，补骨脂120 g，淫羊藿、菟丝子、肉苁蓉、巴戟天各150 g，紫河车90 g，熟地黄300 g，枸杞子、黄精各150 g，当归120 g，白芥子300 g，石菖蒲180 g，青皮90 g，陈皮120 g，薏苡仁、白术各150 g，苍术90 g，茯苓、川芎、赤芍、神曲各150 g，红景天60 g，灵芝90 g，阿胶180 g，鹿角胶150 g。

煎服：法上药除阿胶、鹿角胶外，其余药物加水煎煮3次，滤汁去渣，合并滤液，加热浓缩为清膏，再将阿胶、鹿角胶加适量黄酒浸泡后隔水炖烊，冲入清膏和匀，最后加蜂蜜300 g收膏即成，每次15～20 g，每日2次，开水调服。

加减：心阳虚证明显者，加桂枝、薤白等；脾阳虚证明显者，加干姜、砂仁等；阴虚证明显者，去附子、肉桂，加生地黄、山茱萸、麦冬、龟甲等；水湿证明显者，加猪苓、泽泻、冬瓜皮等；痰浊证明显者，去附子，加半夏、莱菔子等；血瘀证明显者，加丹参、桃仁、红花等。

3.针刺

（1）体针疗法

主穴：内关、合谷、关元、足三里、三阴交，均双侧取穴。以上穴位可分为内关、三阴交与合谷、关元、足三里两组，交替使用，每日或隔日1次。

配穴：肾俞、命门、脾俞、胃俞、阳陵泉、风池，留针时间宜15 ～ 20分钟，其间行针2 ～ 3次。

（2）耳针疗法

取穴：神门、交感、肾上腺、内分泌、肾，均取双侧。以上穴位可分为两组，交替使用，留针30分钟，每隔10分钟运针1次。

4.灸法

取穴：大椎、肺俞、脾俞、肾俞、膈俞等。

操作方法：首先让患者俯卧于治疗床上，嘱患者舒适体位，身心放松。将市售鲜姜切成厚0.3 cm、直径3 cm左右的圆形片共9个，并用针扎上数孔，分别置于患者的大椎穴、肺俞、脾俞、膈俞、肾俞。将直径2 cm、高2 cm的锥形艾炷置于以上9个腧穴，艾炷不宜疏松，以免燃烧时艾灰散落灼伤患者皮肤。用已经燃着的线香将9个艾炷相继点燃，令艾炷缓慢燃烧。当艾炷将要燃尽，患者自觉有烧灼感时，用镊子轻轻夹取艾炷放入盛有水的烧杯中予以熄灭。将另1个艾炷迅速置于姜片上继续点燃，以免时间过长穴位局部温热刺激减弱。如此每穴反复施灸4个，以患者穴区有较强的温热感，并泛发红晕为度，1周2次，10次为1个疗程。

功效：振奋阳气，调和气血，温补肺肾，健脾除湿。为提高疗效，配合针刺人迎穴、扶突穴、局部阿是穴等，针刺深度0.5 ～ 0.8寸为度，行平补平泻手法，起到疏通局部气血、消瘀化痰、通经散结之功。

第二节　肥胖症

肥胖症是指体内脂肪堆积过多和（或）分布异常，体重增加，是遗传因素和环境因素共同作用的结果。肥胖是一种最常见、最古老的代谢性疾病。随着现代生活水平的不断提高及生活方式的变更，肥胖的患病率日渐增高。我国的超重和肥胖人群正快速增长，2020年成年人超重率、肥胖率分别为35.0%和14.6%。肥胖症同时又是多种复杂情况的综合体，它常与高血压、2型糖尿病、高脂血症、缺血性心脏病等集结出现，因而它又是一个慢性的代谢异常疾病。

本病病名与中医相同，属"肥胖"范畴。历代医籍对肥胖病的论述非常多。对本病的最早记载见于《黄帝内经》，如《黄帝内经·素问·阴阳应象大论》中有"年五十，体重，耳目不聪明矣"的描述。

一、病因病机

（一）发病因素

肥胖自古有之，其形成在中医看来，与先天禀赋、地理环境、过食肥甘、疏于劳作运动、七情过度、脾胃虚弱、痰饮水湿等有关。也有不少人认为肥脂即是痰浊。

（二）病机及演变规律

《黄帝内经·灵枢·卫气失常》把肥胖人分为膏型、脂型、肉型。过食肥甘厚味者，损伤脾胃，湿热熏蒸，炼液为痰，痰浊膏脂瘀积，致使形态肥胖，故有"肥人多痰"之说。

1. 年老体衰

田慧等对北京两大单位的肥胖者进行统计后发现，随着年龄的增长，肥胖症的患病率逐渐升高。这很可能与老年人肾阳亏虚、阴气渐衰有关。

2. 先天禀赋

王琦教授将人体分为9种体质，认为阳虚质、痰湿质最易患肥胖症，尤其是痰湿质。

3. 过食肥甘

刘氏等认为过食肥甘会导致脾胃运化失职，使水谷不化精微而酿生痰湿，引起肥脂积蓄而致肥胖，还认为饮食因素是在体质因素的基础上导致肥胖病的主要原因。

4. 缺乏运动

《黄帝内经》有"久卧伤气，久坐伤肉"之说，伤气则气虚，伤肉则脾虚，脾气虚弱，运化失司，水谷精微不能输布，水湿内停，形成肥胖浮肿。

5. 情志不遂

经常忧郁、恼怒、精神紧张，易致肝气不疏，而木郁克土，必致脾失健运，湿浊内停而引起肥胖。有学者认为肝气郁结是单纯性肥胖症的重要因素，并从肝论治取得较好疗效。

（三）分证病机

1. 脾虚痰湿

脾主运化，为后天之本，痰湿的产生与肺、脾、肾三脏功能有密切关系，三脏之中尤以脾的功能最为重要。如果脾运健旺，则脏腑气血充和；若脾运失健，胃虽能纳谷，但纳入之谷不能变成营养物质运送到周身，反酿成痰湿，纳食愈多，痰湿愈甚，日积月累，则成肥胖。

2. 胃热湿阻

肥胖蕴热常以胃热为著，其特征为消谷善饥，胃纳过旺，必加重脾运负担，久则脾运不及，易积湿生痰，痰湿蕴热，复困脾胃，两者之间恶性循环。此外，胃纳所受之物，并非皆为气血生化所需之物，诸如肥甘之品，反影响气血生化，导致人体脂质代谢紊乱，使机体脂质储存增多，形成肥胖病。

3. 气滞血瘀

气为血帅，血为气母。气血运行相辅相成，脾不健运，气血生化乏源。气虚则血行不畅，加之痰湿内阻，气机升降出入受阻，终则导致血瘀。瘀滞既成，脂积瘀阻，又使气机滞塞，恶性循环，致使痰脂滞留周身皮肤之间，腹膜之中，脏腑之内，易生他变。所谓"肥人多瘀""痰瘀同源"即是此意。

4. 痰浊壅阻

饮食不节，嗜食肥甘厚腻，脾失健运，痰浊壅阻中焦，浊气充塞，使经气运行不畅，困遏脏腑，使之难以发挥正常的功能，故身体肥胖。

5. 脾肾两虚

肾为先天之本，化气行水。中年以后，肾气由盛转衰加之脾病及肾，脾肾阳虚，不能化气行水，水湿运化无权加重体内湿浊，痰瘀脂泛溢肌肤而发肥胖。

二、辨病

（一）症状

肥胖患者畏热多汗，易感疲乏，呼吸短促，下肢浮肿。肥胖可引起骨关节炎，平足、皮肤皱褶处皮炎，静脉曲张，腹壁疝和隔疝。男性脂肪分布以颈及躯干部、腹部为主，四肢较少；女性则以腹部、腹以下臀部、胸部及四肢为主。轻度肥胖者常无症状，中重度肥胖者可引起肥胖低通气综合征（皮克威克综合征），其特征为肺泡换气不足、瞌睡和缺氧、二氧化碳潴留（二氧化碳分压持续升高，在 48 mmHg 以上）。由于缺氧、肺高压、继发性红细胞增多，最后可出现心肺功能衰竭。不同病因引起的肥胖症，其临床表现不同。肥胖患者可因体型而有自卑感、焦虑、抑郁等身心相关问题。另外，肥胖者往往伴有糖尿病、高血压、痛风。

（二）体征

轻型肥胖病者多无不良反应，中、重度肥胖病者即出现症状：两下肢有沉重感，活动时气促，体力劳动易疲倦，弯腰前屈困难，腰、腿痛，怕热多汗，皮肤皱折糜烂；嗜睡酣眠，多食善饥，喜食零食、糖果糕点甜食，如不及时进食即感心悸、冷汗、手颤；便秘、性功能减退，女性可伴有月经不调等症状，部分患者由于内分泌功能失调而浮肿，也可因为脂肪过多或活动减少，下肢血液、淋巴液回流受阻而引起浮肿。

（三）辅助检查

1. 常规检查

肥胖的常规检查如下。

体重指数（BMI）：BMI＝体重（kg）/身高^2（m^2），1998年WHO公布BMI正常值为20～25，如BMI＝25～30为超重，超过30为重度肥胖（肥胖症）。

腰臀比（WHR）：腹型肥胖与代谢综合征的危险性密切相关。1998年WHO建议欧洲男性腰围94 cm，女性腰围80 cm是较合适的临界值，亚洲人群以男性腰围90 cm，女性腰围80 cm作为临界值，WHR偏高为中心型肥胖。

2. 实验室检查

血尿常规、血脂、血糖、肝肾功能、心电图等，目的在于发现相关的危险因素和靶器官的损害。

排除继发性肥胖，行相关疾病的检查，如甲状腺功能减退症、下丘脑综合征、皮质醇增多症、多囊卵巢综合征或男性性腺功能低下等；另外，染色体检查可检出遗传性疾病。

3.仪器测量法

仪器测量法是测量体脂成分的经典方法，具体包括水下称重法、生物电阻抗法、整体电传导、双能X线吸收法、CT扫描及MRI、超声波法；另外如体钾测定、同位素稀释法、中子激活法等，因价格昂贵、不易操作，不能测量局部体脂，故并不常用。

三、类证鉴别

肥胖症可作为某些疾病如甲状腺功能减退症、库欣综合征、胰岛素瘤、2型糖尿病、性功能减退症、下丘脑性肥胖、遗传性肥胖、药物性肥胖的临床表现之一（继发性肥胖），原发性（单纯性）肥胖应与继发性肥胖症相鉴别。后者有其原发病的临床表现，例如：甲状腺功能减退症患者有其特殊的外貌；库欣综合征患者其肥胖呈向心性，并同时有高血压、满月脸、痤疮、皮肤紫纹；多囊卵巢综合征患者有多毛及男性化。进行相关内分泌激素测定和功能试验有助于鉴别诊断。

四、中医论治

（一）论治原则

针对肥胖本虚标实的特点，治疗当以补虚泄实为原则。补虚常用健脾益气，脾病及肾，结合益气补肾。泄实常用祛湿化痰，结合行气、利水、消导、通腑、化瘀等法，以祛除体内多余的痰浊、水湿、痰热、瘀脂等。其中祛湿化痰法是治疗本病的最常用方法，用于本病治疗过程的始终。

（二）分证论治

1.脾虚痰湿

症状：形体肥胖，面色少华，精神倦怠，神疲乏力，肤色白，面色淡黄而暗，多伴有口黏、胸闷、身重不爽、目黯微肿、腹部肥满松软、困倦、苔白腻、舌胖、脉滑。

治法：健脾益气，化痰祛湿。

方药：防己黄芪汤（《金匮要略》）合参苓白术散（《太平惠民和剂局方》）加减。

组成：防己、黄芪、茯苓、党参、白术、山药、砂仁、薏苡仁、法半夏、车前子、白扁豆。

加减：气虚重者加太子参；腹胀者加厚朴、枳壳；纳呆，食滞不化者加焦山楂、莱菔子。

2. 胃热湿阻

症状：肥胖而壮，头胀，眩晕，口渴喜饮，或口中黏腻，多有口臭，消谷善饥，神倦体重，大便干结，舌红，苔黄腻，脉弦数。

治法：利湿化浊，清胃泻火。

方药：泻黄散（《小儿药证直诀》）合三仁汤（《温病条辨》）加减。

组成：藿香、防风、生地黄、栀子、夏枯草、决明子、牡丹皮、杏仁、豆蔻、薏苡仁、厚朴、白术、滑石、大黄。

加减：大便不通加用芒硝，或麻子仁丸；口重黏腻胶着者加用黄连、竹节参；口渴者加用麦冬、荷叶、粉葛等。

3. 气滞血瘀

症状：形体肥胖，胸胁胀痛，尤以入夜尤甚，烦躁易怒，食欲旺盛，月经不调或闭经，经色暗红或有血块，肤色暗，大便干，舌紫暗，或有瘀斑瘀点，脉弦。

治法：疏肝理气，活血化瘀。

方药：逍遥散（《太平惠民和剂局方》）合桃红四物汤（《医宗金鉴》）加减。

组成：当归、赤芍、柴胡、茯苓、白术、薄荷、桃仁、红花、川芎、熟地黄、甘草。

加减：若心烦易怒，失眠多梦者，可用丹栀逍遥散；痛甚者加用佛手、延胡索。

4. 痰浊壅阻

症状：素体肥胖，喜食肥甘，头晕头胀，胸闷腹胀，肢体困重，手足麻木，咳吐黏痰，舌苔白腻或黄腻，脉滑。

治法：健脾化痰。

方药：温胆汤（《千金要方》）加减。

组成：法半夏、枳实、竹茹、陈皮、茯苓、甘草、干姜。

加减：胸膈满闷者加瓜蒌子、砂仁；嗳腐吞酸，脘胀纳呆，加莱菔子、神曲；小便不利者加泽泻；食欲亢进者加黄芩。

5.脾肾两虚

症状：形体肥胖，疲倦无力，腰膝酸痛、喜暖畏寒，肢冷，头昏气短，阳痿阴冷，下肢水肿，舌淡体胖，苔薄，脉沉细。

治法：益气健脾，温阳益肾。

方药：真武汤（《伤寒论》）合肾气丸（《金匮要略》）加味。

组成：茯苓、白芍、白术、制附子、干姜、肉桂、地黄、山茱萸、山药、泽泻、丹皮、益智、桑螵蛸、菟丝子、淫羊藿。

加减：水肿者加车前子；便溏者加佛手、苍术；腰膝酸软者加桑寄生、牛膝、杜仲。

五、西医治疗

（一）治疗原则

肥胖症的治疗目前仍无特效药，强调以行为治疗、饮食管理和体育锻炼为主，以药物治疗为辅的综合治疗，坚持长期的饮食制度和体育锻炼习惯，不应依赖药物。

（二）常用方法

1.体育疗法

体育运动可消耗体内过多的能量，促进脂肪分解，所以体育运动减肥是不可缺少的。但应注意的是，体育锻炼应持之以恒，常欲小劳，循序渐进。伴有冠心病、高血压者，运动量不宜过大，应遵医嘱进行。如果患者适宜体育锻炼，应尽量选择大强度的体育锻炼和较长时间的耐力训练为主要项目。

2. 饮食疗法

饮食治疗的原则是口味清淡、低热能、营养平衡和热量负平衡。目前应用最广泛的饮食疗法是低热量饮食疗法，该疗法又可分为平衡饮食、单一饮食、短期全饿疗法几种。平衡饮食即让肥胖症患者减少摄食量而不改变食物中蛋白质、碳水化合物和脂肪的比例，由患者自己抑制食欲，控制进食。这种饮食疗法虽易被患者所接受，但很难达到减肥的目的。单一饮食疗法即让患者在一定时间内只进食一种食物，偶尔加一些其他的营养素，此法不可长期使用，否则会导致营养缺乏，现已少用。短期全饥饿疗法，又称"残酷性减肥方法"，即在医师的严密观察下禁食5～15天，具体天数依患者体质而定，禁食期间必须卧床休息，避免剧烈运动，并尽量补充水分及电解质，必要时可给予一定量的催眠药和镇静药。此法减肥效果肯定，但缺点较多，一部分患者可出现直立性低血压、心律失常等情况。

轻度肥胖者通过限制脂肪和含糖食品，使摄入总热量低于消耗量，每月体重下降0.5～1.0 kg，使体重逐渐接近理想体重。中度肥胖者应限制总热量在每日5020.8 kJ（1200 kcal）以下，或按每日每公斤理想体重63～84 kJ（15～20 kcal）计算，使每月体重减轻1～2 kg，蛋白质含量不低于每公斤标准体重1 g/d，或占总热量的20%。可适当增加蔬菜量以满足饱腹感。应避免或少吃甜食、油煎食品等。饮食中应含有足够量维生素和其他营养素。饮食治疗数周后应根据体重下降情况调整计划。更为严格者，每日总热量限制在334 kJ（800 kcal），这种低热量只能用于重度肥胖，而且不能超过12周，否则会带来危险。

3. 药物治疗

减肥药物可分为作用于中枢神经系统而影响食欲和作用于胃肠道系统减少吸收两大类。

影响食欲的药物有：①通过5-羟色胺（5-HT）旁路起作用的药物。氟西汀是一种作用于5-HT的抗抑郁药物，它对服用者的食欲与体重有轻度影响，可替代厌食剂，特别是用于伴有抑郁症的肥胖患者。FDA批准用于抑郁症、贪食症和强迫人格的治疗，但并未特别批准用于减重治疗。②通过去甲肾上腺素旁路起作用的药物。麻黄碱和咖啡因虽然也被证实具有一些产热效应，但主要有厌食的作用。阿斯楚普（Astrup）等证实在限制膳食的肥胖患者中，与服用安慰剂或分别使用麻黄碱或咖啡因的患者相比，应用麻黄碱/咖啡因的患者体重显著减轻。芬特明和安非拉酮为安非他命衍生物，能有效抑制食欲与减重，因其对中枢神经系统有刺激作用，故只推荐短期（不超过3个月）用药。

通过作用于5-HT和去甲肾上腺素旁路起作用的药物：西布曲明通过抑制5-HT和去甲肾上腺素再摄取提高了饱食感，减少了能量摄入。

作用于胃肠道系统的药物：二甲双胍能有效地控制患有2型糖尿病、多囊卵巢综合征的患者的体重。本品对于糖耐量减低的患者很有效，而有时亦可单独用于治疗肥胖。对那些患有心脏运动失调、肝肾疾病的服药患者应注意观察，因该药可能会导致乳酸性酸中毒。

其他一些减肥药物如利尿药、轻泻药和HCG因无效而不再使用，还有一些药物如芬氟拉明、右旋芬氟拉明可产生与药物相关的原发性肺动脉高压及心脏瓣膜肥大损伤的合并症，安非他命、右旋安非他命、甲状腺激素因可能产生心血管或精神系统的严重不良反应而禁用。

4. 外科治疗

对于极严重肥胖者（BMI≥40），严重肥胖者（BMI≥35）同时合并1种以上的肥胖并发症，如糖尿病、高血压、血脂紊乱、痛风及呼吸睡眠暂停综合征者应当积极进行手术治疗，以迅速缓解肥胖对健康的损害。外科治疗有脂肪抽吸术、超声乳化减肥术等。

5. 其他方法

除了以上方法，还有各种按摩器、频谱仪、振荡器、电子减肥机、推按运经仪加中药离子透入及腹部等处穴位外贴药物治疗肥胖症的方法，都能取得一定效果。

第三节　围绝经期综合征

围绝经期综合征是指女性从生殖功能旺盛状态，向老年衰退到最后消失的一个过渡时期，其中卵巢将发生生理性退化，从而引起闭经，这种过渡时期称为绝经期。绝经是指月经完全停止1年以上，绝经如果发生在40岁以前，而无病理因素称为过早绝经，切除两侧卵巢或放射治疗后卵巢功能衰竭，导致绝经称为人为绝经。绝经的年龄因人而异，全世界范围内的女性绝经年龄多为45～55岁，我国农村女性绝经年龄平均为47.5岁，城市女性绝经的年龄平均为49.5岁，其中最小的40岁，最大的58岁，一般经过1～2年。WHO人类生殖特别规划委员会于1994年建议停用"更年期"一词，推荐采用围绝经期。绝经前后的一段时期，在临床特征上、内分泌学及生物学上开始出现绝经趋势的迹象，至绝经后1年。卵巢功能的衰退，将直接影响下丘脑-垂体-性腺轴的平衡，从而促使性腺激素分泌增高，甲状腺、肾上腺皮质激素低下，以致身体和精神发生一系列变化，以自主神经系统功能紊乱为主，伴有神经心理症状的一组症候群，主要为烦躁多梦、潮热多汗、精神不稳定、月经不调以致闭经，还可伴有骨质疏松、高血压、冠心病的发病率增高。

本病在古代医籍无单独记载，但其临床症状常散在"年老血崩""年老经断复来""脏躁""百合病""惊悸""怔忡""不寐"等病证中，在一些篇章中可见到有关此病的论述。《黄帝内经·素问·上古天真论》中提到："女子……七七，任脉虚，太冲脉衰少，天癸竭，地道不通，故形坏而无子也。"《金匮要略》对本病的病因病机及一些症状也已提及，如该书上说的"妇人脏躁，喜悲伤欲哭""妇人年五十所，病下利数十日不止，暮即发热……手掌烦热，唇口干燥"。这是说患者的情绪是异常的，而月经也表现出失调。

一、病因病机

（一）发病因素

中医学认为，妇女在绝经前后，随着肾气日衰，天癸渐竭，冲任二脉逐渐亏虚，精血日趋不足，肾之阴阳失和，致脏腑气血不相协调，以致出现各种功能失常症状。《黄帝内经》认为，女子一生中生殖、生长、发育、衰老的全过程与肾有密切联系，故有"女子以肾为先天"之说，肾气的盛衰，影响着女性的月经和孕育、生长与衰老。然肾气又为五脏六腑之精所化，阴精是产生生命活动的物质基础。绝经前后，女性若肾气旺盛，阴精充足，则精神不衰，脑力不减，面泽肤润，脏气调和，虽经闭无子而百病不生。同时《黄帝内经·素问·阴阳应象大论》中说"年四十而阴气自半也"，因此期女性已历经经孕产乳，若禀赋体弱，复加慢性疾病、劳欲过度等，则肾气逐渐衰退，阴精日益亏耗，不能灌溉五脏，滋养诸经，则发期白，身体重，筋骨懈惰，脏气不和，诸变迭起。

（二）病机及演变规律

本病以肾虚为主，涉及心、肝、脾功能的失调，与气血阴阳偏盛偏衰有关。本病的发病与情志因素有密切关系。主要临床表现以虚证多见，兼有本虚标实。在标为气滞血瘀，临床以顾护正气、扶正为主，兼以理气活血以治标证。

（三）分证病机

1. 肝肾阴虚

经孕产乳，耗伤精血，天癸渐竭，阴精不复，肾阴日虚，腰府脑髓肌肤失养，冲任虚衰而出现月经异常等肾阴不足之候。肝肾同源，肾水枯涸，肝血不充，肝木失养，肝阳上亢，则情志不畅，烦躁易怒，胁痛口苦。

2. 脾肾阳虚

接近绝经时期，肾气渐衰。若素体阳虚，若过服寒凉或房室所伤，致肾阳虚惫，则虚寒内盛，脏腑失于温养，进而出现腰腹冷痛，冲任失摄，脾失健运，膀胱气化无力等。

3. 肝郁气滞

肝主疏调达，若肝郁气滞则神志忧郁、胸胁胀痛。肝失调达，气机不利，主时有叹息。疏泄失调，脾胃失运，痰湿内阻，则咽喉有异物感。舌红苔薄，脉弦为肝郁气滞之象。

4. 心肾不交

年届七七，天癸渐竭，肾阴日渐亏损，精血不足，心阴亦虚，肾水不足，不能上济心火，心火上炎，水不济火，而成心肾不交证。

5. 气滞血瘀

因女性情志多郁，肝郁气滞，冲任失调，则月经不调；气为血帅，血随气行，气滞日久，则导致瘀血内停，因瘀血有形，故见月经挟血块，颜色紫暗。

二、辨病

（一）症状

临床症状可表现为以下几个方面。

1.月经周期的改变

月经紊乱，月经量增多，月经频发，淋漓不断，或者推迟，经量减少，闭经。

2.心血管症状

潮热汗出，甚则汗出淋漓，连绵不断；心悸胸闷，皮肤有蚁行感，瘙痒，麻木，冰冷疼痛等；血压升高，头痛眩晕耳鸣。

3.精神神经症状

情绪易激动，抑郁、忧虑、失眠、多梦，记忆力减退，悲观失望或焦虑不安，甚或情志异常。

4.新陈代谢障碍

脂肪堆积于腹部、颈部形成局部性或全身肥胖症。

5.骨质疏松

关节疼痛、腰背痛、腿痛、肩痛等。

6.其他症状

尿痛，尿失禁，尿频，食欲缺乏，消化不良，腹泻，腹胀，嗝逆，疲劳，浮肿等。

（二）体征

围绝经期综合征的体征多数已包含在以上症状中，此外还应注意从以下两方面检查。

1.全身检查

注意患者营养状态，精神-神经系统功能状况，皮肤毛发的变化。有无心血管、肝、肾疾病，通过妇科检查以排除器质性疾病。

2.妇科检查

常规做宫颈细胞学检查，并注意有无性器官炎症、肿瘤。有绝经后流血者，应做分段诊刮和内膜病检。细胞学异常者，应做宫颈多点活检和颈管搔刮。卵巢增大者，应注意排除肿瘤。乳房常规检查。

（三）辅助检查

1. 实验室检查

血、尿雌激素：FSH与LH及催乳素（PRL）的测定可示，雌激素及PRL减少，FSH与LH明显增加，FSH平均分泌量为生育年龄的13～14倍，而LH约为3倍。

阴道涂片：可示角化细胞减少，多数为基底层或中层以下的细胞，细胞质嗜酸性，白细胞较多。

其他：诊断性刮宫及子宫内膜病理检查。

2. B超检查

对具有阴道不规则出血的患者，须进行B超检查，以除外生殖系统器质性病变。

3. 骨密度检查

骨密度检查便于绝经后骨质疏松症的早期诊断与治疗。

三、类病辨别

（一）更年期精神病

更年期精神病常有某些精神因素或躯体疾病为诱因，有更年期综合征症状，但以情感抑郁、焦虑紧张、多疑或被害妄想为主要精神症状，无智能障碍，无人格衰退。

（二）神经衰弱

神经衰弱多见于青壮年的体弱者，病情反复波动，每因情绪不佳、思虑过度、睡眠不足而加重。有头昏头痛、多梦易醒、健忘、注意力不集中、焦虑抑郁等。更年期综合征发生于绝经前后，两者不难鉴别。

四、中医论治

（一）肝肾阴虚

症状：绝经前后女性，烘热汗出，潮热面红，五心烦热，头晕耳鸣，记忆力下降，皮肤感觉异常，麻木刺痒；或阴部干涩，瘙痒，小便黄，大便燥结；或月经先期，量少，或周期紊乱，崩漏淋漓。舌红，少苔，脉细或沉弦细。

治法：滋养肝肾，育阴潜阳。

方药：一贯煎（《续名医类案》）加减。

组成：沙参、麦冬、当归、生地黄、枸杞子、川楝子、山茱萸、龟甲。

加减：心烦、胸胁胀满、口苦、脉弦者，可加柴胡、当归、薄荷等；大便干结甚者，可加郁李仁、桃仁、火麻仁或大黄等；皮肤瘙痒者，加蝉蜕、防风、白蒺藜。

（二）脾肾阳虚

症状：面色㿠白，形寒肢冷，脘腹痞闷，纳呆便溏，面浮肢肿，月经不调，白带量多，舌质淡胖，苔薄白，脉沉细。

治法：温补脾肾。

方药：四君子汤（《太平惠民和剂局方》）合右归丸（《景岳全书》）加减。

组成：党参、白术、茯苓、炒山药、砂仁、枸杞子、鹿角胶、菟丝子、桂枝、泽泻、五味子、淫羊藿、炮干姜、炙甘草。

（三）肝郁气滞

症状：情志忧郁，胸胁胀痛，时有叹息，咽有异物感，舌红，苔薄腻，脉弦。

治法：理气解郁。

方药：柴胡疏肝散（《景岳全书》）加减。

组成：柴胡、枳壳、香附、陈皮、川芎、芍药、甘草。

加减：嗳气频多者，加旋覆花、代赭石、陈皮、半夏以平肝和胃降逆；胸胁刺痛或窜痛，舌暗或有紫斑痕点者，加红花、当归须、降香、延胡索、川楝子、桃仁、郁金、赤芍以活血通络止痛；妇女经血瘀滞，经前乳胀腹痛者，加红花、当归、丹参、桃仁、川芎、牡丹皮、延胡索、益母草。

（四）心肾不交

症状：心烦失眠，惊悸易惊，头晕耳鸣，记忆力减退，腰酸或潮热盗汗，甚至情志失常，舌红，苔少，脉细数。

治法：滋阴降火，交通心肾。

方药：六味地黄汤（《小儿药证直诀》）合黄连阿胶汤（《伤寒论》）加减。

组成：熟地黄、山茱萸、山药、泽泻、茯苓、牡丹皮、麦冬、五味子、黄连、莲子芯、阿胶、白芍、百合、远志。

加减：若彻夜难眠，加紫贝齿、珍珠母以镇静安神；若情志异常，加炙甘草、淮小麦、大枣以甘润养心脾。

（五）气滞血瘀

症状：面红潮热，或面色偏暗，头昏眼花，心悸心烦，失眠健忘，烘热阵作，交替汗出，胁肋胀痛，月经不调，色黑夹块，或闭经，舌暗或有瘀斑瘀点，苔薄，脉沉涩。

治法：疏肝解郁，理气活血。

方药：血府逐瘀汤（《医林改错》）加减。

组成：桃仁、红花、熟地黄、赤芍、柴胡、枳壳、川芎、牛膝、当归、制香附、黄芪、穿山甲。

加减：神疲乏力者，加党参以补气健脾；肢体麻木者，加桂枝以温通血脉；头晕眼花者，加天麻、制何首乌；脏躁啼哭者，加甘麦大枣汤。

五、西医治疗

（一）西医治疗原则

生活适应调节，保持身心健康，调整生活规律；注意冷暖、睡眠与安全、饮食与活动；保持新的热能平衡，以及社会支持和心理治疗。

（二）常用方法

1.雌激素替代疗法

使用雌激素对潮热症状和阴道干燥效果较显，但应采用能控制症状的最小剂量，以防致癌。

2. 雌、孕激素联合周期疗法

妇女进入更年期后，在早期更年期间，既存在月经紊乱的可能性，又存在受孕的可能性。在排除恶性肿瘤后，可选用雌、孕激素联合治疗。剂量要恰当，制剂要安全，以达到既能调整月经周期又可避免受孕之目的。月经停止后还可预防骨质疏松。用法：口服雌激素25天或30天，最后12～14天加服孕激素（醋酸甲羟孕酮MPA 5 mg/d）。周期性服用，在周期之间停服5天。

3. 对症治疗

对于烦躁、失眠、头痛、忧虑等症状明显者，可适当选用一些镇静药或调节自主神经功能的药物，如艾司唑仑、谷维素等。

4. 随诊

重点是防止子宫内膜增生过长和癌变、乳腺增生反应和全身代谢异常变化。采用性激素治疗，应每3个月门诊复查1次。6个月1次妇科检查，以及必要时的超声和内膜活检。乳房检查注意有无小叶增生或肿块，并注意心、肝、胆、血液功能的监测。

5. 骨质疏松症的防治

一般绝经后女性在骨质疏松、丢失的同时，身体对钙质的吸收也会减弱，日常饮食难以满足人体对钙质的需要，所以应进行有意识的补钙。补钙时应增加少量的维生素D，以促进肠道钙吸收，有效的活性维生素D和钙剂的补充可以治疗骨质疏松，使骨量增加，骨折率下降。

第四节　青春期发育延迟

男童睾丸开始增大至长径＞2.4 cm，白天血浆睾酮＞16 nmol/L（450 ng/dL）表示青春期发育已经启动。一般认为，青春期发育平均年龄加2.0个标准差年龄以后尚未出现青春期发育（14岁男童的睾丸容积＜4 mL）可认为是青春期发育延迟。

正常男童一般在10～13岁进入青春期早期发育期，其特征是身体的纵向生长加速和第二性征发育，躯体外形、自我意识和男性个性发生变化。青春期发育延迟患者的身材常低于正常同龄人群平均值的2.5标准差，且性腺发育幼稚，第二性征缺失，患儿常伴有较大的社会心理压力。

青春期发育延迟的病因很多，临床分为3类：第一，体质性青春期发育延迟，最常见，非器质性；第二，低促性腺激素性（下丘脑-垂体性）性腺功能减退症，见于肿瘤、遗传缺陷及严重的慢性疾病引起垂体分泌FSH和LH不足；第三，高促性腺激素性性腺功能减退症，主要是睾丸疾患导致性腺功能减退引起青春期发育延迟。

治疗因病因不同而异。一般认为轻度延迟不必治疗，重度者可用短程低剂量睾酮治疗，而生长激素和芳香化酶抑制剂的疗效仍未确定。青春期生长障碍的主要治疗方法是生长激素、促性腺激素释放激素（GnRH）类似物和选择性芳香化酶抑制剂。芳香化酶抑制剂可抑制男性体内雌激素的生成，增加睾酮水平。新一代芳香化酶抑制剂如阿那曲唑、来曲唑和依西美坦具有促进生长的良好作用，如能在最适窗口期合理使用，可治疗由生长激素缺乏、特发性矮小症、睾丸中毒症或其他原因所致的生长障碍。由于体质性青春期发育延迟的男性在20岁后均能出现第二性征发育，到成人时可完全正常，所以一般不需要进行医学干预。

女性青春期发育延迟的具体年龄界限因地区和民族差异难以确定。一般认为青春期与性发育的开始年龄落后于一般正常儿童平均年龄的2.5个标准差以上即应视为女性青春期发育延迟。人群发病率为2.5%～3.0%。

女性青春期发育延迟的病因很多，多数有强烈的家族背景，并以内分泌代谢疾病和全身性疾病常见。根据病因，青春期发育异常分为4种：第一，特发性生长和青春期发育延迟；第二，低促性腺激素性生长和青春期发育延迟；第三，高促性腺激素性生长和青春期发育延迟；第四，生理性和病理性青春期发育变异。

体质性青春期延迟因该病患儿最终会出现青春期启动，一般不需药物治疗，但要解除儿童和家长的顾虑及担心，消除自卑感。若某些患儿因发育落后于同龄人而产生精神压力，甚至出现精神心理和行为方面的异常，应给予心理治疗。同时，应对患儿性征发育进行定期评价和有关性激素检测。

体质性青春期延迟可用小剂量雌激素短程治疗诱导青春期自发启动。病因能够去除者，以病因治疗为主；病因无法去除者，主要以性激素替代治疗促进性征发育、月经来潮或生长。

本病根据临床表现特点，可归属于中医学"官宦""阴茎短小"等范畴。

一、中医病因病机

（一）病因

中医学认为本病主要为先天禀赋不足、后天调摄失养所致，但以先天为主。

（二）病机

小儿"肾常虚""脾常不足"，先天不足，后天养护不当，极易影响小儿正常的生长发育。肾藏精，主生长发育与生殖，为先天之本，元阴元阳之根，肾主二阴，生殖之精为肾精的重要组成部分。肝主筋，阴器为宗筋所汇。若先天禀赋不足，或幼年多病，损伤肝肾，均可导致肾精亏损、肝脉损伤、肝肾之精血失荣，而影响其生长发育。

二、中医治疗

（一）肾阴不足证

症状：男童周岁超过14岁，女童超过13岁，仍没出现第二性征发育，毛发不泽，身高一般较同龄人矮小，倦怠乏力，舌淡，苔薄白，脉沉细。

治法：补肾益精。

方药：左归饮。药用熟地黄、山药、茯苓、山茱萸、紫河车、当归、怀牛膝、肉苁蓉、枸杞子、黄精、巴戟天、人参、仙茅、柴胡、蜈蚣、鹿茸（另炖）。

（二）肾阳不足证

症状：男童周岁超过14岁，女童超过13岁，仍没出现第二性征发育，腰膝酸软，手足不温，舌淡，苔薄白，脉弱无力。

治法：温肾壮阳，养血润筋。

方药：右归饮。药用党参、炒白术、当归、熟地黄、山茱萸、怀山药、杜仲、枸杞子、胡芦巴、淫羊藿、巴戟天、鹿角霜、仙茅、制附子、肉桂、炙甘草。

（三）脾肾不足证

症状：男童周岁超过14岁，女童超过13岁，仍没出现第二性征发育，身体瘦弱，腰膝酸软，心情抑郁，面色无华，饮食欠佳，体倦乏力，舌淡，苔薄，脉细弱。

治法：健脾益肾。

方药：桂附八味丸合归脾汤。药用熟地黄、茯苓、人参、巴戟天、山茱萸、黄芪、龙眼肉、枸杞子、麦冬、石菖蒲、远志、白术、酸枣仁、木香、肉桂、炮附子、鹿茸（另炖）。

三、其他疗法

（一）中成药

五子衍宗丸。

主要成分：枸杞子、菟丝子、覆盆子、五味子、盐车前子。

功用：温肾益精。方中枸杞子滋补肝肾之精；菟丝子补阳益阴，固精缩尿；覆盆子益肾固精；五味子敛肺滋肾；车前子利水通淋。

用法用量：每次10 g，每日3次，口服。

（二）针灸治疗

1.益精充髓

（1）温和灸

取穴：肾俞、命门、大杼、关元、神阙、足三里。

操作：每穴每次施灸5～15分钟，每日1次，5～7次1个疗程。

方义：肾俞为肾之背俞穴，肾气转输之处，命门居两肾俞之间，正当肾间动气处，为元气之根本，温灸两穴滋肾益精、培元壮阳。大杼为骨会，手足太阳之交会穴，温灸有强健筋骨之功。关元为足三里、任脉之交会穴，为人身元阴元阳关藏之处，温灸有培元固本、补肾益精之功。神阙被誉为元神之阙门，胎儿赖此从母体内获取营养而具形神，温灸此穴可温阳强身，益精促长。温灸足三里健脾助运，以充先天之精。

（2）头皮针

取穴：顶中线，额旁3线（双），顶颞前斜线（双），枕上线，枕中线。

操作：针进帽状腱膜下层后，行抽提法，留针2～8小时。

方义：顶中线益气升阳，疏通全身经络。额旁3线（双）主治下焦病症，益精强肾。顶颞前斜线主治运动系统病证，助长骨骼生长。枕上线、枕中线主治腰肌病证，壮腰强脊，补肾益精。

（3）针刺法

取穴：肾俞、关元、气海、足三里、太溪。

操作：直刺，施以捻转补法。

方义：肾俞、关元、太溪滋补肾阴，培元益精；气海、足三里培补后天，以养先天，益精气生化之源，全方位养阴生精，充髓长骨。

（4）皮内针法

取穴：肾俞、三阴交。

操作：将穴位和针具消毒后，持麦粒型皮内针针柄将针尖刺入穴位，沿皮刺入0.3～0.8寸深，针柄贴在皮肤上，用胶布固定，埋2～3天。

方义：肾俞为肾之背俞穴，补肾益精要穴；三阴交为足三阴经之交会穴，益脾胃，补肝肾。两穴合用皮内针留针刺激，先天、后天之精共同补益。

2. 补中健运

（1）腧穴贴敷法

取穴：神阙。

操作：槟榔、高良姜以2∶1配置，共研细末，将肚脐洗净后，以药末填充脐中，以纱布覆盖，胶布固定。2日后换药，5次为1个疗程。

方义：温阳和胃，健脾助运。

（2）温和灸法

取穴：中脘、关元、脾俞、胃俞、足三里。

操作：每穴每次施灸5～15分钟，每日1次，5～7次1个疗程。

方义：脾俞、胃俞分别为脾胃背俞穴，为脾气、胃气输注之处，灸之补中健脾；中脘为胃之募穴，与胃俞俞募配穴，加强脾胃功能；足三里为健脾要穴，关元培元固本。诸穴合而旺脾助运，以补先天之精，共促小儿生长。

（3）针刺法

取穴：足三里、三阴交、阴陵泉、中脘、梁丘。

操作：直刺，捻转补法。

方义：足三里为足阳明胃经合穴，胃之下合穴，健脾和胃，扶正培元，通经活络，升降气机；三阴交为脾经腧穴，足三阴经交会穴，健脾胃，益肝肾；阴陵泉为脾经合穴，健脾理气，益肾养精；中脘为胃之募穴，补中和胃，健脾助运；梁丘为足阳明胃经郄穴，理气和胃，通经活络。

（4）耳穴贴压法

取穴：脾、胃、大肠、小肠、内分泌、交感、皮质下。

操作：用王不留行贴压，每天按压3～5次，两耳交替。

方义：健脾助运，和胃畅中。

（5）养血强筋

取穴：膈俞、肝俞、脾俞、血海、阳陵泉、绝骨、太冲。

操作：膈俞、肝俞、脾俞均向脊柱方向斜刺，余直刺。捻转补法。

方义：膈俞为八会穴之血会，活血通脉，养血补虚；肝俞为肝之背俞穴，肝气输注之处，冲和调达，通达血运；脾俞为脾之背俞穴，健脾统血，和胃益气；血海为足太阴脉气所发，气血归聚之海，健脾统血，阳陵泉为足少阳之合穴，八会穴之筋会，疏肝强筋，强健腰膝；绝骨为八会穴之髓会，益髓生血，舒筋活络；太冲为足厥阴经之腧穴，肝之原穴，有疏肝养血之功。

第五节　多囊卵巢综合征

多囊卵巢综合征占育龄女性的5%～10%，占女性闭经患者的20%，占女性多毛高雄激素血症的80%以上，为女性常见的以雄激素高水平及持续无排卵或排卵障碍为特征的疾病。目前诊断以月经紊乱，排卵障碍，高雄激素，合并有LH/FSH比值>2～3，B超诊断多囊卵巢，并排除其他高雄激素疾病为依据。

多囊卵巢综合征是生育期妇女月经紊乱最常见的原因之一，不仅影响患者生育功能，远期还会发生子宫内膜癌、2型糖尿病、心血管疾病等。控制体重是多囊卵巢综合征治疗的基本措施，二甲双胍和胰岛素增敏剂可改善胰岛素抵抗，有助于恢复月经与排卵，有生育要求的患者应进行促孕治疗，促孕药物主要包括氯米芬、噻唑烷二酮和促性腺激素等。药物控制失败者可切除部分卵巢（尤其是增厚的卵巢膜）以利于排卵，同时也去除了卵巢产生的过多雄激素，可纠正下丘脑-垂体-卵巢轴的调节紊乱。近年来，胰高血糖素样肽-1（GLP-1）类似物或其受体激动药对多囊卵巢综合征的治疗作用得到广泛研究。GLP-1可减轻多囊卵巢综合征患者体重，改善胰岛素抵抗，延缓多囊卵巢综合征并发症进程，对生殖的影响尚缺少有力证据。

中医学虽无此病名，但在诸多古代医籍中，有类似本病的描述。根据其临床表现，可归属于中医学"月经延期""月经过少""闭经""不孕""崩漏""癥瘕"等范畴。

一、中医病因病机

（一）中医病因

中医学认为，本病的发生多与肾虚和痰实有关。

先天不足，或后天失养，或房劳伤肾，导致肾精不足，阴阳失调，五脏失养，气血亏虚，冲任不足，血海亏损，从而导致月经量少、经期延长，甚至闭经、不孕。

素体肥胖，多痰多湿，或恣食肥甘厚味，痰湿内生，或气郁生痰，或脾虚生痰。尤其是肥胖之人，内多痰湿，痰湿阻滞，气机运行不畅，血行受阻，导致气血不足或血滞，冲任失养，从而导致月经不调、闭经、不孕等症的发生。

肾虚不能温化水湿，湿聚生痰；或痰湿阻滞于内，肾脉受阻，冲任失养，亦可导致肾虚。两者可互为因果，并形成恶性循环，而导致本病的发生。

（二）中医病机

1. 肾虚

先天禀赋不足，肾气未盛，天癸不至，冲任失养，精血无从而生，血海难以充盈，导致闭经、月经稀少、不孕等。

2. 痰湿阻滞

素体肥胖或过食膏粱厚味，或饮食失节，损伤脾胃，运化失职，痰湿内生，冲任气血受阻，血海不得满盈，故月经闭止或失调；痰湿凝聚，脂膜壅塞，日渐体胖多毛，卵巢增大而致病。

3. 肝经湿热

素性抑郁，或郁怒伤肝，肝气郁结，疏泄失常，郁久化火，肝气犯脾，脾虚生湿，湿热蕴结冲任胞脉，冲任失调，气血不和，致月经停闭或失调、不孕等。

4. 气滞血瘀

七情内伤，肝气郁结，气机阻滞，血行不畅，瘀血内阻，稽留胞宫，胞脉阻滞，导致闭经、不孕、癥瘕等。

二、中医治疗

早诊断，早治疗，达到恢复排卵性月经、受孕、改善症状、防治子宫内膜癌发生的目的。对肥胖型多囊卵巢综合征患者，应控制饮食、加强锻炼等以减轻体重，有利于降低胰岛素及雄激素水平，进而恢复排卵和生育功能。

（一）肾虚证

1. 肾阴虚证

症状：月经初潮迟至，后期，量少，渐至停闭，或月经周期紊乱，经血淋漓不净，婚后日久不孕，形体瘦小，头晕耳鸣，腰膝酸软，手足心热，便秘溲黄；舌红，少苔或无苔，脉细数。

治法：滋阴补肾，调补冲任。

方药：左归丸。药用大怀熟地黄、山药、枸杞子、山茱萸、川牛膝、菟丝子、鹿胶、龟胶。

2. 肾阳虚证

症状：月经后期，量少，色淡，质稀，渐至经闭，或月经周期紊乱，经量多或淋漓不净，婚久不孕，头晕耳鸣，腰膝酸软，形寒肢冷，小便清长，大便不实，性欲淡漠，形体肥胖，多毛；舌淡、苔白，脉沉无力。

治法：温肾助阳，调补冲任。

方药：右归丸加减。药用熟地黄、山药、山茱萸、枸杞子、鹿角胶、菟丝子、杜仲、当归、肉桂、制附子。

加减：若月经量多，去附子、肉桂、当归，酌加党参、黄芪、炮姜炭、艾叶以补益温阳止血。

（二）痰湿阻滞证

症状：月经量少，经行延后，甚至停经，婚久不孕，带下量多，头晕头重，胸闷泛恶，四肢倦怠，形体肥胖，多毛；舌体胖大，色淡，苔白腻，脉滑。

治法：燥湿除痰，通络调经。

方药：苍附导痰丸合佛手散。药用苍术、香附、枳壳、陈皮、茯苓、胆南星、甘草、姜汁、神曲、当归、川芎。

加减：痰多湿盛，形体肥胖，多毛明显者，酌加山慈菇、穿山甲、皂角刺、石菖蒲以化痰通络；卵巢增大明显者，加昆布、海藻、夏枯草软坚散结。

（三）肝经湿热证

症状：月经紊乱，量多或淋漓不断，或月经延后，量少，婚久不孕，带下量多色黄，毛发浓密，面部痤疮，经前胸胁乳房胀痛，或有溢乳，大便秘结；苔黄腻，脉弦数。

治法：清肝解郁，除湿调经。

方药：龙胆泻肝汤加减。药用龙胆草、黄芩、栀子、泽泻、木通、车前子、当归、生地黄、柴胡、生甘草。

加减：大便秘结明显者，加生大黄以通腑泄热；溢乳者，酌加牛膝、炒麦芽以引血归原；胸胁乳房胀甚者，加郁金、王不留行、路路通以理气通络。

（四）气滞血瘀证

症状：月经延后，量少不畅，经行腹痛拒按，甚或闭经，婚后不孕，精神抑郁，胸胁胀满，面额痤疮，舌紫黯，或边尖有瘀点，脉沉弦或沉涩。

治法：行气活血，祛瘀通经。

方药：膈下逐瘀汤加减。药用五灵脂、当归、川芎、桃仁、牡丹皮、赤芍、乌药、延胡索、甘草、香附、红花、枳壳。

加减：心烦易怒者，酌加青皮、木香、柴胡疏肝解郁；腹内有结块者，加三棱、莪术活血消癥。

三、其他疗法

（一）专方辨证论治

1.补肾化痰方

组成与用法：熟地黄、山药、菟丝子、覆盆子、昆布、浙贝母、山慈菇各12 g，仙茅、淫羊藿、穿山甲各9 g，黄精、夏枯草各15 g。水煎服，每日1剂。于月经干净后开始服用，基础体温上升后停服。

功用：补肾化痰。方用熟地黄、山药、菟丝子、覆盆子、仙茅、淫羊藿、黄精，补肾之真阴真阳，阴阳双补，黄精亦能益脾气助化湿。昆布、浙贝母、山慈菇、穿山甲、夏枯草能化痰活血散结。怕冷者，加附子（先煎），以益肾之元阳。大便溏者，去黄精。

2.化痰散结汤

组成与用法：三棱、莪术、炮穿山甲、浙贝母、山慈菇各9 g，南星6 g，皂角刺12 g，夏枯草15 g。水煎服，每日1剂。

功用：活血逐瘀，化痰散结。方中三棱、莪术、炮穿山甲破血逐瘀，浙贝母、山慈菇、南星、皂角刺、夏枯草化痰散结。诸药合用共奏活血化瘀、化痰散结之效。

加减：肾虚者，加覆盆子、菟丝子、枸杞子各12 g，以滋补肾之阴阳；血虚者，加熟地黄20 g，当归12 g以补血养血；阴虚者加玄参15 g，栀子9 g以滋阴。

（二）中成药

人参养荣丸。

主要成分：人参、白术（土炒）、茯苓、当归、熟地黄、白芍、黄芪、陈皮、远志、肉桂、五味子、大麦、甘草。

功用：温补气血。方中参苓术草补益脾气；地芍归养血补血；黄芪加强益气之功；肉桂温阳；陈皮理气；远志养心神；五味子滋肾，生津，养心安神；大麦，补脾。用于心脾不足，气血两亏，形瘦神疲，食少便溏，病后虚弱。

（三）针刺治疗

主穴：关元、中极、大赫、阴陵泉、三阴交。

配穴：痰湿阻滞者曲池、中脘、丰隆，针用海法。脾肾气虚者加脾俞、肾俞、太白、太溪，针用补法加灸。肝郁气滞者加内关、期门、蠡沟，针用泻法。未闭经者于月经周期第6天开始针刺，1次/分钟，15次为1个疗程，月经周期第13～15天加用电针治疗。闭经者撤退性出血后开始治疗。共治疗5个疗程。

（四）膏方治疗

1. 痰湿内蕴

处方：皂角刺、紫石英各300 g，苍术、白术、香附、茯苓、当归、川芎、牛膝、枳壳、枳实、五灵脂、牡丹皮、熟地黄、赤芍、炒白芍、丹参、石菖蒲、葛根、玉竹、党参、菟丝子、杜仲、续断、郁金各200 g，钩藤150 g，法半夏、陈皮、紫河车各100 g，砂仁、甘草各60 g。

另加：黄酒500 g，阿胶、冰糖各250 g，龟甲胶、紫河车各100 g，鹿角胶60 g。

2. 气滞血瘀，痰浊内停

处方：焦六曲、炒山药、炒白芍各500 g，桑白皮、阿胶、党参各300 g，法半夏、女贞子、墨旱莲各200 g，炒白术、楮实子各150 g，龟甲胶、夏枯草、连翘、炒子芩、车前草、瞿麦、炒当归、生地黄、熟地黄、川芎、茯苓、茯神、陈皮、苏叶、紫苏梗、合欢皮、地龙、鸡血藤、路路通、丹参、牡丹皮、肉苁蓉、木香、续断、槲寄生、鸡内金、桔梗、赤芍各100 g，炙甘草60 g。

另加：大枣300 g，冰糖100 g。

3. 肝经湿热

处方：决明子、生薏苡仁各300 g，当归、生地黄、熟地黄、钩藤、白术、生葛根、石菖蒲、玉竹、续断、黄精各200 g，泽泻、泽兰、川楝子、赤芍、白芍、炒苍术、牡丹皮、丹参、合欢皮、虎杖各150 g，莲子心、川芎、川牛膝、知母、黄柏各100 g，六一散150 g，制大黄、砂仁、陈皮、炙甘草各60 g。

另加：黄酒500 g，阿胶、冰糖各250 g，龟甲胶100 g。

4. 肝肾不足，冲任亏虚

处方：炒山药、炒白芍各500 g，焦山楂、焦神曲、阿胶各300 g，煅乌贼骨、茯神、谷芽、麦芽、桑椹各200 g，金钱草、龟甲胶、丹参、牡丹皮、百合、川续断、煅瓦楞子各150 g，泽兰、泽泻各120 g，生地黄、佛手、石斛、仙鹤草、浙贝母、当归、女贞子、墨旱莲、合欢皮、钩藤、黄芩、玉竹、枸杞子、葛根、菟丝子、牛膝、郁金、苏叶、瞿麦、桔梗、杏仁、西洋参、车前草各100 g，陈皮80 g，夏枯草、荔枝草、炙甘草各60 g，绿萼梅30 g，莲子心10 g。

另加：大枣300 g，冰糖100 g。

5. 肾虚精亏，痰湿瘀滞

处方：黄芪、生地黄、丹参、生山楂各150 g，怀山药、葛根、制何首乌、菟丝子、枸杞子、覆盆子、制黄精、茯苓、石斛、赤芍、当归、虎杖根各120 g，泽泻100 g，石菖蒲、苍术、制香附、浙贝母各90 g，蝉蜕、净山茱萸、麦冬、知母、陈皮各60 g，生晒参50 g，紫河车、川芎各30 g，红花20 g。

另加：阿胶、冰糖各250 g，鹿角胶150 g，黄酒250 g。

参考文献

[1] 向延根，潘建华，吴佳玲．临床检验手册[M]．长沙：湖南科学技术出版社，2020．

[2] 崔巍，王青．临床血液和体液检验标准化操作程序[M]．上海：上海科学技术出版社，2020．

[3] 周庭银，倪语星，胡继红，等．临床微生物检验标准化操作程序[M]．上海：上海科学技术出版社，2019．

[4] 陈曲波，周琳，李莉，等．临床免疫检验标准化操作程序[M]．上海：上海科学技术出版社，2019．

[5] 沈佐君，马越云，殷建华，等．分子诊断标准化操作程序[M]．上海：上海科学技术出版社，2020．

[6] 张玉莉，姚桂侠．医学检验与质量管理研究[M]．天津：天津科学技术出版社，2018．

[7] 李玉中．检验科管理规范与操作常规[M]．北京：中国协和医科大学出版社，2018．

[8] 别俊．现代检验技术与应用[M]．长春：吉林科学技术出版社，2019．

[9] 殷立奎，刘建华，刘彩欣．现代临床检验技术[M]．南昌：江西科学技术出版社，2018．

[10] 肖静，余道军，王新华．现代医学检验技术[M]．天津：天津科学技术出版社，2018．

[11] 于浩，杜娟，赵将，等．临床医学检验技术[M]．北京：科学技术文献出版社，2018．

[12] 隋振国．医学检验技术与临床应用[M]．北京：中国纺织出版社，2019．

[13] 蒋小丽，方晓琳，张卫军，等．临床医学检验技术与实践操作[M]．郑州：河南大学出版社，2020．

[14] 张春来，卢峰，庞占泉，等．心力衰竭诊断与治疗新进展[M]．北京：科学技术文献出版社，2019．

[15] 樊朝美，张健．心力衰竭：新药与治疗策略[M]．北京：科学出版社，2019．

[16] 瓦兹．胃食管反流病诊断与治疗[M]．吴继敏，胡志伟，译．天津：天津科技翻译出版有限公司，2020．

[17] 朱生樑．胃食管反流病基础与中西医临床[M]．上海：上海科学技术出版社，2015．

[18] 赵勇，曾阳，游先念．肝炎肝硬化基础与临床[M]．北京：科学技术文献出版社，2020．

[19] 张学海．肝硬化循证诊疗[M]．北京：中国协和医科大学出版社，2017．

[20] 丁进，韦炜．肝硬化并发门静脉高压性出血诊疗手册[M]．沈阳：辽宁科学技术出版社，2020．